大健康时代的财富流向与产业布局

杨 武◎著

中国经济出版社
CHINA ECONOMIC PUBLISHING HOUSE
·北 京·

图书在版编目（CIP）数据

大健康时代的财富流向与产业布局 / 杨武著.
北京：中国经济出版社，2024. 6. -- ISBN 978-7-5136-7803-2

Ⅰ. R199. 2

中国国家版本馆 CIP 数据核字第 2024663KD5 号

责任编辑　夏军城
责任印制　马小宾
封面设计　任燕飞

出版发行　中国经济出版社
印 刷 者　河北宝昌佳彩印刷有限公司
经 销 者　各地新华书店
开　　本　710mm × 1000mm　1/16
印　　张　16.75
字　　数　330 千字
版　　次　2024 年 6 月第 1 版
印　　次　2024 年 6 月第 1 次
定　　价　88.00 元
广告经营许可证　京西工商广字第 8179 号

中国经济出版社　**网址** http://epc.sinopec.com/epc/　**社址** 北京市东城区安定门外大街 58 号　**邮编** 100011

序 言

21 世纪是人们追求健康的世纪，是人人保健的新时代，是一个由发展经济上升到关注健康的世纪。保持健康已成为人们的第一优先级，健康是人生最珍贵的财富，健康长寿成为人们追求的终极目标。

美国著名经济学家保罗·皮泽尔认为，健康产业是继信息产业之后财富增长的第五波，有巨大发展潜力的兆亿级产业。21 世纪全球健康产业迅速发展就是很好的昭示。

中国健康产业仅有 10 年发展历史，较之欧美等发达国家晚 30~40 年。2020 年美国健康产业产值占其 GDP 的比重达到 19%，日本为 13%，发达国家都超过 10%，而我国仅为 6.3%。中国健康产业虽然起步晚，但是显现出强劲的跨越式发展态势。2020 年中国健康产业产值突破 10 万亿元，专家预测，2030 年有望达到 30 万亿元。根据中国老龄产业发展报告，到 2050 年中国健康产业产值 GDP 占比将达到 33%。

早在 2014 年，因工作关系，笔者参与并具体组织了全国部分省市健康产业发展的大调研，调研成果转化为政府发展健康产业的相关政策文件。后作为上海交通大学国家健康产业研究院专家委员会委员，笔者有机会接触很多国内国际著名专家学者，学到了很多东西，丰富了自己。还有幸为中国科技大学商学院学员作了关于健康产业发展若干问题的讲座，教学相长，相得益彰。经过 8 年学习、探讨、研究、思考，终于写就了这本书。

通过研究，笔者发现健康产业是未来一望无垠的“新蓝海”，蕴藏着无限发展潜能，正在并已经掀起了波澜壮阔的第五波财富增长潮。

在人类发展的历史长河中，有一条伴随着产业转换的清晰的财富轨迹。几千年前，农业发展带来了第一波财富潮；几百年前，工业革命带来了第二波财富潮；近代服务业兴起，带来了第三波财富潮；世纪之交的信息化浪潮，带来了第四波财富潮；新世纪快速崛起的健康产业，带来了第五波财富潮。

纵观五波财富潮，具有三大特征：

一是财富潮的主要动因是科技。财富增长潮的周期越来越短，从千年到百年，再到数十年。从中可以看出，科技是第一生产力，是最重要的因素。工业革命前的两千年里，人均产出基本没有大的变化，主要原因是科技的落后。工业革命后，财富的巨量增长源自科技加速进步。从工业 1.0 时代的蒸汽化、工业 2.0 时代的电气化、工业 3.0 时代的信息化，到如今生命科学的突破和发展，无不是因为科学技术的巨大进步。

二是生产对象从物到人延伸发展。前四波财富潮的生产对象主要是物：农业是对自然物的生产；工业是对加工了的自然物的生产；服务业是对繁衍于自然物之上的无形财富生产；信息产业既是经济发展的重要组成部分，又是革命性工具，渗透于农业、工业和服务业，生产对象本质上还是物。唯有第五波财富潮是以人为对象，围绕人的健康，覆盖全人类及其生命全周期的生产和服务。

三是伴随着财富潮，人们的需求层次不断提升。第一波财富潮，满足的是人们的生存需求；第二波财富潮，满足的是人们的富裕需求；第三波财富潮，不仅满足人们的物质需求，还满足人们的精神需求；第四波财富潮，满足的是人们的自我实现需求；第五波财富潮，满足的是人们健康长寿的终极需求，这是全人类追求的伟大共同理想。

我们直面的第五波财富潮，“来疑沧海尽成空，万面鼓声中”，大潮来势汹涌，唯有准备充分的人，才能把握机会；唯有掌握了相关知识的人，才有力量到中流击水；唯有具有胆魄、有眼光的人，才敢勇立潮头，做弄潮儿。

我们直面的第五波财富潮，是一片浩瀚的蔚蓝色大海，无边无际、深不可测，有无数未知领域，需要于探索中发现、于开拓中挖掘、于创新中发展，在实践中前进。

我们直面的第五波财富潮，不仅要创造更多的财富，还要与更多的人分享财富，更要造福人类、实现人们健康幸福的美好愿望，这是我们的初心使命。

鉴于健康产业的广度和深度，本书力图从丰富多彩的医疗服务、飞跃式成长的医药产业、迎来新发展的医疗器械、颠覆性革命的健康管理、一天也离不开的健康食品、不可懈怠的运动健身、再创辉煌的中医药、爆发式发展的健康养老、健康保险等方面，对健康产业做一全景式描述，以便为读者开启一扇财富增长的大门。

目录 CONTENTS

第三篇 快速发展的医药和医疗器械产业

第四篇 颠覆性的健康管理产业革命

第五篇 再创辉煌的中医药产业

第六篇 井喷式发展的健康养老产业

第七篇 行走在市场和政府间的健康保险产业

第一篇

万亿级的健康产业

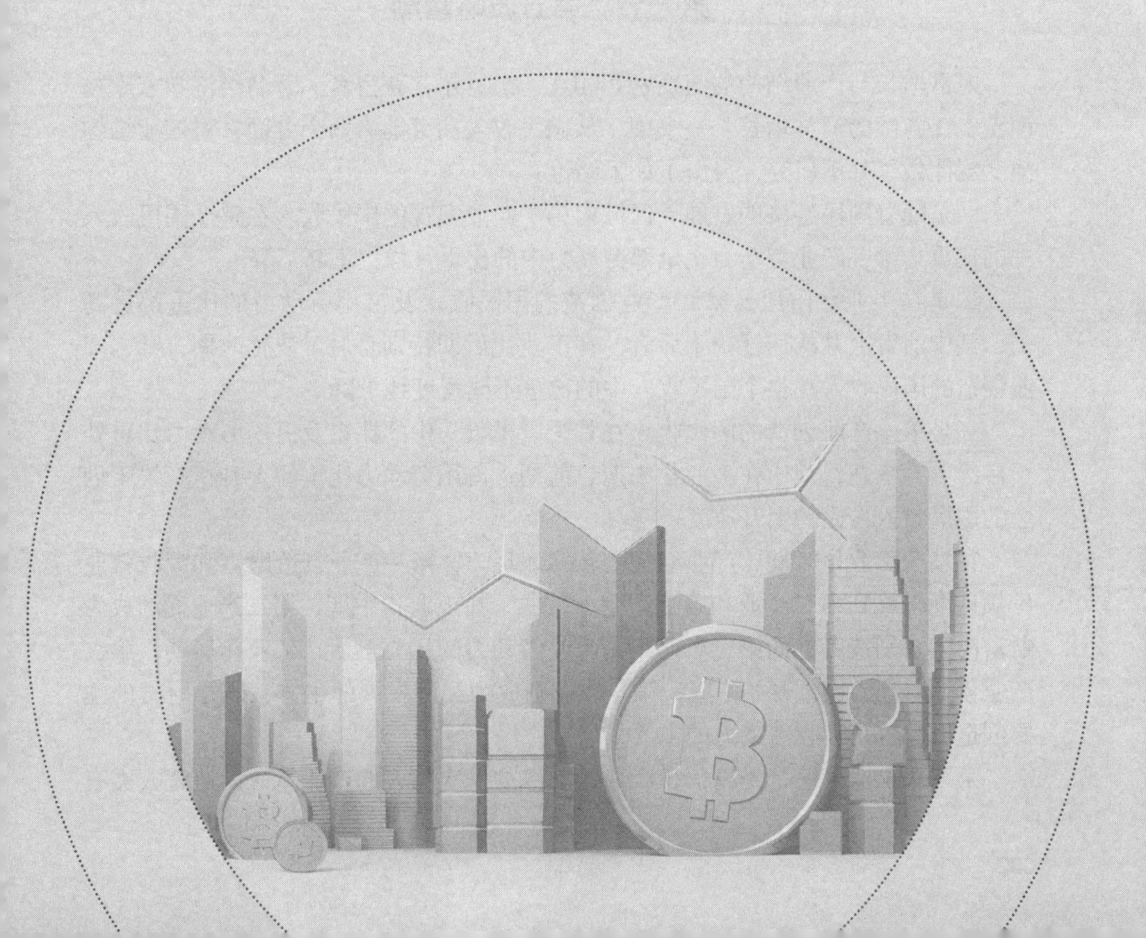

第一章

全景健康产业

克林顿、布什政府经济顾问，美国著名经济学家保罗·皮泽尔在《财富第五波》一书中预言，21 世纪财富将集中在健康产业，大健康产业被认为是继 IT 产业之后的“财富第五波”。伴随着社会发展，人口结构、生活水平的变化，人们不再局限于疾病防治，更多关注健康和生命质量。在过去的 50 年里，世界经济增长的 8%~10% 要归功于健康产业，健康产业的增长速度几乎超过了所有国家的 GDP 增速，被经济学界誉为“无限辽阔的亿级产业”。

第一节　第五波财富潮

财富增长与产业结构的演变密切相连。诺贝尔奖获得者、著名经济学家库兹涅茨在《各国的经济增长》一书中，从国民收入和劳动力两个方面，对产业结构演变规律做了分析研究，得出了如下结论：

一是随着国民经济的发展，区域内第一产业实现的国民收入在整个国民收入中的比重与第一产业劳动力在全部劳动力中的比重一样，不断下降。

二是在工业化阶段，第二产业创造的国民收入及占用劳动力的比重都提高了，其中前者上升的速度快于后者。在工业化后期特别是后工业化时期，第二产业创造的国民收入在整个国民收入中的比重不同程度地下降。

三是第三产业创造的国民收入在整个国民收入中的比重及占用劳动力比重处于持续上升状态，其中在工业化中期、前期，占用劳动力比重的上升速度快于创造的国民收入占比的上升速度。

在整个工业化时期，产业结构的转换表现为：第一产业创造财富和吸收就业份额逐渐转移到第二产业和第三产业，其中，在工业化中期，第二产业逐渐成为财富的主要创造者，而第三产业则是吸收劳动力的主要场所；工业化后期，第二产业创造财富的比重开始下降，第三产业则成为经济发展的主体，既是财富的主要创造者，也是吸收劳动力的主要场所。

第三次工业革命，是以信息产业为支撑的一次伟大的产业革命，造就人类有史以来最大规模的人口迁移，使全球超过60亿的人口，从工业时代直接跳入互联网时代，并带来了巨额财富。美国经济学家、社会学家里夫金在《第三次工业革命》中指出，“作为第三次工业革命的重要基础的互联网技术已完全成熟。互联网革命正以急风暴雨之势席卷全球，深刻地改变各行各业的面貌，改变着人们的生产方式和生活方式”。

当代，随着社会快速发展，生活水平大幅度提高，人们从“我的前半生用健康换金钱，我的后半生用金钱换健康”中幡然醒悟，越来越多的人开始关注自身健康，并把健康、幸福与长寿作为人生的追求目标。没有什么仪器比人体更精密复杂，针对人体健康的新技术、方法、理论不断出现，源于生物和细胞生化科技的突破，基于全人类及其生命全周期，贯穿于人们的生老病死、衣食住行各方面的健康产业，在与互联网技术的交汇融合中，迸发出巨大的增长势能，无疑是人类文明发展史上最伟大的一次产业革命，带来了又一轮财富增长浪潮。

概言之，延续两千多年的，针对自然物的生产的第一产业（农业）是第一波财富潮；两百多年前针对加工的自然物的生产的第二产业（工业）是第二波财富潮；近百年来的，繁衍于自然物之上的无形财富的生产的第三产业（服务业）是第三波财富潮；几十年来的，以信息技术为核心的产业革命（信息产业）是第四波财富潮；当下扑面而来的，以人类健康为中心，以生物技术和生命科学为先导基于全人类及其生命全周期的产业集合（健康产业）是第五波财富潮。

第二节　走进健康产业

一、什么是健康产业

2019年4月1日，国家统计局发布了《健康产业统计分类（2019）》，在这个分类里，首次明确了健康产业的内涵，即“以医疗卫生和生物技术、生命科学为基础，以维护、改善和促进人民群众健康为目的，为社会公众提供与健康直接或密切相关的产品（货物和服务）的生产活动集合”。其中，包括中药材种植的农、林、牧、渔业（第一产业）；医疗药品与设备器械、保健食品与器具制造、医疗卫生机构及设施建设，以及非动植物中药材采选等相关的制造、建筑、开采业（第二产业）；医疗卫生、健康保障、健康促进，以及与医疗卫生健康产品销售、维修等相关的服务业（第三产业）。

通俗地说，健康产业是以人民健康为中心，以生物技术和生命科学为先导，为全人类及其生命全周期提供健康服务、商品和设施的产业集合，主要包括医疗服务、生物医药、健康管理、健康养老、健康食品、健康体育、健康旅游、健康保险等业态。

健康产业具有人力密集型、技术密集型、知识密集型、资本密集型和产业融合性特征。

健康产业几乎涵盖了第一、第二、第三产业的主要领域，如与中药材种植养殖相关的农林业；与医疗药品与设备器械、保健用食品与器具制造等相关的制造业；以健康管理、医疗卫生、康复护理等为主的服务业。尤其是医疗卫生、康复护理等依靠大量人力资源投入的行业，体现了明显的人力密集型特征。

随着信息化社会的发展，特别是人工智能、远程医疗以及互联网、物联网等现代信息技术的发展，健康产业的科技含量不断提高，在医疗卫生、健康管理、康复护理等产业领域，现代医学技术、信息技术等方面的应用进一步扩大，越来越体现出技术密集型特点。

影响健康的相关因素众多，生命的奥秘尚未被完全认知，注定了健康产业的知识密集型特征，如医疗卫生服务主体医生、护士及卫技人员等必须具备较强的专业技能和丰富的健康知识，才能满足人们全方位和多层次的健康需求。

健康产业是资本密集型产业，具有高风险高收益特征，特别是在新药和器械研发等领域，资本需求量大、回报周期长。尽管如此，健康产业的高收益仍然吸引了大量资本投入，成为健康产业发展的驱动力量。早在 2014 年，全球健康医疗风险投资 1044 起，披露的交易额就达 156 亿美元，比 2013 年增长 82%；并购 523 起，披露的交易额达 4036 亿美元，比 2013 年增长 385%。其中，康复治疗、生物制药领域投资额遥遥领先，并出现了数据信息和健康管理等新兴领域。

健康产业和健康事业密不可分，并呈现产业和事业融合发展态势。要达到资源的最优配置，必须充分发挥市场和政府的双重作用。在一些市场性特点较为明显的领域，需要充分发挥市场对资源配置的决定作用，但在公共健康服务、健康教育普及、医疗卫生服务供给等领域，仍需有部分公共产品和准公共产品的供给。因此，健康产业的产业性和公益性相融合特点会长期存在。此外，健康产业涉及的产业领域众多，在健康产业市场化程度不断提升的同时，健康产业内部各行业之间的交叉发展、融合发展趋势越来越明显，产业融合发展的特征凸显。

二、发展潜力无限

健康产业是基于老龄化、亚健康和疾病谱变化等因素叠加发展起来的，是需求拉动型产业，居民收入增长和健康意识增强为健康产业发展创造了良好的市场基础。

1. 居民收入水平提高是健康产业发展的物质基础

目前，我国人均 GDP 已超过 1 万美元，达到中等发达国家水平。消费开始升级，人们更加关注健康。当下，追求健康已成为人们长期且稳定的目标，并内化为一种生活模式。普遍认为，保持健康是人们的第一优先级。《第一财经》2021 年初调查显示，90.25% 的受访者加大了对健康的投入，包括时间和金钱。不同年龄人群，比以前更注重健康，并为健康生活预留了固定的家庭预算。

但随着健康意识增强，老年人在医疗方面的开支明显增加。现在不仅是老年人，年轻人也对健康的感悟很深刻，认为健康是最大财富，没有健康就没有一切。

随着物质条件的改善、健康意识的提升，健康的生活方式日渐进入大众视野，成为人们的生活追求。随之而来的是，健康体验、健康咨询、健康养老、体育健身、健康食品、养生美容、健康旅游等新兴服务需求巨大，这无疑成为健康产业快速发展的强大动力。

2. 人口结构变化催生特殊人群的健康需求

21 世纪初，全球老年人口（60 岁以上）已突破 6 亿人，占全球总人口的 10%，且以每年 2% 左右的速度增长。老龄化趋势催生了养老需求，养老服务成为各国亟待解决、企业争相涉足的领域。例如，美国养老产业在资本市场备受青睐，基于养老社区，带动了房地产开发运营和信托基金等产业的发展。“银发经济”推动了日本医养结合的专业化养老服务，以及社区和机构互补的养老模式发展，养老逐渐向远程化、智能化、科技化方向发展。

2020 年，我国 60 岁及以上老年人已达 2.64 亿人，2025 年预计将突破 3 亿人，进入深度老龄化社会，健康养老需求井喷，养老服务等成为热点需求。中国老年人群中患慢性病的老人超过 1.8 亿人、失能半失能老人约 4000 万人、完全失能老年人达 1200 万人，庞大的数字代表着巨大的医疗、护理康复需求。另外，随着我国“三孩政策”落地，母婴护理成为新的消费热点。

3. 亚健康和疾病带来了无限医疗需求

世界卫生组织（WHO）进行的全球健康调查显示，75% 的样本人群处于亚健康状态，这催生了人群的健康追求和健康消费。

中国疾病谱的变化令人震惊：心脑血管疾病成为我国居民死亡第一位因素。全国现有高血压患者 2.7 亿人、脑卒中患者 1300 万人、冠心病患者 1100 万人。

我国每年新发癌症病例约 380 万，死亡约 229 万人，发病率及死亡率呈逐年上升趋势，居城市居民死因的第一位、农村居民死因的第二位。

慢性呼吸系统疾病以哮喘、慢性阻塞性肺疾病等为代表，患病率高，严重影响健康。我国 40 岁及以上人群慢性阻塞性肺疾病患病率为 13.6%，总患病人数近亿人。

我国是全球糖尿病患病率增长最快的国家之一，目前糖尿病患者超过 9700 万人，糖尿病前期人群约 1.5 亿人。

传染病、地方病严重威胁人民健康。我国现有约 2800 万慢性乙肝患者，每年约90万例新发结核病患者，地方病、部分寄生虫病形势依然严峻。

疾病谱变化不仅带来了巨大的医疗刚性需求，也带来了健康产业无限发展的潜力。

4. 政策利好推动健康产业快速发展

健康产业作为具有正外部性公共性质的产业，需要政府主导，以推动快速发展。

2016年，《"健康中国2030"规划纲要》颁布，标志着国民健康上升至国家战略层面，之后陆续颁布的《国务院办公厅关于促进"互联网+医疗健康"发展的意见》《国务院办公厅关于支持社会力量提供多层次多样化医疗服务的意见》《国务院办公厅关于促进健康领域发展的指导意见》《国务院办公厅关于加强发展健身休闲产业的指导意见》《国务院办公厅关于促进和规范健康医疗大数据应用发展的指导意见》《国务院关于促进健康服务业发展的若干意见》等文件，从健康生产、健康流通、医疗卫生、健康促进和配套服务等方面对我国健康事业和产业进行了规划，涉及医药、器械和流通等传统健康领域，旅游、健身等新兴健康领域，以及金融、保险、信息、环保等配套服务，为我国健康产业高效高质量发展提供了政策保障。

三、国际发展经验

当前，大健康产业已发展成为全球规模最大、发展速度最快的新兴产业之一，是发达国家推动经济增长、优化经济结构的重要力量。各国根据自身需求和资源情况，制定出不同的健康产业发展路径，并借助自身比较优势参与国际竞争，取得很多成功经验，值得借鉴。

1. 发展路径

在全球化背景下，健康产业需要集中配置各种资源来降低集群内企业间交易成本和资源获取成本，以提高公共资源的利用效率，获得国际市场竞争优势。因此，各国的健康产业均呈现集聚发展的趋势，有两种不同的发展路径：一种是以医药资源集中为主导；另一种是以医学资源以外的其他资源为主导，融合一定的医学资源。

一是医学资源集中发展路径。以医学资源为主导的发展路径，是基于强大科研能力以医疗服务为主导带动相关产业的发展。具体来说，疫情或疾病，刺激产生了大范围医疗需求，国家将医疗发展上升到战略层面进行推动，通过吸引资本投入，推动生命科学和医学研究，建立强大的医疗服务体系和医药生产供应链。在此基础上，带动养生、保健、旅游、金融等健康相关领域融合发展。

这一路径被大多医学基础较好的发达国家采用，如美国、英国等。这些国家现代医学起步早、生命科学等相关基础学科研究较深入、医药研发能力较强、医疗水平较高，医学资源的集聚吸引了医药生产、健康金融、健康管理、健康文化等相关资源及上下游企业，逐渐形成以医学资源为主的集中发展路径，并在基础研发领域进行持续大规模投入。

美国的现代医药研究诞生于独立战争和南北战争时期，源于人们对药品的巨大需求。19 世纪末，医学生产协会、医药协会相继成立，乙酰氨基酚、阿司匹林等生物化学药品被研发生产，并出现医药巨头。20 世纪 30 年代，美国进入医药研发生产的黄金时期，研发能力大大增强，一些生物化学理论被发现并证实，加上有效的专利保护制度，健康产业以其投资回报率高的优势，吸引了大量资本和人才，各种资源逐渐向健康产业流动。

20 世纪 60 年代，人口老龄化、慢性病多发，美国养老、健康管理等相关产业出现了新的商业形式，健康资源逐渐聚集，健康产业体系逐步完善，形成波士顿、华盛顿、北卡罗来纳、旧金山和圣迭戈五大产业区，并以大学、研究基地、医药巨头为中心形成“药谷”生物技术研究园等产业集聚园区。至此，健康产业逐渐成为美国经济支柱产业，2016 年健康产业产出占美国经济产出的 7.6%，仅次于房地产、制造业和金融保险业，成为推动美国经济发展的重要力量。经过多年的技术迭代和产业发展，2016 年美国生物技术领域收益占全球的 75%，生物技术研发成果占全球的 82%，医学资源特别是医学研发资源在世界上处于绝对领先地位。

英国健康产业同样是以医学资源为主要动力，其生物学和医学技术在全球排名仅次于美国，以牛津大学、剑桥大学为代表的顶尖研究机构直接从事生物工程的基础技术开发，在基因测序、“基因打靶”技术等方面处于领先地位。同时，英国政府对生物技术企业实行高额税收减免政策，为科研成果转化创造了良好的条件。欧洲 1/3 的生物技术公司位于英国，2006 年英国仅健康产品和服务出口收入就超过 140 亿英镑，健康产业成为国家经济支柱之一。据世界银行统计，2014 年英国健康产业规模达 2341 亿美元，位居世界第二。

二是优势资源融合发展路径。优势资源融合发展路径是以优势产业进入健康领域（如健康旅游、健康食品、健康金融等）为主导，反向带动健康相关科研及医药生产、医疗服务的发展。具体来说，随着居民对健康、养老、美容等需求的增加，资本大量进入健康产业并得到政府支持，促进优势产业与健康领域交叉融合，形成优势健康领域，再由优势健康领域产生的科研需求带动相关研究，反向推动医药生产和医疗服务的发展。这一路径主要发生在准发达国家或发展中国家，如韩国、印度等。这些国家在国际竞争中受到先进国家医学研究的技术壁垒限制，进而选择优势资源与健康产业结合形成优势健康领域。

韩国健康产业发展源于国人对健康寿命的追求，加之美容需求，催生了保健、美容、疗养等一系列健康需求。为满足这些健康需求，以泡菜、高丽参、鱼油等为代表的健康食品业，以整容服务、医美器械和药妆产品等为代表的美容业进入健康产业，并逐步发展起来；同时，推出整形游、美容游、疗养游等旅游产品，形成首尔“整形美容旅游”集聚区。韩国政府根据自身优势，于20世纪90年代末制订了韩医药发展5年计划和投资战略，推动韩医药发展，并将长期疗养保险纳入国民补充的医疗保险，推动疗养服务产业发展。据世界银行统计，2010年以来韩国大健康产业年均增速超过12%，处于快速发展阶段。

印度医药产业起源于国内支付能力较低、对廉价药品的旺盛需求，主要利用其原材料和劳动力价格较低的成本优势，对食品、药品不设产品专利限制，将资本投入制药生产领域。一方面以低成本发展药品制造委托加工，成为跨国公司在亚洲的加工基地；另一方面借助专利政策大力发展仿制药，成为全球仿制药中心。印度政府将医药企业外资控股率从51%提高到74%，吸引了大量外部资本，同时对医药生产实施税收优惠、研发补助和出口鼓励政策。2000年，印度非专利药出口额达16亿美元，2004年印度医药市场价值约为51亿美元，药品用量占全球市场的8%（位列世界第四），药品金额占全球医药市场的1%（位列世界第十三），形成班加罗尔等印度医药基地。医药市场形成规模后，反哺研发创新。另外，印度积极打造世界临床研究基地，反向推动了医疗卫生事业的发展。

健康产业发展的两条典型路径并非非此即彼的关系，而是交叉进行。如丹麦药谷凭借医药生产优势带动了健康旅游、保健等行业的发展；德国医谷在医学和医疗服务方面发展较快，同时基于机械制造优势在医疗仪器和器械制造方面取得发展优势。

日本健康产业在发展初期就以全民健康为目标，不仅在生物医药、医疗技术等方面具有较强实力，而且与保健品、食品、药妆、医疗观光等进行了较好融合，东京、神户、关西、北海道等地区形成产业集群。例如，神户医疗产业是日本比较成功的医疗产业组团发展模式之一，主要以医疗开发为核心，开展医疗配套的区域产业集聚发展模式，集聚了350多家知名医疗医药企业、研究机构和大学；有尖端医疗研究开发中心、医疗革新推进中心、细胞疗法研究开发中心、集群推进中心等机构，集中于医疗器械、医药用品和再生医疗的研究开发。相对于独立的医疗研发机构，形成了产品研发到临床应用最后到市场全产业链条，将相关联的产业集合成一个中心，以一个整体为医疗市场服务。

另外，日本把发展智慧医疗作为健康产业的重要组成部分。2016年，日本政府提出超智能社会5.0战略，推进大数据与人工智能在预防、健康管理、远程医疗领域的应用。日本电子工业巨头索尼、富士通、松下、欧姆龙等公司纷纷转型智慧医疗产业，积极开发与老年疾病有关的智慧医疗产品。

2. 发展趋势

总体而言，世界健康产业正向着科学化、周期化、智能化和融合化方向发展，随着研究的不断突破，健康干预周期不断扩展，健康管理方法逐渐智能，健康产业与其他产业的融合渗透更加深入。

一是医学深化，医疗迭代，理论和方法不断创新。随着以生命科学为主的多学科理论和方法的融合进步，医疗技术研究的深度和广度不断拓展。“技术迭代”促进以化学仿制药为代表的医药产业大发展；“技术演进”催生了以免疫细胞疗法、基因治疗为代表的新兴疗法；“技术融合”引发医疗方式变革，如智慧医疗、移动医疗；“技术颠覆”合成生物学、脑科学等生成新的生物技术疗法和药物。医疗科技成为生物、材料、信息、工程等学科应用融合的重要引擎，促进健康产业发展成熟。

二是前端保健，后端康复，向全生命周期方向扩展。随着健康需求的快速增长和日益多元化，传统医疗已不能满足人们的健康需求，健康人群维持健康、亚健康人群恢复健康、病后人群休养康复的需求将日益扩大，未来健康产业链必将不断向前后两个维度延伸，疾病前端的预防保健和疾病后端的养护康复更加凸显，使健康产业向全生命周期方向拓展。

三是数据支撑，智慧医疗，借助信息手段实行健康管理。“互联网 +”和健康产业同为战略性新兴产业，两者相融合必然带来产业革命。基于大数据与信息技术的支持，可有效消除信息孤岛，实现健康产业资源的整合和调整，提高行业运行效率，挖掘产业巨大潜力。基于大数据分析和物联网服务运营平台的个性化健康管理，有望成为未来健康产业的发展趋势。

四是以点带面，融合发展，催生“医疗 +”新业态。从产业生态发展的角度来看，未来健康产业势必与其他相关行业交叉渗透，以点带面，带动其他产业融合联动发展。例如，健康服务业与信息科技业、旅游业、建筑业、制造业、美容业等传统产业融合发展，催生“医疗 + 大数据”“医疗 + 人工智能”“医疗 + 养生 + 旅游”等新业态，并成为健康产业的新增长点。

3. 发展经验及启示

2010 年以来，我国健康产业进入快速发展阶段，政策、需求、科技和资本四大要素基本具备。但由于发展时间较短，尚未形成明确的发展路径，特别在政策支持、科技水平、资本结构等方面与发达国家仍存在一定的差距。为此，我们可参考国际健康产业发展经验，制定行之有效的健康产业发展方略，推动健康产业快速发展。

一是寻找优势资源，形成融合发展路径。我国健康产业起步晚，但健康需求旺盛，居民保健意识逐渐提高，为此应以优势资源为依托，推动优势资源与健康领域融合发展，取得产品和服务差异化创新优势。中医药是我国的优势资源，在抗击新型冠状病毒感染疫情中，发挥了重大作用，赢得了国际社会的广泛认同。中医药以其治未病的主导作用、重大疾病的协同作用、康复养老的核心作用、疑难杂症的显效作用和医疗服务的简便验廉作用，与健康领域融合发展，在疾病预防、疾病诊疗、疾病康复、养生健身等方面有着无限潜能，是中国健康产业发展的最大优势所在。

二是完善健康产业政策，补足政策保障要素。目前，我国已基本完成对“健康中国”的整体规划，出台了健康产业相关领域诸多政策，但健康产业整体规划仍不明晰，特别是针对重点发展领域的政策和资金支持尚不到位。因此，需要尽快完善健康产业整体规划和各领域发展政策，确定产业发展路径和方向，落实鼓励产业发展的政策措施和资金支持，完善人才培养供给机制，并持续推进健康宣传教育，引导健康需求，以国家力量推动健康产业快速发展，进一步提升国民健康素质。

三是健全科研转化路径，发挥科技引擎作用。健康产业归根到底是以生命科学为基础的产业，基础科学研究是产业发展的根本动力。因此，应夯实科学研发基础，积极运用现代化信息手段，改进、迭代、深化和创新医学理论和方法；鼓励和推动医疗科研成果转化，提高医疗器械和医药制造水平，缩短健康产品从研发到应用的时间。

四是优化社会资本结构，激发产业市场属性。政府应有序放宽健康产业相关领域营商环境，降低准入门槛，精简审批流程，明确资格审查标准；推行健康机构备案管理，落实金融支持、税收优惠、政府采购、土地供给等鼓励措施，对生物科技、养老服务、社区健康服务等溢出效应较大的领域给予支持，引导社会资本流入，从而激发健康产业的市场属性。同时，加大监管力度，优化监管流程，提高监管效率，实现社会资本的合规有序进入。

五是借助信息技术发展，推动健康领域新进程。《“健康中国 2030”规划纲要》明确提出大力发展“互联网 + 医疗”。近年来，我国线上医疗服务、健康大数据服务、智能医疗设备等“大信息 + 大健康”产业发展迅速。以物联网为例，2017 年工信部发布的《物联网“十三五”规划》中第一批 47 项物联网国际标准有 11 项与医疗相关。健康产业作为大数据、人工智能、物联网和工业互联网的重要应用场景，应抓住信息技术革命这一机遇，推动健康数据、健康服务和健康产品生产的信息化、数据化和智能化，提高健康产业运营效率，带动健康产业向远程、科学、高效、便捷方向发展。

第三节　健康产业的热点领域

无论是广度还是深度，健康产业都是其他产业难以企及的。健康产业覆盖人类的生命全周期、贯穿于人们的生老病死、涉及人们的衣食住行各方面；健康产业覆盖第一、第二、第三产业，贯穿于生产、销售、服务等各个环节；健康产业与信息产业融合发展，催生新的产业革命，具有无限增长的潜力。健康产业是一个广覆盖、宽领域的产业，涉及面很广。本书只选取九大热点领域，给予概要性描述。

一、丰富多彩的医疗服务

信息化、智能化开创了医疗服务新模式，新技术开启了精准医疗新时代，投资多元化催生了健康服务新业态，使医疗服务日新月异、丰富多彩。回首医院从互联互通的 1.0 时代，进入互联网医疗的 2.0 时代，进而迈向智能医疗的 3.0 时代；再看基因测序、干细胞、肿瘤的核放射治疗和医疗机器人等新技术，我们迈入了精准医疗的新天地；在充分发挥公立医院发展健康产业重要作用的同时，投资多元化催生社会办医，出现了医生、独立的医疗机构、跨界跨行业发展的各类新业态。

二、飞跃成长的医药产业

生物技术被医药创业者视为机会，中国生物医药在过去的 10 年时间里有了飞跃式成长，在不少领域基于成长的技术及其带来的市场潜力实现了赶超甚至引领；仿制药的发展，决定了中国 14 亿多人用药的基本盘。基本药物稳定发展，要充分考虑国家政策的重大变化，尤其是集中采购模式下的破和立；非处方药物的发展方式与处方药有很大差异，最鲜明特点是完全基于市场竞争，投资非处方药要研究市场、把握市场，在市场中掌握商机，方能立于不败之地。

三、迎来新契机的医疗器械产业

医疗器械产业迎来政策利好、进口替代、行业并购、产业链延伸、智能化互联化的重大机遇，处于新发展局面。医疗器械有三大细分赛道：重装下的医疗设备、持续消费的医用耗材和进入家庭的医疗器械。投资医疗器械，可选择市场份额占比较高的体外诊断、医学影像、高值医用耗材和康复设备；聚焦增材制造（3D 打印），其应用于生物医药领域，不仅在医疗器械制造，而且在医学模式设计和再生器官组织制造等方面可带来突破性变化。

四、健康管理的颠覆性革命

从“治已病”到“治未病”，是一个革命性变化。中国自古就有“上医治未病、中医治欲病、下医治已病”之说，医疗重在预防，让人们不得病、少得病、缓得病。无独有偶，公元前 400 年现代医药奠基人、古希腊医生希波克拉底第一个提倡预防和治疗并重，这与中医治未病的理念高度契合。

健康管理重在预防疾病，充分体现了“治未病”的思想。世卫组织提出了一个健康管理公式，即：100% 的健康 =15% 遗传 + 17% 环境 + 8% 医疗 + 60% 生活方式。在影响健康的各种因素中，医疗仅占 8%，而生活方式占 60%，遗传和环境因素占 32%。健康管理就是“病前预防、病中干预、病后康复”。全球健康管理在发达国家兴起，至今已有 50 多年历史，中国开展健康管理仅有 10 年历史，起步虽然晚，但是发展很快。

五、一天也离不开的健康食品

保持健康有四大基石：合理膳食、适量运动、平衡心理、戒烟限酒。“吃”在健康管理中处于首位，要吃出健康。从人体所必需的营养素角度来看，人体所需有六大营养素，即水、碳水化合物、脂肪、蛋白质、维生素和矿物质。因此，可从食物方面寻找商机，如豆类食品、药食同源食品、保健食品、特医食品、植物基食品等。

六、不可懈怠的健身运动

适量运动，适量是关键。运动要适量，过多过少都不利于健康。因此，可参考健康运动金字塔模型和世卫组织身体活动指南，根据自身情况运动。运动不仅能使身体健康，还能促进心理健康。从运动健康产业发展角度来看，运动健康领域有运动健身、运动处方、运动医学、冰雪运动等产业。

七、再创辉煌的中医药

中医药是中国传统文化瑰宝。作为中医之源，《黄帝内经》不仅是世界上最早最完整的古典医学著作，同时也是一部通达多学科的思想巨著，标志着中医学理论体系的形成，其第一次系统全面地阐述了生理、病理、疾病、治疗的原则和方法，为人类健康管理作出了巨大的贡献。

我们要再创中医药的辉煌，必须从彰显中医药的特色方面去把握机会，深耕细作。中医药有五大特色：“治未病”的主导作用、重大疾病的协同作用、疾病康复的核心作用、疑难杂症的显效作用、医疗服务的简便验廉作用。

八、井喷式发展的健康养老产业

中国已从快速老龄化进入加速老龄化阶段，2020 年第七次全国人口普查数据显示，60 岁以上老年人口达到 26402 万人，占总人口的 18.7%；65 岁及以上的老年人口 19064 万人，占总人口的 13.5%；预计 2025 年，60 岁及以上老年人口将突破 3 亿人，65 岁及以上老年人口将突破 2 亿人。扑面而来的“银发浪潮”

带来的是健康养老市场的井喷式增长。

在加速老龄化阶段，我们的应对策略是追求健康老龄化，实现积极老龄化，努力实现百岁健康人生目标；夯实基本养老根基，通过建立多元化养老模式，推进医养结合、推进个人养老金发展，开展老年健康促进行动；发展健康养老产业，颠覆旧的老年观，用新的老年观审视健康养老产业，拓展教育养老服务，深耕快乐养老服务，探索工作养老服务。

九、行走在政府和市场间的健康保险

健康保险已成为中国医疗保障体系的第三支柱，它的发展离不开中国医疗保障制度的发展。自中华人民共和国成立以来，中国医疗保障制度经历了三个发展阶段，已日臻完善；健康保险也经历了空白、起步、规范和快速发展阶段。中国医疗保障制度是在不断吸收国外经验基础上发展完善的，放眼世界，主要有社商双轨模式、免费医疗模式、储蓄医保模式和社会互济模式。

健康保险仅经过 10 年时间，就从百亿级发展跃升至万亿级。回首 10 年飞跃式发展历程，可以看到它背后的强大动力。但要进一步发展健康保险还需要解决一些制约因素，要通过充分发挥其功能价值、走专业化道路和把握细分市场来加快健康保险的发展。

国内外经验充分证明，引领健康险发展的未来路径是跨界融合，通过产业链融合、价值链延伸、新技术支撑和专业化道路等方式，推进跨界融合发展。国外健康保险跨界融合发展的成功典范主要有：整合医疗模式的“凯撒”（美国凯撒医疗集团）、“健康险 + 健康服务 + 健康预防”模式的德国 DKV（德国健康保险公司）、健康保险和健康服务协同模式的美国联合健康（美国联合健康集团）、险企与健康产业融合模式的英国保柏（英国保柏集团）。

国内健康保险在跨界融合方面的实践探索，主要有中国版联合健康的平安保险、探索中国健康保险“凯撒模式”的泰康保险、率先实践“大健康 + 大数据 + 大区域”融合发展模式的太平洋保险、全球首个“互联网 + 保险 + 健康管理”模式的众安保险、保险与医院深度融合模式的阳光保险。

第二篇

丰富多彩的医疗服务产业

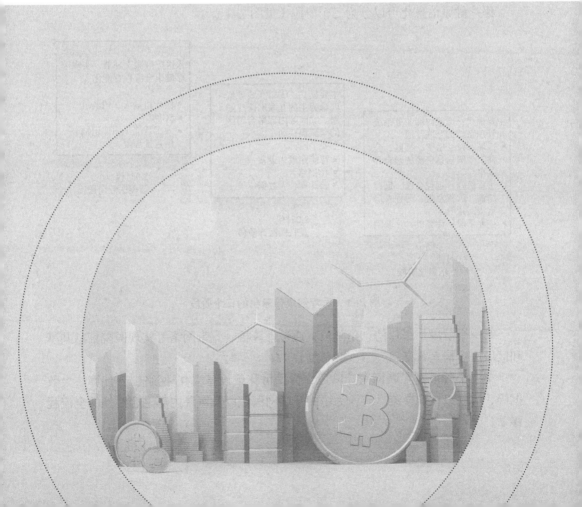

第二章

信息化智能化开创医疗服务新模式

互联网、云计算、人工智能、数字化等，对各行各业产生了深远影响。随着5G通信、人工智能、大数据等新技术的广泛应用，互联网医疗已成为一种全新的诊疗模式。

第一节　医疗健康信息化技术进化史

医疗健康信息化可以分为三个阶段（见图2–1）。

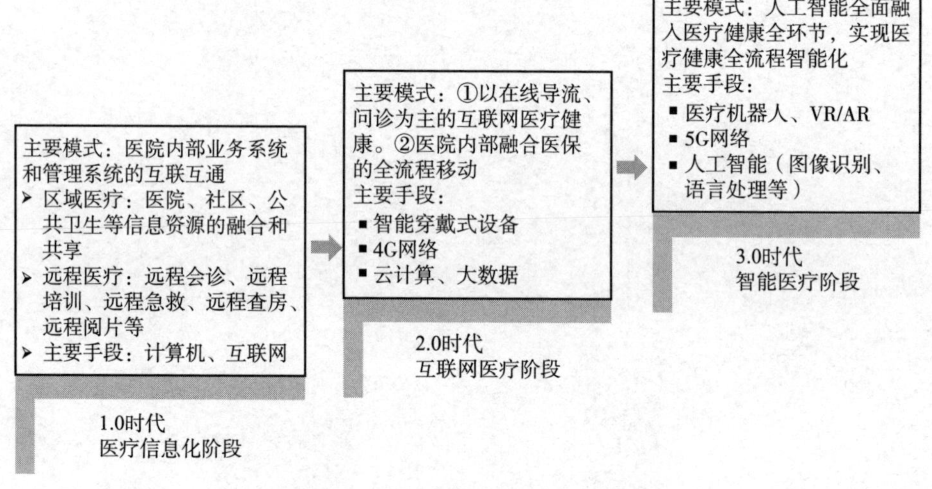

主要模式：医院内部业务系统和管理系统的互联互通
➤ 区域医疗：医院、社区、公共卫生等信息资源的融合和共享
➤ 远程医疗：远程会诊、远程培训、远程急救、远程查房、远程阅片等
➤ 主要手段：计算机、互联网
1.0时代
医疗信息化阶段
主要模式：①以在线导流、问诊为主的互联网医疗健康。②医院内部融合医保的全流程移动
主要手段：
▪ 智能穿戴式设备
▪ 4G网络
▪ 云计算、大数据
2.0时代
互联网医疗阶段
主要模式：人工智能全面融入医疗健康全环节，实现医疗健康全流程智能化
主要手段：
▪ 医疗机器人、VR/AR
▪ 5G网络
▪ 人工智能（图像识别、语言处理等）
3.0时代
智能医疗阶段

图2–1　医疗健康信息化的三个阶段

第一个阶段是医疗信息化阶段，通过计算机、宽带网络等实现医院信息共享和区域医疗信息共享。

第二个阶段是互联网医疗阶段，借助可穿戴设备、4G网络、云计算、大数据等，实现以在线导流、问诊为主的互联网医疗以及医院内部融合医保的全流程移动。

第三个阶段是智能医疗阶段，人工智能技术全面融入医疗健康全环节，借助医疗机器人、虚拟现实、增强现实、5G 网络、人工智能等技术，实现人工智能辅助诊断、远程手术等，实现医疗健康全流程智能化。医疗健康信息化的阶段划分，使医疗健康信息化进程十分清晰。但在实际运行中，互联网医疗和智能医疗是难以分割的，处于融合发展状态。可以说，智能医疗是互联网医疗的延伸和发展，同属于互联网医疗。例如典型的互联网医院，既有互联网医疗技术运用，也有智能医疗技术的运用。

第二节　2.0 时代的互联网医疗

一、迅速发展的互联网医疗

“互联网医疗”的发展可以追溯到 21 世纪初美国的“移动医疗”，其命名者为帝国理工学院的 Istepanina Rober 教授。2010 年召开的美国移动峰会将“Mobile-Healthcare”（移动医疗）定义为“通过移动设备提供的医疗服务”。

虽然国内移动互联网处于快速发展阶段，但总体来说，互联网仍然占据主导地位。因此，对我国来说，“互联网医疗”要比“移动医疗”更具有概括性与代表性。

因此，“互联网医疗”可以定义为在把握用户需求的基础上，利用互联网技术对传统医疗服务系统进行改革，借助网络平台开展一系列诊断、治疗及信息追踪和健康管理服务，是一种新型医疗服务体系。

1998 年远程医疗首次进入中国，但受制于数字化及信息传输水平，此后 10 多年没有大发展，直到 2012 年电子病例及互联网等逐渐普及，2014 年国家出台规范性指导文件，互联网医疗才开始爆发。特别是 2018 年，国务院印发《关于促进“互联网 + 医疗健康”发展的意见》，“互联网 + 医疗”进入高速发展期，目前已处于全球领先水平。

《中国互联网发展报告（2021）》显示，2020 年互联网医疗健康市场规模达 1961 亿元，同比增长 47%，增幅居各行业首位。截至 2022 年 6 月，国家卫生健康委公布的数据显示，我国设置审批的互联网医院数量已超 1700 家，“互联网 + 医疗”正在成为新型就医方式，人们足不出户看门诊、听医嘱，享受送药到家服务，十分便捷。

目前，我国互联网医院主要有三种形式：一是实体医院自主建立的网络医院，如“× × 医院”的 App 或“× × 医院互联网医院”用户端等；二是以实体医院为依托，与第三方平台合作建立的网络医院，通常只将一部分线下医疗项目延伸至网络平台，如挂号、开药、慢性病管理等；三是独立设置的互联网医院，如近年来将业务拓展至医疗领域的部分互联网企业。

互联网医疗发展成效具体如下。

1. 便捷服务

依托强大的实时连接与交互功能，互联网大大提高了传统领域的服务便捷性。就医疗服务而言，移动互联网已广泛应用于预约诊疗、候诊提醒、划价缴费、诊疗报告查询、药品配送等方面，掌上医疗、O2O 药品配送等互联网创新医疗服务形式不断涌现，为广大民众带来了更加高效便捷的医疗服务。

2. 远程医疗

远程医疗服务最早在 1998 年进入中国，但由于定价、医保及信息化发展等因素的掣肘，发展缓慢。不过，随着互联网的发展成熟及对传统产业的颠覆重塑，加快了远程医疗的发展进程。尤其是 2020 年新型冠状病毒感染疫情，为远程医疗开辟了更大的发展空间。虽然远程医疗服务仍以诊断、会诊等为主，但与互联网的不断融合使其呈现出一种平台化趋势，医疗、医生、患者、医疗设备、药品、健康大数据等，各种与医疗服务有关的内容和企业都可以纳入平台，从而形成能为用户提供一体化医疗健康服务方案的“空中医院”。

3. 医疗去中心化

一直以来，医疗资源倒挂是中国医疗体系急需解决的问题：仅占总数 8% 的三级医院承担了来自全国 50% 以上的医疗需求，而多数基层医疗资源却长久沉睡、无法调动。互联网医疗被认为是解决这一问题的重要途径之一（见图 2-2）。

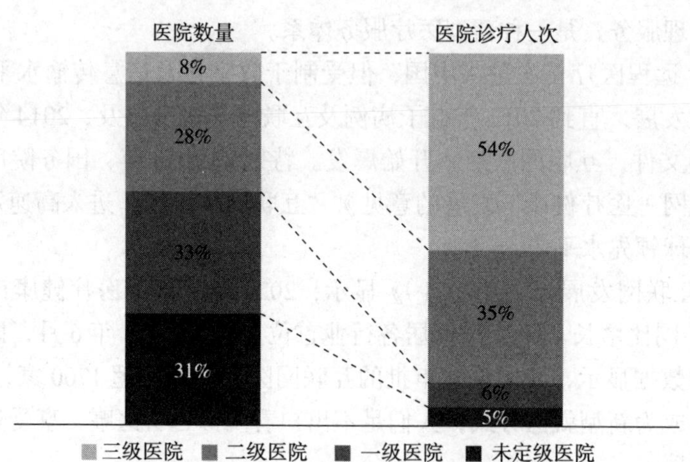

图 2-2　2019 年全国医院数量和诊疗人次

资料来源：卫健委、BCG。

互联网医疗使医疗去中心化，减少了医疗服务时间与空间的阻碍，使资源可以更平均地分配。比如，低线城市的患者可以通过互联网诊疗，接触到高线城市的知名专家，免除了线下看诊的挂号困难、舟车劳顿。显而易见的趋势是，新型冠状病毒感染疫情大大推动了数字化医疗发展。医疗服务实现以“医生”为核心到以“患者”为核心的转变，医疗服务与医疗机构也不再是线性关系，而呈现出医疗机构、服务围绕病人的网状关系，医疗的固有结构松动，开始去中心化。

可以说，新型冠状病毒感染疫情的发生，大大推动了医疗去中心化的进程。如河南省巩义市人民医院仅在疫情暴发的2020年，业务量就下降了7%。但传统医疗服务量的减少，并没有阻碍医疗服务的发展。利用互联网医院为百姓提供线上服务，预约检查、预约专家，线上线下相结合，互联网开具药方，通过物流系统送药到家。目前，原本习惯于传统医疗服务的人群，有近1/3接受了线上诊疗服务。百姓深有体会，过去需要长途跋涉去郑州市的医院或者“北上广”的医院看病，现在不需要了。通过信息化，患者在乡镇医院拍的片子，“北上广”的著名专家就可以在线审阅。

现在，很多低线城市医院与“北上广”等高线城市知名医院建立了协作关系，通过互联网，患者在家门口就能得到国内一流专家的诊治，在提升本院医疗技术水平的同时，降低了区域内患者的外转率及看病成本。

二、国内巨头倾力布局

早在10年前，百度、阿里巴巴、腾讯三大网络巨头（BAT）就开始进入互联网医疗领域，百度、阿里巴巴、腾讯显示出各自的优势力量，形成了自己的特色（见图2-3）。

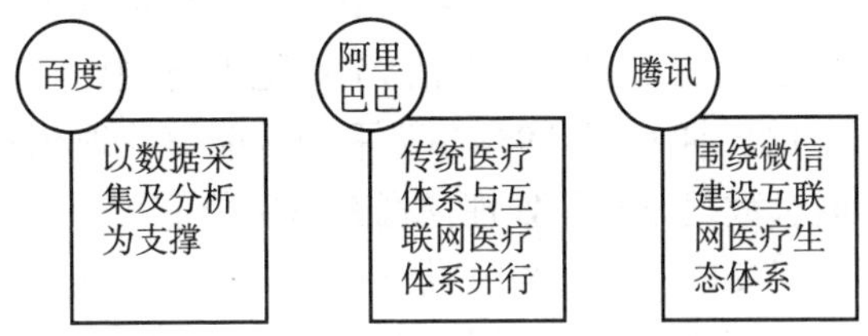

图2-3　BAT的互联网医疗战略对比

百度发展互联网医疗以数据采集及分析为支撑，不断拓宽其业务范围。

百度的搜索引擎为其数据分析提供了丰富的信息来源，云计算和大数据的应用为其提供了强大的技术支撑。与其他互联网巨头相比，百度更加注重对数据的利用，通过挖掘数据价值，为药品开发、临床试验、服务流程的调整与完善、线上诊疗、医疗方案的制订等提供信息参考。百度主要以数据采集为开端，建立了百度医生、拇指医生以及百度健康，为用户提供挂号、咨询及信息搜索服务，并与好大夫、趣医网建立合作关系，整合不同平台的优势资源。在线下服务方面，与解放军总院、301医院、上海华山医院等多家医院建立合作关系，还与相关药品生产商进行合作，不断完善医疗服务闭环。

阿里巴巴采取双线发展策略，即传统医疗体系与互联网医疗体系并行发展。

移动支付是阿里巴巴进入互联网医疗的入口与开端。在激烈的市场竞争中，支付宝不仅是阿里巴巴的优势所在，而且为阿里巴巴发展互联网医疗奠定了基础。

2014 年 5 月 28 日，支付宝推出“未来医院”计划，以传统医疗服务模式的改革与完善为主导。按照传统的就诊流程，患者需要排队挂号、等待叫号、排队支付，而通过支付宝平台，患者可以在网上完成支付、挂号等操作，节省了时间与精力。到 2016 年，国内大约 400 家大中型医院与该平台达成合作。

在互联网医疗模式下，支付宝推出“医蝶谷”平台，旨在提高医生资源的使用价值，扩大医疗服务的覆盖范围。阿里健康云医院“医蝶谷”于 2015 年 4 月 1 日正式上线，通过该平台的运营，阿里巴巴旨在提高医疗体系的运作效率，通过网络平台满足用户的医疗健康需求。从根本上来说，阿里巴巴为基层社区医疗服务提供线下及平台支持，顺应了国内分级诊疗的发展潮流，使不同级别的诊疗机构之间实现信息交流，有助于互联网医疗生态体系的建立。“医蝶谷”为医生自由执业的实现提供了平台支持。另外，其与第三方医学诊断服务机构“迪安诊断”联手，建立完整的医学检验系统，取得了初步成效。

2014 年 1 月 23 日，阿里巴巴与三峰基金共同投资了中信 21 世纪股份有限公司，占有 54% 以上的股份，标志着阿里巴巴正式进军互联网医疗领域。中信 21 世纪是中信集团旗下的香港上市公司，涵盖电信服务、多媒体业务、软件开发业务及互联网相关业务等，其于 2014 年 10 月 21 日正式更名为阿里健康信息技术有限公司。阿里巴巴看重的是，中信 21 世纪拥有国内唯一的药品监管码体系，通过收购，阿里巴巴拥有了“95095”平台，能够获取到药品在整个流通过程中的数据信息，通过数据分析及处理挖掘其应用价值。

阿里巴巴还与太保安联公司合作，共同探索互联网健康险产品，开发商业健康保险服务新模式，打造种类丰富的健康保险服务。除了将健康险产品中的投保、理赔申请、审核、支付等流程推到线上之外，还大力开发适合互联网场景需求的新产品，尤其是针对阿里健康云医院的患者设计相应的产品。

经过 8 年的开拓发展，阿里巴巴的互联网医疗已开始盈利。

腾讯围绕微信建设互联网生态体系，即“互联网医院 + 区域互联网医联体 + 医保支付方式改革”。

腾讯在发展互联网医疗生态体系的过程中，围绕微信开展一系列建设，通过微信平台的应用，加强患者与医生的信息交流，开始涉足互联网医疗市场。2014 年 9 月，腾讯投资 7000 万美元于医疗健康互联网公司丁香园、4000 万美元于医联网。丁香园偏重于学术研究，医联网偏重于实践，两者的共性在于针对的人群都是医生。这样腾讯将互联网的核心资源医生牢牢掌握在手中。

2015 年 9 月，腾讯以 1 亿美元领投挂号网，并更名为微医集团，它的发展目标为：在国内所有地区建立线上分级诊疗平台，实现医疗资源的共享；建立中国式的微医责任医疗组织；利用资金优势，联手医院发展线下医疗，不仅掌握了医生资源，还抓住了流量入口，逐渐形成完整的互联网医疗生态系统。

微医集团的成立发展标志着腾讯进入了互联网医疗的深水区，走出了“互联网医院 + 区域互联网医联体 + 打通医保支付”的创新路径，无疑是国内互联网巨头进军互联网医疗领域的典范。

2015 年，微医创办了全国首家互联网医院——乌镇互联网医院，开启了在线处方、在线复诊、远程会诊等融合创新的先河，打破传统医院围墙，使医疗全流程中的服务数据互联互通，形成线上线下医疗服务闭环，为互联网医联体建设提供了必要的前提条件。

2017 年，微医以河南郏县作为试点，依托互联网医院平台和资源，构建县、乡、村三级医疗机构智能分级诊疗体系，通过微医自主研发的“流动医院”，以“车、包、站”（包括云巡诊车、云巡诊包、医卫工作站）的新组合形式，赋能基层医疗机构。截至 2020 年底，郏县完成家庭医生签约 47.6 万人，签约率达 73.2%，重点人群签约率同比增长 6.37%，履约率同比增长 7.52%。

针对慢性病的特点，2019 年，微医依托互联网医院打造互联网慢病医联体首次落地，也是城市医保部门直接购买数字慢病管理的模式创新。该模式涉及慢病线上线下全流程，形成慢病管理的防、诊、治、管、健的全生命周期管理闭环，并通过数字化、规范化的全流程管理，强化了医保监管和控费。仅一年时间，当地慢病患者单次人均就诊时间就从 2~3 小时减至 30 分钟，单次处方金额较 2019 年下降 12.7%，极大地优化了患者的就医体验，减少了用药支出。

相比传统医院的投入产出，微医仅花了两年时间就证明了其商业价值。微医在泰安、济南、天津等地运营的互联网医院营收已接近三级医院规模。在泰安落地的慢病互联网医院，年问诊量已近 90 万人次，这还不包括其他非慢病患者的日常在线问诊业务。目前，微医在全国共有 30 余家互联网医院，其中 18 家实现了与医保系统的联通。在微医互联网医院平台上，已形成规模相当于 30 家的三级医院。

微医互联网医疗最大的亮点在于抓住了医生这个核心资源，并通过微医 ACO（Accountable Care Organization，责任医疗组织）方式，最大限度地发挥医生作用。微医通过 ACO 为用户提供三级医疗保障服务，即第一级责任医生组、第二级当地三级医院、第三级学科带头人。其最大特色为责任医生组。每个责任医生组主要服务方圆 3 公里之内的用户，鉴于我国全科医生规模相对较小，责任医生组通常都由内科、外科、儿科等多种类医生组成，他们可以为用户提供类似于美国家庭私人医生般的服务，只不过通常是一对多模式。“微医集团”成立时，已经拥有2800个微医团队，并与遍布全国的1600多家重点医疗机构、超过19万名医疗专家达成战略合作。目前已与上百万名基层医生建立合作关系，在全国范围内建立起了“互联网分级诊疗平台”。

三、美、日巨头纵深推进

对谷歌母公司“字母表”、苹果、元宇宙平台（脸书母公司）、亚马逊和微软等5家美国IT巨头及其关联企业申请并公开的13万件专利信息进行分析，从中可发现他们正将关注点转向健康管理的数字化技术积累。2010年到2020年，相关专利申请数量达到21世纪最初10年的约10倍。在健康管理和远程医疗领域，它们正在加快收集数据、抢夺客户。预计到2027年，数字健康领域的市场规模将达到1300亿美元。各大企业正展开竞争，力争尽快实现随时随地进行诊疗与治疗的梦想。

近年来，IT巨头在医疗保健行业数字化转型中投入了相当多的资源。从2010年开始，原本与医疗保健没有多少关系的IT巨头的相关专利申请开始增加。从2000年到2009年，每年的专利申请数量超不过10项，但从2010年开始，每年陡增至100项。

从专利涉及的领域看，收集生物信息的生命体征监测专利累计达到800项，从2016年开始，5年时间里增长了34%。同一时期，包括远程医疗、电子病历等在内的医疗信息通信技术（ICT）专利申请达到227项，增长了50%。包括人工智能解析技术在内的生物信息通信技术相关专利申请达到78项，增长了63%。

各企业都在抢占市场，预计人类即将迎来健康管理行业真正意义上的数字化转型。美国大型风险投资公司安德烈森—霍罗威茨公司预测，以远程医疗为代表的数字化转型将使得医疗保健行业远离传统医院，走入我们的居所和工作场所。

从专利数量看，微软、“字母表”和苹果位居前三。这些IT巨头除了抢占数据和客户之外，还在收购或与拥有相关技术的初创企业合作，积极延揽人才。

微软利用在线聊天软件Teama和Azure云技术为医疗机构提供服务。2021年4月，微软宣布斥资197亿美元收购知名语音识别企业纽安斯公司，2022年2月交易完成，未来将致力于为医疗保健行业提供智能语音服务。

微软在远程医疗、电子病历等方面优势明显。2018年，微软公布了通过AI技术分析患者的活动数据、掌握患者在家运用食疗方法和运动疗法的效果，并据此修改诊疗计划的专利。除了拥有自动汇总电子病历信息并发送给患者的技术外，微软还掌握了把健康状况和运动能力等信息发送给Avatar平台，确保与医生顺畅沟通的技术。

“字母表”公司旗下不仅有谷歌，还有专注生命科学健康的韦里利公司、在生物医疗 AI 技术方面表现卓越的英国“深层思维”公司，以及 2021 年收购的智能可穿戴设备公司、运动追踪者公司。该公司拥有众多可服务于医疗机构的专利，如利用 AI 从 CT 影像中检测是否发生癌变的技术及通过电子病历预测患者未来的健康状况。

苹果销售的苹果手表则能够诊断包括心电图在内的健康状况，在智能手表行业领先其他公司。从专利分析看，该公司在更贴近消费者的生命体征监测领域拥有强大的技术优势。

苹果在 2021 年公开了利用耳机监测体温的专利技术。2022 年 3 月公布的一款可穿戴标签，则可以挂在衣服或是身体的任何部位，用来确认身体姿势、掌握光照强弱。

日本把智慧医疗作为建立智慧城市的重要组成部分。从 2011 年开始，日本政府依托索尼、富士通、松下、欧姆龙等公司，借助网络平台，推出了大批线上居家医疗、照护产品，推行高品质数字生活理念下的“家庭移动医疗护理”模式，服务内容涉及视讯医疗，开发对慢性病患以及老幼病患进行远程照护，对智障、残疾、传染病等特殊人群进行健康监测及智能服药的系统。2016 年，日本政府制定智能社会 5.0 战略，推进大数据与人工智能在预防、健康管理、远程医疗领域的应用。日本电子业巨头纷纷转型智慧医疗产业，积极开发与老年疾病有关的智慧医疗产品。

与此同时，日本全面参与海外如东南亚智慧城市建设，将智慧医疗嵌入智慧城市的建设中。日本大约有 200 家企业参与到东南亚国家的 26 个城市的智慧城市建设项目，涵盖菲律宾的新克拉克城（New Clark）、越南河内岘港、缅甸的第二大城市曼德勒（Mandalay）、马来西亚的亚庇（Kota Kinabalu）、印度尼西亚的雅加达等城市。松下公司在日本横滨市利用 IT 技术进行创建宜居城市的尝试，包括智慧能源管理、交通系统、安全管理、教室系统、智慧经济、智慧医疗和智能生活。总之，日本将智慧医疗嵌入智慧城市的建设中，并将此模式在全世界推广。

第三节 3.0 时代的智能医疗

3.0 时代的智能医疗是互联网医疗发展的新阶段，它的主要模式是人工智能全面融入医疗健康全环节，实现医疗健康全流程智能化。

一、什么是人工智能

人工智能是什么？知名自然语言处理搜索专家吴军博士在《智能时代》一书中有精辟的概括：“人工智能”这个名词严格地讲在今天有两个定义，第一个是泛指机器智能，也就是任何可以让计算机通过图灵测试的方法，包括我们在本书中要经常讲的数据驱动方法。第二个是狭义上的概念，特指 20 世纪五六十年代特定的研究机器智能的方法（传统的人工智能方法）。

通过对人工智能本质的分析，我们可以看出计算机获得智能的方式和人不一样。它并非通过模仿人的思维方式产生，而是建立在大数据、摩尔定律和数学模型基础之上，将过去需要通过人类智力才能解决的问题变成计算问题，最后在效果上达到人的水平甚至超过人的水平。我们人类的智能活动，包括思考和推理，时常并不需要很多数据也不需要大脑有很强的计算能力，甚至不需要像计算机那样消耗较高的能量。因此，直到今天，人的智能和机器智能还是各有擅长、各有千秋，全面比较孰优孰劣其实没有意义。但是，我们必须看到，人类的智力是有极限的，今天在很多方面人工智能已经超过了人类。这不仅体现在下棋方面，还体现在人脸识别、医学影像等很多方面。

在人工智能的发展过程中，人们对机器智能的本质认识，有一个由不认识到深化认识的渐进过程。在电子计算机诞生之后的第十年，也就是 1956 年，发明计算机中开关逻辑电路的克劳德·香农和一群年轻的学者在达特茅斯学院召开了一次头脑风暴式研讨会。会议的倡议者除了香农，还包括当时只有 29 岁的约翰·麦卡锡、马文·明斯基和 27 岁的纳撒尼尔·罗切斯特。会议选在了麦卡锡任职的达特茅斯学院举行，参会者一共 10 人，除了上述 4 人，还有 6 位年轻的科学家，包括赫伯特·西蒙（Herbert Simon，1916—2001）和艾伦·纽维尔（Allen Newell，1927—1992）。由于会议召开时间是在夏天，因此会议被称作“达特茅斯夏季人工智能研究会议”。但是它不同于今天一般只召开几天的学术会议，因为一来大家并没有可以报告的科研成果，二来这个会议持续了整整一个暑期。事实上，这是一次头脑风暴式讨论会。参会的 10 位年轻学者讨论的是当时计算机科学尚未解决，甚至尚未开展研究的问题，包括人工智能、自然语言处理和神经网络等。人工智能便是在这次会议上被提出的。

早期研究机器智能的方法，即传统的人工智能方法，是先了解人类是如何产生智能的，然后让计算机去模拟人思考。通俗地讲，就是“让计算机能够像人类一样思考，像人类一样看懂，像人类一样听懂，像人类一样运动”。当然，到了今天几乎所有的科学家都不坚持“机器要像人一样思考才能获得智能”，但是很多门外汉在谈到人工智能时仍然想象着“机器在像我们那样思考”，这让他们既兴奋又担心。

为什么早期科学家的想法会和今天的门外汉一样天真呢？道理很简单，因为这是根据我们的直觉最容易想到的方法。人类历史上，很多领域早期的尝试都是模仿人或者动物的行为。比如人类在几千年前就梦想着飞行，于是开始模仿鸟，在东方和西方都有类似的记录，用鸟的羽毛做成翅膀绑在人的胳膊上往下跳，当然实验的结果可想而知。人们把这样的方法论称作“鸟飞派”，也就是看着鸟是怎样飞的，就能模仿鸟造出飞机，而不需要了解空气动力学。事实上我们知道，莱特兄弟发明飞机靠的是空气动力学而不是仿生学。这里，我们不要笑话前辈来自直觉的天真想法，这是人类认识的普遍规律。

到了 20 世纪 70 年代，人类开始尝试机器智能的另一条发展道路，即采用数据驱动的方法，而这个尝试始于工业界而非大学。

1972年，康奈尔大学的教授弗雷德里克·贾里尼克（Frederick Jelinek，1932—2010）到 IBM 做学术休假，正好这时 IBM 想开发“聪明的计算机”，贾里尼克就“临时”负责这个项目（语音识别）。当时传统人工智能语音方法有点像教大家学外语，利用这种方法得到的最好语音识别系统大约能够识别百十来个单词，识别率只有 70% 左右。

贾里尼克是一位世界级通信专家，他找到了一条不同于传统人工智能的语音识别方法，他还喜欢招收数学基础好的，特别是学习过理论物理的员工。出于某种原因，他不喜欢语言学家，并且把他们都请出了 IBM。贾里尼克的团队花了 4 年的时间，开发了一个基于统计方法的语音识别系统，这个系统把语音识别率从过去的 70% 左右提高到 90% 以上，同时语音识别的规模从几百个词上升到两万多个词。

贾里尼克和他的同事在研究语音识别时，无意中开创性地采用了数学统计模型及大量数据的数据驱动方法来解决智能问题。这种方法最大的好处是，随着数据量的积累，系统会变得越来越好。相比之下，过去传统人工智能的方法很难受益于数据量的提升。

数据驱动方法从20世纪70年代起步，在八九十年代得到缓慢但稳步的发展。进入 21 世纪后，互联网的出现使得可用的数据量剧增，数据驱动方法的优势越来越明显，最终完成了从量变到质变的飞跃。如今很多需要类似人类智能才能做的事情，计算机已经可以胜任了，这得益于数据量的增加。

从某种意义上讲，2005 年是大数据元年。大数据与大规模数据不能混为一谈。大数据有三个特征：第一个特征，也是最明显特征即体量大；第二个特征是多维度；第三个特征是它的全面性，或者说完备性。大数据是一种思维方式的改变。现在的数据量相比过去大了很多，量变带来了质变，思维方式、做事情的方法就应该和以往有所不同，这是帮助我们理解大数据概念的一把钥匙。在有大数据之前，计算机并不擅长解决需要人类智能来解决的问题，但是今天这些问题换个思路就可以解决了，核心就是变智能问题为数据问题。由此，全世界开始了新一轮的技术革命——智能革命。

2016 年是机器智能史上具有纪念意义的一年，它既是一个时代的结束，也是新时代的开端。这一年距离 1956 年达特茅斯会议提出人工智能概念正好过去了60年，按照中国的习惯来说，正好过去了一个甲子。谷歌的围棋计算机Alpha Go（阿尔法围棋）在与世界著名选手李世石的对局中，以4∶1取得了压倒性胜利，成为第一个战胜围棋世界冠军的机器人。它的意义远远超过1997年IBM（国际商业和机器公司）的深蓝战胜卡斯帕罗夫，因为从难度上讲，围棋比国际象棋要难6~9个数量级。这不仅是人类在机器智能领域取得的又一个里程碑式的胜利，而且标志着一个新的时代——智能时代的开始。

2016年3月9日，Alpha Go和李世石的世纪大战开始了。Alpha Go在第一盘出乎意料地轻松获胜。当然，大部分人在赞誉Alpha Go水平的同时，依然认为这可能是李世石在试探计算机而已，毕竟那是五盘棋的比赛，用一盘棋试探自己毫不了解的对手未尝不是明智之举。但是当Alpha Go在第二盘获得连胜并且下出了很多人类预想不到的好棋后，对机器智能持怀疑态度的人都对它产生了敬意。在Alpha Go获得第三盘胜利之后，很多超一流的棋手都渴望和它一战，希望以此检验自己的水平，并提高棋艺。虽然李世石在第四盘抓住Alpha Go的一个失误打了一个漂亮的翻身仗，但是Alpha Go在最后一盘稳稳地控制住局面，直到胜利。可以讲在那一次人机大战之后，围棋界对机器智能从怀疑变成了顶礼膜拜，大家都意识到，按照Alpha Go在过去几个月里的进步速度，只要谷歌愿意继续进行科研，很快人类所有的围棋高手都无法和它过招儿了。

计算机之所以能战胜人类，是因为其获得智能的方式和人类不同，它不是靠逻辑推理，而是靠大数据和智能算法。在数据方面，谷歌使用了几十万盘围棋高手对弈的数据来训练Alpha Go，这是它获得所谓“智能”的原因。在计算方面，谷歌用了上万台服务器来训练Alpha Go下棋的数学模型，并且让不同版本的Alpha Go相互对弈了上千万盘，这才保证它能做到“算无遗策”。具体到下棋的策略，Alpha Go有两个关键技术，一个关键技术是把棋盘上当前的状态变成一个获胜概率的数学模型，这个模型没有任何人工规划，完全依靠前面所说的数据训练出来的；另一个关键技术是启发式搜索算法——蒙特卡洛树搜索算法（Monte Carlo Tree Search），它能将搜索的空间限制在非常有限的范围内，保证计算机能够快速找到好的下法。

虽然训练Alpha Go使用了上万台服务器，但它和李世石对弈时仅仅用了几十台服务器（1000多个中央处理器的内核以及100多个图形处理器），相比国际象棋，围棋的搜索空间要大很多倍。Alpha Go的计算能力相比深蓝，其实并没有这么多倍的提高，它依靠的是好的搜索算法，能够准确地聚焦搜索空间，因此能够在很短的时间里算出最佳行棋步骤。由此可见，下围棋这个看似智能型的问题，从本质上讲，是一个大数据和算法的问题。

通过对人工智能发展历程的回顾，我们对吴军博士关于人工智能的定义有了进一步的理解。现代的人工智能是统计决定论，而“传统”的人工智能是逻辑推理决定论。人工智能的要义在机器智能，它不是模仿人的思维方式产生，而是建立在大数据、摩尔定律和数学模型基础之上，将过去需要人类智力才能解决的问题变成计算问题，并在效果上达到人的水平甚至超越人的水平。

二、走进智能时代

智能时代，实际上就是人工智能 +IoT（物联网）时代，这是今后 20 年 IT 产业的范式。

IoT 是第三代互联网，互联网发展至今已经完成了两代，正向着第三代过渡。

起初，互联网是远程终端和超级计算中心大型机之间的联网，后来演化成个人计算机通过服务器彼此相连。因此，第一代互联网从本质上讲是计算机和计算机的联网。每一个使用互联网的人，身份只有通过账号和 IP（互联网协议）地址来确认，也可以说，人通过互联网相连是间接的。21 世纪之前，用户上班登录邮箱查看邮件或者登录 QQ 聊天，即为登录互联网，下班离开了计算机，就离开了互联网。直到其坐回到计算机旁边，才算又回到互联网上。

第二代互联网是我们今天使用的移动互联网，它的本质是人和人的相连。虽然从形式上讲，联网的设备由过去的 PC 机变成了智能手机，连接的方式从物理的网线变成了空间振动的无限电波。但在移动互联网时代，每个人要找的不是对方的手机，而是找对方那个人。你见到一个新朋友，提出要扫一下微信二维码，这不是为了让你的手机能够连接上对方的手机，而是要随时找到那个人。这样除了带来便利性，还带来了两个结果。

第一个结果是网络上的人和真实的人基本上是一致的（现在新增手机号用户要求用真实身份登记），这一点在 PC 互联网时代是很难做到的。那个时候面临一个能否信任对方的问题，因为你无法知道电脑背后的人到底是谁。雅虎在 2001 年互联网泡沫破碎之前曾经提供类似 eBay 的交易平台，但是因为无法确认屏幕背后的人，难以制止虚假交易和诈骗行为，很快就停止了服务。由于反欺诈的成本极高，大部分电子商务网站都因此（而非价格竞争）而停止服务。

移动互联网连接真实的个人的特点，不仅让电子商务变得容易，而且人的真实身份和网络身份的一致性，使得移动支付成为可能。当然，如果一个人在网络上发表了违反法律的言论，也会被发现并且可能被处罚。

第二个结果是每一个人的线上行为和线下生活可以很好地融合。今天网上打车、线上线下相结合的电子商务、定位，都与之有关。因此，以移动互联网为特征的第二代互联网并非简单地将联网设备由个人计算机变成手机，而是在人与人的连接方面有本质性突破。

第三代互联网就是万物互联网。IoT 翻译成“物联网”，从字面上讲没有错，但是没有正确地表达 IoT 的含义。因为，T（things）在这里是指万物，除了我们一般理解的东西，还包括已经连接到互联网中的各种终端设备（如计算机和手机），更包括我们自己。

万物互联网离不开移动互联网的发展，因为我们不可能把世界上各种事物都用信号连接在一起，更不可能用这种方式把我们自己连接到网上。在移动互联网早期，万物互联这件事更是不可能的。不仅因为当时移动互联网的带宽不够，无法提供现在几十倍数量的 IoT 设备上网，而且过去的移动互联网也没有考虑 IoT 设备的联网问题。直到今天，大部分 IoT 解决方案看上去还是凑合的，通常在固定的场所，那些 IoT 设备都需要通过 Wi-Fi 路由器上网，或者通过蓝牙和手机等移动设备相连；在一些需要移动的场合，比如在我们身上，蓝牙几乎是连接 IoT 的唯一方式。这种解决方案有点像过去家用的无绳电话，看上去能够移动，但是离不开家里的“小基站”，和真正的无线通信手机完全是两回事。

催生 IoT 的第一个决定性技术是传感器技术。在一般人的想象当中，传感器就是一个很小的机械或者电子器件，能够测量某些物理量，如温度、时间、压力等。这只是过去狭义上的传感器，今天传感器的概念要宽广得多，任何能够采集数据的设备都是传感器。比如：

• 智能汽车。虽然这些汽车内部有很多传感器监控它的运行情况，但是它本身也是一个传感器，收集我们使用汽车的全过程数据，并且跟踪我们某些生活习惯。

• 工业控制设备。这个比较好理解，因为控制通常都需要从传感器获得信号。

• 智能家电和智能家居。能够被智能 App 控制的各种家电设备。

• 智能手机。智能手机无时无刻不在收集我们的数据。

• 监控设备。如大量的、各种各样的摄像头。

• 可穿戴式设备。除了大家熟悉的智能手表、手环，还包括能监控我们身体的医疗设备，如监控我们体内血糖水平的隐形眼镜。此外，一些植入体内的医疗设备，如心脏起搏器，其实也是传感器，可以记录使用者至少半年的心脏活动情况，且能通过无线通信输入医院的计算机中。

在 IoT 时代，每一个人（不仅是在网络上）都有一个完整的画像，这个画像可能完整到我们自己都不相信。喜欢也好，不喜欢也罢，它正在发生，且随着万物互联网的普及，这些连接会越来越完整。

在这些连接中，人依然是一个中心，虽然不再是唯一的中心。任何一架商用客机的发动机，里面都有 1000 多个传感器，它们对发动机的各种情况，甚至机身外部状况（如空气的温度和湿度）都能随时监控，每天产生的数据超过 1GB。一旦发动机出现故障，可及时被发现并且定位问题所在。

在“人工智能 +IoT”这样一个智能时代，我们将获得空前的便利性和安全感，各种经济活动和社会活动都能得到保证，隐私和信息安全问题也可能得到解决，经济和社会必将大踏步前进。

三、迎接智能医疗

智能时代一切皆有可能，一切皆是未知。人工智能改变了产业格局，使一些新的产业出现，但更多是对现有产业的改造。对医疗健康行业来说，将迎来崭新的形态。

1. 疾病的预防和健康管理

从延长寿命、保证生活质量这个目的来讲，比治疗更重要、更有效的是疾病预防，以及早发现疾病。20 世纪 60 年代，美国投入巨资用于医疗，结果 10 年间人均寿命提高了 0.7 岁。到了 70 年代，美国改变做法，将重点放在疾病的预防上，用 10 年时间将人均寿命提高了 2 岁多。

中国自古就有健康重在“治未病”，即预防为主的思想，现代健康管理契合了这种理念。从饮食、运动、心理平衡及慢病管理等方面，进行人的生命全过程全周期的管理，让人们不得病、少得病、缓得病、得病后早康复。人工智能和物联网技术广泛融合并应用于健康管理，贯穿人们的全生命周期的数据采集、监测过程，并对各项数据指标进行综合智能分析，服务于人们的健康管理，从而提高健康干预和管理水平。

健康管理的范畴非常广，从全球人工智能在健康管理中的应用来看，主要集中在风险识别、虚拟护士、精神健康、移动医疗、健康干预以及基于精准医学的健康管理。

风险识别主要是通过人工智能进行分析，识别疾病发生的风险及提供降低风险的措施。如风险预测分析公司 Lumiata，通过其核心产品——风险矩阵（Risk Matrix），在获取大量的健康计划成员或者电子病历、病理生理学等数据的基础上，为用户绘制患病风险随时间变化的轨迹。公司首提的医疗图谱 Medical Graph 是预测分析产品背后的引擎，主要有两大功能：一是映射出当前和未来个人健康的轨迹；二是在每一个预测背后，提供详细的临床基本原理说明。医院利用图谱分析对病人做出迅速、有针对性的诊断，从而将病人分诊时间缩短了 30%~40%。客户群体包括大型健康计划、护理机构、数字健康公司等。

虚拟护士主要是以“护士”身份了解病人的饮食习惯、锻炼周期、服药习惯等个人生活习惯信息，运用人工智能技术进行数据分析并评估病人整体状态，协助其规划日常生活。如 Alme Health Coach，针对慢性病病人，基于可穿戴设备、智能手机、电子病历等多渠道数据的整合，综合评估病人的病情，提供个性化健康管理方案，帮助病人规划日常健康安排，监测睡眠，提供药物和测试提醒。又如，Ai Cure 通过智能手机摄像头获取用户信息，结合人工智能技术确认病人的服药依从性。

精神健康主要是运用人工智能技术对语言、表情、声音等数据进行情感识别。如 Ginger.IO 通过挖掘用户智能手机数据发现用户精神健康状况的微弱波动，推测用户生活习惯是否发生了变化，根据用户习惯主动对用户提问。当情况变化时，会推送报告给用户身边的亲友甚至医生。又如，Affective 公司的一项技术通过手机式电脑摄像头实时分析人的情绪。

移动医疗主要是结合人工智能技术提供远程医疗服务。如在线就诊服务，Babylon 开发的在线就诊人工智能系统，能够基于用户既往病史、用户与在线人工智能系统对话时所列举的症状，给出初步诊断结果和具体应对措施。远程用药提醒服务，Ai Cure 是一家帮助用户按时用药的智能健康服务公司，它通过手机终端，帮助医生知晓，并提醒患者用药，降低因不按时吃药导致复发的风险。

健康干预主要运用人工智能对用户体征数据进行分析，定制健康管理计划。Welltok 通过旗下的 Cafe Well Health 健康优化平台，运用人工智能技术分析来源于 Map My Fitness 和 Fitbit 等合作方的可穿戴设备的用户体征数据，提供个性化的生活习惯干预和预防性健康管理计划。

我们所说的预防，包括疾病的早期发现。在各种疾病中，大家最希望能够做到早期发现癌症，因为如果能够及早发现癌症，治愈它或者控制它的可能性要大很多。

2016 年，硅谷成立了一家叫作 Grail 的公司，它致力于通过基因检测和大数据相结合的办法，发现早期癌症。Grail 的技术源于世界上最大的基因测序仪器公司（Illumina）的一个内部项目。作为全世界最大的基因测序设备公司，Illumina 有很多（十几万）孕妇的基因数据。在这十几万人中，有 20 个人的某项数据有点怪。由于人数少，而且这些人也没有什么不健康的地方，因此没人在意。几年后的一天，Illumina 新上任了一位首席医疗官（CMO），他是一位医学专家，在无意中看到了这个数据，断定这 20 个人都患有癌症。医生们都不相信，说她们还年轻，很健康。但是这位首席医疗官坚持给她们做了进一步检查，结果都确诊是癌症。

Grail 在英语里有一个特殊含义，就是传说中的圣杯（也被称为 Holy Grail）。据说喝了圣杯里的水，人就能百病不侵，长生不老。Grail 筛查癌症的方法是跟踪血液中的基因变化。如果人体内出现了癌细胞，死去的癌细胞和被白细胞吞噬的癌细胞会进入血液，血液里就会有癌细胞的基因。通过对血液中各种细胞的基因检测，就有可能在早期发现癌症。当然，这里面涉及基因的测序和大量的计算，这种方法成本高昂，这既是其他公司和科研机构过去不愿意采用的原因，也是 Grail 公司发挥其技术特长之所在。Grail 的工程师主要来自谷歌，他们在亚马逊工程师的帮助下，将计算的成本降低了 99%。2018 年，Grail 完成了第二轮高达 12 亿美元的融资，由高管领投，世界上最有名的制药厂有一半，包括强生、默克和施贵宝等都参与了，著名的风险投资机构凯鹏华盈、中国的腾讯以及中国香港的陈氏兄弟公司也设法挤了进去。

目前，Grail 通过验血可给出 4 个结论：

- 是否有癌症。
- 如果有，癌细胞长在了哪里？因为不同癌症的癌细胞基因不同。
- 如果有，癌症发展的速度如何？有些癌症发展得很慢，有些甚至可以自愈，但有些发展得很快。
- 如果有，癌细胞对放射性物质是否敏感，对药物是否敏感，这样就知道如何治疗了。

截至 2018 年，Grail 公司已经能够准确检测直径 2 厘米左右的肿瘤（或者癌变区），而通常肿瘤被发现时平均直径为 5 厘米。可见，Grail 跟踪人体内基因的技术，比现有的癌症检测技术有了很大进步。Grail 的目标是在肿瘤小于 0.5 厘米时发现它。至于为什么不能更早期地发现癌变，Grail 认为没有必要，因为人体内时不时有基因突变的细胞，但是大部分会自愈，不会对我们的身体造成伤害。如果对病变过度预警，反而引起人们的恐慌，对身体不利。2019 年，美国食品药品监督管理局（FDA）批准了 Grail 的服务进入临床试验。此前这一服务已获得英国、中国香港及华南地区的实验许可。预计在不久的将来，Grail 可以将全身癌症筛查的成本控制在 500 美元以下。

Grail 技术的本质，其实是对人体基因变化的跟踪。今天一辆汽车配置上百个传感器监控和跟踪其运行情况，一个喷气式发动机则装配上千个传感器记录其运行的细节。有了这些传感器，就能及早发现隐患，解决故障，达到延长使用寿命的目的。但是，我们对自身状态的跟踪这一服务才刚刚开始。Grail 的技术只是对人体非常复杂的新陈代谢的一种简单跟踪，在未来，更复杂的技术会不断出现，可以监控我们身体的各种变化。因此，健康保健在很大程度上就变成了一个信息处理的问题。

2. 疾病的诊断和治疗

在过去，放射科医生的工作，被认为需要较高的专业技能，不可能被机器取代。但是，今天的智能识别软件通过对医学影像的识别和分析，可以比有经验的放射科医生更好地诊断病情，这将从根本上改变医疗行业的现状。

科学家和医生通过智能识别和图像理解进行医学影像分析不是在有了大数据以后才开始的。早在 20 世纪 70 年代图像处理技术起步时，人们就想到了它在医学上的应用。但是真正取得突破性进展，且能够比人做得更好，则是近几年的事情，因为计算机有了大量的数据可以学习。

在很多中国患者的心目中，看病要找“老大夫”，因为他们有经验。实际上，老大夫经验的积累就是一个通过病例（数据）学习的过程，而人的学习速度怎么也跟不上计算机。一个放射科医生一生接触的病例很难超过 10 万个，而计算机很容易通过上百万个病例进行学习。2012 年，谷歌的一项科学比赛，第一名授予了一位来自美国威斯康星州的高中生，她通过对 760 万个乳腺癌患者的样本数据的机器学习，设计了一种确定乳腺癌癌细胞位置的算法，帮助医生对病人进行活检，其位置预测的准确率高达 96%，超过目前专科医生的水平。这位年轻学生采用的图像处理和机器学习算法并不复杂，她的成功完全得益于大数据，没有哪个医生一生能够见识 760 万个病例。

人工智能应用于医学影像，主要通过深度学习，实现机器对医学影像的分析判断，是一种协助医生完成诊断、治疗工作的辅助工具，帮助医生更快地获取影像信息，进行定性定量分析，提升医生看图 / 阅读的效率，协助其发现隐藏病灶。

放射科医生阅片方式和病理医生阅片能力与其阅片经验（大脑中储存的细胞病理形态）的丰富程度高度相关。医生读片首先是认知图像。从心理学上来说，认知图像的关键在于模式和识别能力。模式是将当前看到的图像与记忆中有关的参照物（模板、原型、特征等）进行对比，典型的模式有模板匹配模式、特征分析模式、傅里叶模式等。具体来说，病理学家在读片的时候，会快速搜索大脑中的典型细胞病理学形态，并进行存储。

人工智能在阅片速度和经验方面具有优势，用深度神经网络来识别病理图片，即使不考虑并行处理和计算加速，阅读一张病理片也不会超过 40 秒。受能力所限，病理医生的读片量有限，经验积累也有限。医生阅读一张病理片的时间可能是几分钟，也可能是一整天。IBM Watson 可以在 17 秒内阅读 3469 本医学专著、248000 篇论文、69 种治疗方案、61540 次试验数据和 106000 份临床报告。通过海量汲取医学知识，包括 300 多份医学期刊、200 多本教科书及近 1000 万页文字，IBM Watson 在短时间内可迅速成为肿瘤专家。

人工智能应用于影像诊断不仅可以提速，还可以提高精准度。医学影像数据的人工分析，有很多不足，如大量的脑力劳动和长时间的工作，容易产生视觉疲劳导致误差；海量影像信息容易出现漏诊；全凭医生的经验去鉴定，缺乏量化标准，误诊率高。据统计，美国每年被误诊的人数达到 1200 万人，中国每年被误诊的人数高达 5700 万人。中华医学会的一份误诊数据资料显示，中国临床医疗总误诊率为 27.8%，其中恶性肿瘤平均误诊率为 40%，器官异位误诊率为 60%，肝结核、胃结核、肺外结核的平均误诊率也在 40% 以上。

人工智能可提升影像诊断的精准度主要在于：一是改变阅片方式。直接实现机器自动对片子进行初筛、判断、病灶勾选等，医生只需作最后判断。二是改变阅片速度。人工智能自动快速初筛，并勾选病灶，略过了医生大量烦琐的初筛过程，大大缩短时间。三是人工智能具有稳定性和全面性特点，不受工作时间长短影响，且能做到全域完整观察片子无遗漏，快速稳定地完成初筛、判断，最后由专业医生对关键部位进行复判，阅片的精准度有双重保障。

贝斯以色列女执事医疗中心（BIDMC）与哈佛医学院合作研究的人工智能系统，对乳腺癌病理图片中癌细胞的识别准确率达到92%。虽然低于病理学家96%的准确率，但当这套技术与病理学家的分析结合在一起时，诊断准确率高达99.5%。据悉尼《先驱晨报》的报道，Enlitic公司开发的检测系统凭借深度学习技术超越了4位顶级放射科医生，包括人类医生无法诊断出的7%的癌症，相比较医生60%的癌症误诊率，其误诊率只有47%。

在医学影像分析方面，由于放射科医生的工作效率大大提高，诊断费用也逐步降低。在中国，医学影像识别的准确率已经超过专家的水平，它的普及和推广只是一个时间问题。

智能计算机不仅能帮助诊断、承担放射科医生的工作，还可以进行手术。今天，世界上最有代表性的手术机器人就是达芬奇手术系统。达芬奇手术系统分为两部分：手术室的手术台和医生可以在远程控制的终端。手术台是一个有3~4个机械手臂的机器人，它负责对病人进行手术，机械手臂的灵活性远远超过人类，且带有摄像机可以进入人体内手术，不仅手术的创口非常小，而且能够实施一些人类医生很难完成的手术。在控制终端，计算机可以通过几台摄像机拍摄的二维图像还原人体内高清晰度三维图像，以便监控整个手术过程。医生可以在远程对手术的过程进行人工干预。达芬奇手术系统的主要发明人之一，是约翰·霍普金斯大学的拉塞尔·泰勒（Russell Taylor）教授。截至2019年，“达芬奇”在全球累计参与的手术已达720万台，平均每26秒就帮助一名医生完成一台手术。

相比医生，计算机在诊断和手术方面有三大优势。

一是漏判（或者失误）的可能性非常低，也就是说它们能够发现一些医生忽略的情况。

二是准确率很高，且随着机电技术的进步和手术量的增加提高得非常快。

据泰勒教授介绍，达芬奇手术系统的手术误差在0.02毫米，小于头发丝的直径，远远低于专家的误差，而他正在开发的新一代手术机器人，误差可以降到0.002毫米。再好的医生的手都有微微抖动，而机器人的动作完全没有抖动。

三是这些智能程序的稳定性非常好，不会像人那样受情绪的影响。

除了医疗成本，人们就医难的根本原因还在于医疗资源短缺，特别是欠发达地区。机器智能在解决医疗资源不足的问题上同样有效。

2017年，IBM宣布他们开发的沃森（Watson）智能系统在诊断疑难病方面已经超过了专家水平。为什么计算机在诊断普通疾病上的表现并不比专家出色，但在诊断疑难病方面反而比专家的水平高呢？这是因为医生平时能够遇到大量普通患者，经验较多，而他们一生也见不到几例疑难病，因此经验就显得不足了。但是计算机能够在很短的时间内从各个医院汇集大量的同一种疾病数据，因此它进步的速度远远超过人类医生。

3. 生物学的革命

2022 年 7 月，人工智能的一项新成果震撼了整个生物学界。Alpha Fold 完成了我们已知的 2 亿多种蛋白质的所有结构预测，生物学迎来新时代。

氨基酸是蛋白质的基本单位，按照不同的顺序和结构排列形成了人体和生物圈的上亿种蛋白质。如果能知道每一种蛋白质的具体结构，那么展开生物学研究，研发药物和疫苗，就方便多了。

对人类而言，这件事并不容易，破解一种蛋白质可能需要好几个月或几年时间。

Deep Mind 公司旗下的 Alpha Fold 模型帮助我们把这件事彻底完成了——该模型已经公开了我们已知的 2 亿多种蛋白质的所有结构预测，并建立数据库供科研人员免费使用。现在，查找一个蛋白质的结构如同"百度一下"一样简单。

从名字就可以联想到，它与打败人类最强围棋高手的 Alpha Go 师出同源，都是 Deep Mind 的产品。从李世石到柯洁，Alpha Go 势如破竹，取得了一场又一场胜利。

引发生物学界地震的 Alpha Fold 的传奇，也要从一场热烈的比赛说起。

1972 年，美国科学家克里斯蒂安·安劳森因蛋白质相关研究获得诺贝尔化学奖。他提出一些法则：对于部分蛋白质来说，只要确定了氨基酸序列，那么就可以预测蛋白质的三维结构，这是我们讨论蛋白质结构预测的基础。

在 Alpha Fold 横空出世之前，科学家们兢兢业业地用 X 射线冷冻电镜技术观察蛋白质结构，但效率很低。《科学》杂志 2020 年数据称，我们靠传统方法确定的蛋白质只有 17 万种，与已知的 2.14 亿种氨基酸序列组成的蛋白质相去甚远。

1994 年，美国马里兰州大学的约翰·穆尔特和同事一起发起 CASP 竞赛，旨在比较计算机预测的蛋白质结构和实验室费时费力检验出的准确结果。该比赛两年举行一次，俗称为"蛋白质奥林匹克"。

得分规则很简单：计算机预测的和实验室结果越接近，分数越高，满分为 100 分，90 分以上就可以认定为与实验室结果一致。

预测蛋白质结构有多难，从得分上就可以看出。按理说，2016 年，计算机科学的水平已经很高了，但对最具挑战的蛋白质结构预测得分也就只有 40 分。

直到 2018 年，Deep Mind 带着 Alpha Fold 来比赛——在最具挑战的蛋白质结构预测中轻松斩获 60 分，将所有利用其他试验工具的人类对手甩在身后。

可怕的是，比人类有天分的人工智能还比人类更努力。在接下来的两年里，Alpha Fold 继续学习已知的蛋白质结构信息，在 2020 年的比赛中，其在最难的结构预测中斩获 87 分，得分中值高达 92.5 分。

这引发了比赛组织者的怀疑：Alpha Fold 是不是作弊了？有人漏题了？

于是比赛方把一种古生菌的膜蛋白交给 Alpha Fold 预测，它的结构谁也不知道。结果是：Alpha Fold 迅速完成预测，还帮助研究人员快速得出相匹配的实验室结果。出题裁判安德烈·卢帕斯称，这是困扰研究人员 10 年的复杂蛋白质结构，终于在人工智能的辅助下有所突破。

赢得比赛当然不是 Alpha Fold 存在的意义。2021 年，Deep Mind 公布了超过 35 万种蛋白质的结构预测，基本包括人类基因组表达的所有蛋白质。2022 年 7 月底，Alpha Fold 又给出了 2 亿多种蛋白质预测，生物界已知的蛋白质，其结构基本宣告破解，迎来了生物学研究新时代。

Deep Mind 表示，自 2021 年推出数据库以来，已有 50 多万名研究人员使用了该数据库。开发全新的药物和新冠疫苗用得上，探索生命起源时蛋白质的进化，也用得上。

最近一年来，牛津大学的科学家开始通过蛋白质结构数据库来推进对疟疾疫苗的研究。他们关注的是一种名为 pfs48/45 的疟疾蛋白，但是对这种分子的认识还不太清楚。

现在，研究该问题的研究员拿到了 Alpha Fold 预测的蛋白质结构，并将其与实验方法得出的分子模糊视图进行比较。两个模型完美地结合在一起，形成了该分子及其工作原理和抗体如何与之结合的清晰图像。

蛋白质结构的作用，不仅仅局限于狭义的生物领域。朴次茅斯大学的结构生物学家约翰·麦基恩教授团队，已经在使用 Alpha Fold 的数据开发可以更快降解塑料的酶。麦基恩称，Alpha Fold 对无法通过实验确定的蛋白质结构的预测，会让他们的研究项目耗时缩短“好几年”。

加利福尼亚大学旧金山分校的研究员韦尔巴博士将其视为教育新一代科学家的一种方式：许多研究人员在结构生物学上并不精通，但涵盖所有已知蛋白质结构的数据库会降低准入。这样，就可以把结构生物学带给大众。

第三章

新技术开启精准医疗新时代

随着高新技术的不断创新发展，医疗服务发生了革命性变化，尤其是基因测序、干细胞、核放射、医疗机器人等技术的应用，开启了精准医疗新时代。

第一节　走入大众的基因测序技术

10 年前，一个人的基因测序还需 1000 万元，基因测序离我们的生活还很遥远。但如今，随着基因测序技术的迭代发展，基因测序公司如雨后春笋般成长，成本大幅度降低，有的单项检测如无创产前检测等项目，在国内不过几百元。基因测序逐渐走入了大众，成为一种精准的医疗服务。

一、什么是基因测序技术

基因，是“gene”的音译，生物体携带和传递信息的基本单位。基因一词由丹麦遗传学家约翰逊首先提出，用来指孟德尔在豌豆实验中所发现的遗传因子。基因测序是一种新型基因测序技术，可用于临床的遗传病诊断、产前筛查、罹患肿瘤预测与治疗等领域。单个人类基因组拥有 30 亿个碱基对，编码约 2.3 万个含有功能性基因，基因检测就是通过解码从海量数据中挖掘有效信息，通过建立初始数学模型，将健康人的全基因组序列和 RNA 序列导入模型进行训练，让模型学到健康人的 RNA 剪切模式，再通过其他分子生物学方法对训练后的模型进行修正，最后对照病例数据检验模型的准确性。

基因测序技术是生物技术和信息技术紧密结合的跨学科技术。生物技术主要解决生物 DNA、RNA 样本的提取、纯化、建库和测序等分子生物学问题。信息技术主要用于解决测序数据的处理、计算和储存等问题。

从 20 世纪 80 年代至今，基因测序技术已发展到第三代，但测序过程中的关键技术来自 1977 年沃特 · 吉尔伯特（Welter Gilbet）的化学降解测序法和费雷德里克 · 桑格（Frederick Sanger）的双脱氧核苷酸末段终止法。他们的研究成果都发表在当年的《美国科学院院报》上，并在当年利用该方法对 ΦX174 噬菌体的

5375 核苷酸长度的基因组序列进行测序，这是人类解读的第一个完整生物基因组全序列。

第一代基因测序技术主要利用四色荧光和毛细管电泳技术进行测序，和人类基因组计划息息相关。Sanger 测序法是测序技术的金标准，其单条测序读长可达 1000bps 以上，准确性几乎 100%。但在通量、成本、读长、测序速度和数据分析系统等方面都不能满足日益增长的全基因组测序需求。

第二代测序技术除了 Sanger 法之外还有一些其他的测序技术，如焦磷酸测序法、连接酶测序法等。与第一代测序技术相比，第二代测序技术具有高通量、低成本、敏感性高等优点。第二代测序技术不依赖传统的毛细管电泳，其测序反应在芯片上进行，可对芯片上数百万个点同时测序；第二代测序技术每 Mb 碱基成本比 Sanger 测序法降低 96%~99.9%；第二代测序仪的设计能保证对低丰度 DNA 信息检测。缺点为读长较短，不便于后续数据分析时的拼接以及利用聚合酶链式反应（Polymerase Chain Reaction，PCR）可能引起偏移和错配。

第三代测序技术是在第二代基础上增加读长，降低试剂成本，且加快运行速度。其显著特点是单分子测序，即不经 PCR 进行边合成边测序，不仅简化了样品处理过程，避免了扩增可能引起的错配，而且不受鸟嘌呤、胞嘧啶或腺嘌呤、胸腺嘧啶含量的影响，因此第三代测序技术能直接对 RNA 和甲基化 DNA 序列进行测序。与其他 NGS 平台相比，纳米孔测序技术具有读长长、高通量、低成本、短耗时和数据分析相对简单的优势，未来纳米孔测序技术投入市场后有望在几小时内以几百美元的成本完成全基因组测序。

二、基因测序技术应用

目前，基因测序技术在无创产前检测、肿瘤的早期筛查、罕见遗传病筛查及精准健康管理等方面推广应用，取得了很好的效果。

1. 无创产前检测

无创 DNA 产前检测（NIPT）的奠基人是卢煜明，他是美国国家科学院外籍院士，被视为华人生物学家中离诺贝尔奖最近的一位。他在 1997 年首次发现孕妇外周血中存在游离的胎儿 DNA，并研发出一套新技术来准确分析和度量母亲血浆内的胎儿 DNA。在此技术基础上，仅在国内就生发了数十家相关企业。目前，中国每年有 1000 多万孕妇使用 NIPT。

过去需要通过羊水穿刺来确诊，痛苦多、风险大。现在应用无创检测，能大大降低孕妇的痛苦和风险。在国内，利用基因测序最著名的例子是无创产前检测，重点是唐氏综合征的检测。

唐氏综合征，又叫 21—三体综合征，病因是患者的第 21 对染色体上多了 1 条染色体。由于基因组异常，患儿在胎内即会流产的比例很高，而生下来的患儿也出现生长发育障碍和多发畸形。

唐氏综合征目前没有很好的治疗方法，所以前期筛查至关重要。在临床上，前期筛查的方法就是无创产前基因检测，通过采集孕妇的外周血，对母体外周血中游离的DNA片段（包括胎儿游离DNA）进行测序，加以分析后，计算出胎儿患上染色体非整倍体的风险，此技术能同时检测21—三体、18—三体及13—三体，目前准确率能够达到99.9%，通过大量样本的统计，甚至可以达到99.99%。目前，国内已把无创产前检测纳入医保，是利用基因测序技术防治“未病”的经典案例，每年有上千万家庭受益。

说到“受益”，主要体现在以下三个方面。

一是降低了风险。传统的唐氏综合征筛查检测手段是进行羊水穿刺，而通过羊水穿刺进行检测导致流产的概率为1%，也就是说每一百个做羊水穿刺的孕妇，就有1个由于手术原因导致流产。

二是减轻了家庭负担。唐氏综合征总发病率为0.1%~0.125%，一个唐氏综合征的孩子出生，对一个家庭来说是毁灭性打击，要抚养一个这样的孩子，不仅意味着巨大的经济投入，还需付出更多的精力。

三是减轻了社会负担。据有关资料，抚养一个缺陷孩子，在其全生命周期需要经济投入平均每人107万元。如果有1000万个这样的孩子，就得投入10万亿元。关心并给予有缺陷的孩子最大帮助，是国家和社会应尽的责任。有了现代的科技手段，我们更要义不容辞地担负起“治未病”的责任，让出生缺陷的孩子少而又少，让健康的孩子多而又多。据华大基因报告，在天津市政府推动下，华大基因在天津市全面推广无创产前检测，天津市连续数年无唐氏综合征患儿出生，大大提高了出生人口的素质。

2. 肿瘤的早期筛查

在中国，平均每分钟就有7.5个人被确诊为癌症。世界卫生组织预计，按照目前的趋势，全球癌症病例数将在未来20年增加60%，其中81%的病例来自中低收入国家。

早发现、早干预、早治疗，是各国应对癌症的共识。其中，基因检测技术被寄予厚望，通过人体血液中的游离DNA来发现癌症的踪迹，甚至锁定癌症发生的位置，已从理论走向现实，从科学家的实验室走向临床应用。

科学研究证明，大部分肿瘤是由于人体发生了基因变异而导致的，这些基因变异使细胞失去正常调控能力，从而无限增殖，最终导致肿瘤的产生。靶向药物可以定向地消灭携带特定基因变异的肿瘤细胞，甚至可以治愈肿瘤。但是靶向药物治疗只对特殊基因突变的患者有效，且费用一般比较高，所以在进行靶向药物治疗之前，最好进行一个基因检测，以避免花冤枉钱。

目前针对癌症的治疗，方法有很多种，如果能够在早期发现的话，大部分癌症都是有治疗方法的，所以早期癌症的筛查和诊治很重要。基因测序的优势在于它可以通过无创的方法在血液中寻找到一些微量的基因突变，发现这些突变，就可以持续关注，再配合一定的高精度医学影像检测，效果会更好。广为人知的事件是影星安吉丽娜・朱莉通过基因检测，选择手术切除乳腺以降低乳腺癌风险。

值得注意的是，要以科学的态度看待癌症早期筛查。与怀孕检测不同，癌症种类众多，有不同的位置、不同的成因、不同的症状。

有一些癌症，就算很早发现，也很难人为影响其发展进程，如胰腺癌；而不少癌症，早发现便有应对手段，如鼻咽癌，早期鼻咽癌治疗及时的话，长期的生存率超过 90%。

乳腺癌、大肠癌、肺癌患者也因早筛受益。这些癌症在全球比较普遍。针对这些癌变进行样本的筛查与研究，是必要的。

此外，对于某种癌症的高危人群进行筛查，也是有效的。比如家族中有人得过大肠癌，对家人进行大肠癌的筛查，就很有必要。

基因检测技术用于癌症早筛已成为研发热点，专家预测，未来 10 年癌症早筛能显著降低癌症死亡率。

2021 年 10 月，国家卫健委发布《关于印发肿瘤诊疗质量提升行动计划的通知》，提出推进肿瘤的早期筛查。

肠癌早筛产品研发进展最快，中国“癌症早筛第一证”已在 2020 年落地结直肠癌早筛领域。

以死亡率较高的肝癌为例，全球癌症流行病学数据库 GLOBOCAN 数据显示，2020 年中国肝癌新发病例数约 41 万人，同年因肝癌死亡人数达 39 万人。

肝癌一经确诊多数已是中晚期，早筛的重要性更为明显。85%～95% 的肝癌患者具有肝硬化背景，若对高危人群进行及时筛查，可防止更多病人从慢性炎症转化为恶性疾病；若在早期发现，可有效提高癌症患者的 5 年生存率。

美国 Exact Sciences 和泛生子的肝癌早筛产品先后在 2019 年、2020 年获得美国食品和药品监督管理局（FDA）授予的突破性医疗器械认定。LAM–Helio 集团宣称其有望在 2022 年拿下美国肝癌早筛产品首证。

在中国，泛生子和瑞基因均进入临床试验阶段，有望产生中国肝癌早筛首证。除了肝癌，肺癌、胃癌、乳腺癌等大癌种的早筛产品也成为研发热点。燃石医学、华大基因、基准医疗等均各有侧重布局。“全民早筛”的第一步已经迈出，预计未来 10 年会取得一个接一个的实质性成果。

3. 罕见遗传病筛查

通过基因检测对罕见遗传病进行筛查，也是“治未病”的方法。我国年出生新生儿 1000 万人左右，其中接近 5.6% 的新生儿有出生缺陷，为 50 万至 60 万人。

在有出生缺陷的新生儿中，大约有 30% 是遗传问题所致，其中有 30%~40% 在出生前后死亡，约 40% 造成终身残疾，只有 20%~30% 有治疗方案。

在新生儿遗传性疾病里，除了唐氏综合征还有几百种遗传性罕见病，其中很大比例的疾病发病概率较低，某些疾病具有地域分布特性，如地中海贫血，在广东、广西、福建、海南等我国南方地区病例较多，如果夫妇双方都是该病的基因携带者，对子代的遗传概率是：1/4 是正常胎儿，1/2 是携带者，1/4 是重型地中海贫血患者。这是一种病症比较严重的遗传病，其中重型地中海贫血胎儿在怀孕中期就可能发病，表现为胎儿全身水肿、心脏畸形，甚至可能出现死胎，有些足月生下来，也会在几分钟内死亡。在这类疾病筛查中，对父母双方进行孕前基因测序是个很好的预防方式，可以较为有效地控制罕见病的发生概率。

另一种明显呈地域性分布的遗传疾病是遗传性耳聋，在中国北部地区分布较广。遗传性耳聋发病的机理较为特殊，耳聋基因携带者的新生儿，出生后不会马上显现出耳聋的问题。但是如果父母不注意，在新生儿发育阶段，头部不小心受到外力重击，或者在生病时服用了氨基糖苷类药物，耳聋的问题就会被激发，导致终生耳聋残疾。这类遗传性疾病需要在新生儿出生时尽快做一个耳聋基因的检测，如果是遗传性耳聋基因的携带者，就需要特别小心地照顾，避免耳聋被触发。

4. 精准健康管理

传统体检只能发现疾病已经发展到什么程度（如早期、中期、晚期）。但基因检测可以在一个人还没有发病时，就能预知将来会发生的疾病。由此，基因检测还可以用于精准的健康管理。由于人类全基因组测序的成本越来越低，目前一些公司已经推出了 3000 元的全基因组测序服务，未来测序服务可能成为医保体检项目之一。

利用基因测序技术对和人类共生的细菌进行研究，发现这些细菌和人们的饮食生活习惯有关，很大程度上会影响人们的健康状态，如肥胖、糖尿病、关节炎，甚至癌症。在每个人的体内生活着大约 2 公斤的细菌，这不是骇人听闻，其实人的生活根本离不开细菌。这些生活在人体内的细菌与人们的健康有着非常紧密的联系。确切地说，一个人日常的饮食喜好，根本不是这个人的喜好，而是这些细菌的喜好。目前，国内外一些创业公司已经利用基因测序技术，检测肠道的细菌类型来指导人们减肥减重，或者检测皮肤菌群，来定制人的美容计划，还有一些医疗机构利用菌群移植来治疗疾病。

三、技术新发展

近几年，基因测序技术成为研发热点，大数据和人工智能技术的应用，加速了基因测序技术进展，并取得了一些标志性成果。

一是人类基因组测序取得重大进展。2022 年初，美国《科学》杂志连发 6 篇论文报道了一则喜讯：人类基因测序研究取得重大进展，填补了先前研究的空白，为全球寻找致病突变和基因变异线索带来新希望。

2003 年公布的人类基因组序列草图被誉为“人类基因组完整序列”。然而，其中大约 8% 的 DNA 尚未完全破译。原因是，人类基因组完整测序由高度重复的 DNA 片段组成，很难与其他片段匹配。国际科学团队端粒到端粒联盟（T2T）完成的最新研究填补了这一空白，完成了第一份完整版人类基因组测序，该完整版人类基因组测序由 33.5 亿个碱基对（构成染色体和基因的单位）和 19969 个蛋白质编码基因组成，新增近 2 亿个碱基对的 DNA 序列。

在这些基因中，研究人员发现了大约 2000 个需进一步研究的新基因。在这些候选基因中，大多数是失活基因。科学家还发现了大约 200 万个额外的基因变体，其中 622 个存在于医学相关基因中。此外，完整版人类基因组测序还纠正了 2013 年发布的参考基因组序列（GRCh38）数千个结果错误。

成功绘制一份真正的完整的人类基因组序列，是一项令人难以置信的科学成就。这一突破首次为人类 DNA 蓝图提供方位视角，不仅有助于深入了解人类基因组所有功能的细微差别，而且有助于提升人类疾病的基因研究。未来，通过对患者基因组测序，医学研究人员能够识别其 DNA 的所有变体，进而更科学有效地实施对症治疗。研究人员表示，完整版人类基因组序列的完成，犹如给科学家戴上一副新眼镜，可以看清一切，距离理解又近了一步。

二是一次性筛查 50 多种遗传病的纳米孔测序新技术。澳大利亚加文医学研究所基因团队联合英法研究人员开发出一种新 DNA 检测技术，可以一次性筛查 50 多种遗传病，并将诊断时间缩短为几天。该研究近日刊登在美国《科学进展》杂志上。

研究人员表示，“我们的检测技术能正确诊断出相关疾病，包括亨廷顿舞蹈症、脆性 X 染色体综合征、遗传性小脑共济失调症等”。这些神经和神经肌肉疾病都是由基因中“异常长”的重复 DNA 序列（即短串联重复序列扩展障碍）引起的，超过 50 种。

短串联重复序列扩展障碍家族遗传，通常涉及肌肉和神经损伤以及全身其他并发症。目前，对重复序列扩展障碍的基因检测都是在“碰运气”。当患者出现症状时，很难判断他们可能患有 50 多种重复序列扩展障碍中的哪一种，所有医生必须根据患者的症状和家族史来决定对哪些基因进行检测。

相关检测可能持续数年也找不到与疾病有关的基因，对患者及其家人造成了极大痛苦。新的检测方法将彻底改变这些疾病的诊断方式，一次 DNA 测序就能检测出所有相关疾病，并给出一个明确的基因诊断，帮助患者避免不必要的肌肉和神经活检，或抑制免疫系统的高风险治疗。

对患者来说，更快、更准确的“诊断”可以避免“漫长的诊断过程”。该测试从血液中提取单一 DNA 样本，使用纳米孔测序技术扫描病人的基因组。得益于纳米孔技术，这种基因测序设备已从冰箱大小缩小至订书机大小，价格更低。专家预测，新技术将在未来 2~5 年内应用于临床诊断。

三是中国完成“华表”外显子组数据库构建。与全基因组测序相比，新一代覆盖基因组编码区的全外显子组测序，不必观察基因组的全部，而是突出重点，由此效率大大提高，技术成本大幅降低。可以说，外显子测序是基因测序“精简版”，可在高测序深度情况下，更精确地检测出临床致病的罕见变异位点（外显子是真核生物基因的一部分，负责编码蛋白质。也就是说，寻找罕见病基因缺陷，外显子起主要作用）。

目前，国际上已有多个大型公共全外显子（WES）数据库，如 ExAC、gnomAD 等。但这些数据库的样本大多由高加索人、非洲裔美国人或拉丁美洲人组成，中国汉族样本数量有限。作为世界上人口最多的民族，汉族具有较高的遗传多样性，建立一个高质量且有代表性的中国汉族人群全外显数据库对于生物医学研究具有重要的价值。

2017 年 9 月，中国启动“华表计划”——中国全外显子组数据库项目。经过 4 年的努力，复旦大学科研团队测序了 5000 例中国汉族个体，初步构建了“华表”外显子组数据库。目前，“华表”外显子组数据库共包含 207 万个遗传变异，其中 46.4% 的遗传变异为首次发现。

外显子组数据库可以帮助发现罕见病，制定精准诊疗方案。罕见病是指仅在极少数人身上发生，人群患病率小于万分之一的稀罕疾病，许多罕见病可在患者生命早期发病，如地中海贫血、成骨不全症等。

“华表”数据库提供了中国汉族人群的低频位点频率信息，能够帮助研究人员区分罕见致病突变和高频良性变异，从而为进一步精准识别和分析中国人所患罕见病的致病分子机制、遗传机理，以及基于此的罕见病精准诊疗方案奠定科学基础。

第二节 走进神奇的干细胞

在全球范围内，干细胞技术一直被视为“再生医学技术”，被誉为继药物治疗和手术治疗之后的第三次医学革命。解开它的神奇密码，将给未来医学领域带来革命性变化。

一、什么是干细胞

什么是干细胞呢？干细胞是生命起源最原始的细胞种子，也称人体母细胞。

人体通过干细胞的分裂来实现细胞的更新换代及持续增长，维持机体活力。干细胞具有多向分化潜力，可以分化成人体 200 多种细胞中的任意一种，包括脑细胞、表皮细胞、肠道细胞等。干细胞还有自我复制的能力，即复制出与自我功能相同的细胞。

干细胞有单能干细胞、多能干细胞、全能干细胞和亚全能干细胞。我们肌肉中的成肌细胞就是单能干细胞，它是发育等级最低的单一分化的干细胞；骨髓造血干细胞属于多能干细胞，它具有分化成多种细胞的潜能，但没有发育成完整个体的能力；胚胎干细胞则属于全能干细胞，它具有发育为各种组织器官的完整个体的潜能；间充质干细胞属于亚全能干细胞，它不仅具有强大的分化能力，还具有免疫调节作用、造血支持功能和多种生物活性物质的分泌能力，是当前医学应用最广泛也是最安全的干细胞。

随着人体生理年龄的增长，干细胞的数量会逐渐减少。一个新生儿体内干细胞数量大约有 60 亿个，而一位 60 岁的老者体内干细胞数量大约仅存 3 亿个。当某些功能细胞得不到及时更新或修复时，机体衰老就此开始。如老年人常见的贫血症可能是红细胞减少了，关节炎可能是软骨细胞再生不足了，肌肉萎缩可能是骨髓细胞衰亡了，心、肝、脾、肺、肾功能的减退，也与细胞再生能力不足有关。

干细胞在医学领域有何贡献呢？以大家最熟悉的造血干细胞移植为例，它已成功用于治疗多种恶性血液疾病，如淋巴细胞白血病、骨髓性白血病、地中海贫血症和多发性骨髓瘤。目前，欧美和中国台湾地区利用干细胞诱导生成视网膜，以治疗视力受损等眼科疾病，并取得了良好效果。除此之外，随着医疗技术的发展，有望通过干细胞治疗的疾病有神经系统的阿尔茨海默病、帕金森病；骨组织类的软骨损伤、退化性关节炎、肌肉营养不良症；糖尿病、肝炎、皮肤烧伤、脊柱损伤等。甚至培养干细胞有效地定向分化，由细胞移植取代器官移植等前沿疗法也未来可期。

二、持续活跃的干细胞市场

近年来，中国干细胞市场持续活跃，据有关统计数据，2020 年中国干细胞市场规模达 910 亿元，同比增长 15.2%。随着新型冠状病毒感染疫情对经济的负面影响逐渐消散，以及国家对干细胞产业的持续关注，中国干细胞市场将进一步发展，2022 年到 2023 年中国干细胞市场规模增长提速，2023 年接近 1400 亿元。

未来干细胞市场值得关注四个细分赛道：一是器官再生，IPS 细胞（多能干细胞）行业关注度最高，但受制于干细胞技术发展，目前还处于临床前研发阶段，需长期投入研发，风险较大；二是间充质干细胞、脂肪干细胞、疾病治疗、抗衰老等研究领域为当前投资热点，但受研发周期和行业监管政策的影响，高利润与高风险将长期并存；三是造血干细胞、脐带血干细胞的研究相对较久，未来治疗领域有望进一步扩大；四是干细胞的采集与存储是干细胞产业最基础、最高端的领域，目前处于渗透率提升阶段，未来仍旧是推动干细胞产业增长的重要动力。

近 30 年来，在全球范围内干细胞都是研究焦点，被认为可开发出改善人类健康与疾病的新药或疗法。但是，从目前已有临床试验结果来看，有明确疗效并获国家批准使用的医学成果极少。

如在干细胞美容领域，目前没有任何一款用于美容注射的干细胞产品获得国家批准，食品、化妆品中更不存在活的干细胞。值得注意的是，在医美、健康领域，干细胞概念产品一直被吹捧为“冻龄”“递龄”“提高免疫力”，甚至治疗各类疾病的神秘武器，在高净值人群市场中走俏。除注射干细胞美容针外，还有静脉回输干细胞、干细胞化妆品、口服干细胞保健品等，价格从 60 万元至几百万元不等。

值得关注的科学问题是，很多所谓的干细胞产品，根本就不可能存在真正的干细胞。专家指出，干细胞很娇气，要在适当的环境，人体适宜条件下才能存活，体外培养、存储、维持活性都有一整套复杂的程序，不是做成针剂放在冰箱里就能随时拿出来用的。

成年人体内组织器官特异的干细胞数量并不多，多数难以分离和纯化，体外扩增也很有限。比如人体血液中，能提取的造血干细胞的量非常少，无论美容还是抗衰老，都不够用。

正因这些苛刻技术条件，干细胞仍是一项仅供实验研究的尖端技术，还没有哪个机构有能力进行商业化大规模生产。目前，临床研究应用较为广泛的是骨髓、牙髓、胎盘、脐带、异体或自体脂肪的间充质干细胞。干细胞美容在整形外科之中的运用主要包括创伤修复与组织工程、脂肪移植等。可以明确的是，以干细胞为噱头的口服液、精华液等产品，几乎不可能真正含有干细胞，因为其不仅没有适宜干细胞存活的环境，人体消化系统也会将细胞粉碎消化，与普通食物无异。

在全球范围内，干细胞技术的临床研究已覆盖新冠病毒肺炎、阿尔茨海默病、抑郁症、黄斑病变、心肌梗死、糖尿病、关节炎等多种疾病。然而“理想很丰满，现实很骨感”。2018 年至今，中国已有 12 款干细胞新药通过药物临床试验默示许可，但尚无干细胞新药完成临床试验获批上市。

很多人愿意付费进行一些未经审批注册的干细胞治疗性试验，这几乎是世界级现象。2016 年，美国《细胞》杂志子刊 *Cell Stem Cell* 发表文章指出，美国至少有 351 家企业参与未经获批的“干细胞治疗”项目，涉及 570 家诊所。大多数诊所推广的是自体干细胞治疗，这些疗法均未经美国食品药品管理局（FDA）批准。

2011 年底，卫生部和国家食药监局发布了一项禁令，叫停了干细胞的临床试验研究，直到 2015 年发布《干细胞临床研究管理办法（试行）》才陆续解禁，要求在促进干细胞研究发展的同时，规范干细胞临床研究行为，保障临床研究行为，保障受试者权益。

事实上，干细胞临床应用的发展势头很猛。目前，美国、韩国、日本、欧盟，已获批上市的干细胞产品有 10 余种，适应证包括移植物抗宿主病、膝骨关节炎、克罗恩病、严重下肢缺血等。

中国也在积极跟进这场“全球竞赛”。2021 年 5 月 11 日，科技部发布《“干细胞研究与器官修复”重点专项 2021 年度项目申报指南》，拨款 5 亿元用于干细胞科研，部署 5 项重点任务，拟支持 17 个项目，包括干细胞的发育和衰老研究、复杂器官制造与功能重塑等。

预计未来 5~10 年，干细胞治疗很有可能在一些疾病的治疗方面取得革命性进展。

三、干细胞技术发展新进展

近年来，干细胞技术在医学领域的研究应用取得了许多令人惊喜的成果，如首例多能干细胞治疗帕金森病取得成功、全能干细胞解决器官移植研究取得突破等。

1. 首例多能干细胞治疗帕金森病取得成功

帕金森病是仅次于阿尔茨海默病的第二大常见退行性神经病变，主要症状是身体震颤、僵硬和行走困难等。目前，全球患病人数超过 600 万人，中国患者约占一半。目前为止，该病尚没有治愈的方法，大多数治疗方法只能缓解症状或减缓疾病进程。不过，据 2020 年 5 月 14 日《新英格兰医学杂志》（NEJM）报道，美国哈佛医学院麦克莱恩医院等机构的研究人员利用定制的自体 IPS（多能干细胞）治疗一名帕金森病患者，临床试验取得了一定疗效，这一崭新的疗法给帕金森病患者带来新的希望。

乔治・洛佩兹（George Lopez）原本是一名内科医生，后弃医从商，创办了一家医疗设备公司，积累了不少财富。在经历 10 年帕金森病折磨之后，洛佩兹原来使用的缓解症状的常规药物接连失效，病情不断恶化。他的身体震颤加剧，行走能力越来越差，这让平时喜欢户外运动的他非常沮丧。

洛佩兹知道这种病尚无治愈办法，但他仍不断寻求新疗法。2013 年 4 月，在一次“干细胞”学术会议上，洛佩兹了解到哈佛医学院麦克莱恩医院的金光洙（Kwang-Soo Kim）教授正在开展自体 IPS 干细胞治疗帕金森病的研究。他很感兴趣，认为这非常有前景，于是赞助 200 万美元支持这位美国知名干细胞专家进行干细胞治疗帕金森病的研究。

科学家发现，帕金森病主要是因为大脑中一些合成多巴胺的神经元功能丧失，使大脑缺乏足够的多巴胺所致。多巴胺是重要的神经递质，也就是神经信号的“传递员”。一旦人体多巴胺缺乏，会导致神经信号无法正常传递，进而出现帕金森等多种神经疾病。

治疗帕金森病的主要方案是想办法增加大脑中的多巴胺含量。早期的治疗方案主要是注射药物，但长期使用容易失效并产生副作用。

20 世纪 90 年代末，随着人类胚胎干细胞技术的出现，由胚胎干细胞分化出来的多巴胺神经细胞成为细胞的主要来源。不过，胚胎干细胞多取自死亡的胎儿或早期胚胎，一次干细胞移植需要十多个胎儿，存在较大的伦理争议；而且这些胚胎干细胞非患者自体细胞，容易出现严重排异反应，应用前景并不被看好，一些国家甚至禁止用于临床研究。

2006 年，日本生物学家山中伸弥教授团队给小鼠皮肤细胞转入四种转录因子（具有将 DNA 转录成 RNA 的功能的基因），结果这些皮肤细胞经过体细胞核移植之后，神奇地递转成一种类似胚胎干细胞的新干细胞，可分化为几乎所有类型的小鼠细胞，这种新的干细胞被称为诱导多能干细胞（IPS）。很快，山中伸弥团队及其他国家的科学家相继培育出人类 IPS 细胞。这一技术突破了胚胎干细胞的伦理限制，来源也非常方便，在人类疾病治疗等领域展现出巨大的应用前景。2012 年，山中伸弥与发明体细胞核移植技术的英国发育学家约翰·戈登一起分享了诺贝尔生理学或医学奖。

IPS 细胞技术一出现，世界各国的科学家特别是原本从事胚胎干细胞研究的科学家迅速转向人类 IPS 细胞的研究，并发现人类 IPS 细胞在神经系统损伤等疾病的细胞替代疗法上具有巨大的应用潜力，而金光洙教授便是其中之一。2009 年，金教授改进了山中伸弥的方法，将四种转录因子在细胞外合成，再添加到人类皮肤细胞中，可获得非转基因的人类 IPS 细胞。2013 年金光洙教授团队利用上述方法，在患有帕金森病的小鼠模型中验证了 IPS 细胞替代疗法具有改善帕金森病症状的功效。

接着，金光洙教授又攻克了干细胞技术治疗帕金森病患者的三大难题：一是如何大量扩增移植用的多巴胺神经祖细胞；二是干细胞如果分化不完全，则有肿瘤化的危险；三是如何高效地将这些多巴胺神经祖细胞移植到患者脑部。

洛佩兹没想到金光洙教授的研究进展如此之快，当得知其即将启动临床试验时，决定亲自试一试这一新疗法。经过检查，洛佩兹身体状况符合神经细胞移植的要求，于是只有一个志愿者的临床试验经由美国 FDA 特批开始秘密进行。

研究人员从洛佩兹皮肤上取出小皮肤组织，在实验室诱导产生 IPS 细胞，继而在特殊的设备中大规模培养多巴胺神经祖细胞。

2017 年 9 月 5 日，神经细胞移植手术正式开始，经过一番周折，三管多巴胺神经祖细胞顺利送达洛佩兹的手术室。医生在洛佩兹的左脑运动神经元区域注射了约400万个多巴胺神经祖细胞，术后没有出现免疫排斥反应。大约4小时后，洛佩兹感觉自己的肌肉变强了，身体震颤也减轻了，他为此很兴奋。不过医生们并没有这么乐观，他们还不敢确定，洛佩兹脑部突然增多的多巴胺，是植入的多巴胺神经祖细胞在起作用，还是移植手术的刺激，再或者是患者主观的期望引发原有神经元产生更多的多巴胺。

半年后，医生再次在洛佩兹的右脑注射了相同剂量的多巴胺神经祖细胞。之后每隔几个月，医生对洛佩兹进行脑部的其他检测，以确认脑部多巴胺含量变化，以及植入的神经细胞是否与原有的神经细胞发生通讯联系。经过两年的观察，移植的神经细胞仍然在洛佩兹脑部存活，并发挥合成多巴胺的正常功能。洛佩兹的症状也有所改善，如可完成系鞋带、大步走等动作，说话声音清晰，甚至能游泳和潜水。

这是世界上首例自体IPS细胞治疗帕金森病的成功临床试验，是一个标志性突破，给人们带来了新的希望。

2. 解决器官移植短缺的全能干细胞研究取得突破性进展

日本科学家山中伸弥曾成功将成熟的体细胞诱导成囊胚期的全能干细胞，并因此获得2012年诺贝尔奖。但人类囊胚期的细胞是受精卵发育5~6天的状态，进一步发育的能力有限。

2022年3月22日，《自然》杂志发布了中国科学院、深圳华大生命科学研究院等多家机构的一项研究成果：通过体细胞可以培养出类似受精卵发育3天状态的人类全能干细胞，这是目前全球在体外培养的“最年轻”人类细胞，是再生医学领域又一颠覆性突破。

研究者开发了一种非转基因、快速且可控的细胞重新编程方法，能将人的全能干细胞转化为8细胞期胚胎样细胞，即相当于受精卵发育3天状态的细胞。这次研究得出的全能干细胞更接近早期胚胎的原始状态，若将其用于再生医学，培育得到的器官也将更接近于真实器官的状态，这对解决器官移植短缺、异体和异种移植排斥反应等问题有重大意义。

这一突破得益于单细胞测序技术的进步。研究团队通过进一步的小白鼠实验，确定得到的全能干细胞与人类的8细胞期胚胎细胞高度相似。这为未来使用患者本人细胞进行器官培养，并用于自身器官移植和替换，提供了科学依据。

第三节　治疗肿瘤的“核”放射

放射治疗是目前治疗肿瘤的主要手段之一，约七成肿瘤患者在与癌症斗争过程中需要“放疗”来“帮忙”。从1895年伦琴发现X射线、1889年居里夫人发现天然放射性元素镭，再到今天，放疗已有120多年的历史，并且演化为肿瘤治疗利器。

一、诊疗疾病的核医学技术

核医学是采用核技术来诊断、治疗和研究疾病的一门学科，是核技术、电子技术、计算机技术、化学、物理和生物学等现代科学技术与医学相结合的产物。对于医学临床来说，核医学技术是特异性诊断疾病和特异性靶向治疗疾病的很好方法。

核医学诊断疾病主要是应用示踪影像技术。核医学影像是将核素标记的显像剂注入体内，参与机体代谢，利用仪器准确显示脏器、组织、分子的分布和量变规律，达到诊断疾病的目的。做这种检查时，病人要注射显像剂，再通过SPECT仪器或者PET/CT仪器显像拍出平面或者立体照片，做出诊断。

核医学影像能发现疾病的早期功能变化及分子代谢变化，为判断疾病的性质和病情程度提供重要依据。能检查全身多个脏器的功能和代谢为其独特的优势，是临床诊断疾病中不可替代的检查方法，直接影响临床治疗决策，是治疗疾病中观察疗效很好的评估方法。

利用核素来治疗疾病的原理同显像相似，即利用特异性浓聚在病变部位的放射性药物所发射出的射线来消灭那些病变的细胞，对疾病进行靶向治疗，从而达到治疗疾病的目的。同时，对正常组织辐射低、副作用小，安全可靠。目前，科学家已研究出放疗治疗肿瘤的更有效技术，如伽马刀、射波刀和质子刀等，加快了放疗的革命性进程。

二、大区域精准照射的调强放疗

与普通的放疗相比，调强放疗是发明放疗100多年来的一个革命性进展。普通放疗是三维适形放疗之前主要的治疗方式，作为一种二维放疗，它定位简单、费用低，但精准度差，且对病变组织伤害较大。随着科学技术不断发展，科学家开始考虑为放射机器添加“眼睛”以提升精确度，CT扫描技术、核磁技术被运用到放疗设备上，适合大范围照射的调强放射治疗应运而生。

在调强放疗过程中，医生会先通过CT、核磁等了解肿瘤组织的具体位置，设置各区域剂量强弱后进行照射。这样就能在整个照射区域内，实现肿瘤细胞多的地方剂量多，肿瘤细胞少的地方剂量少，减少不必要的损伤。

调强放射治疗适合胸腔、腹腔、盆腔等区域肿瘤细胞的施治，如肺癌、乳腺癌、宫颈癌等。手术中，如果发现胸腔内可能还存在残留或转移的癌细胞，也可通过调强放疗设备，对整个病灶区域进行照射，解决残留问题。

三、小范围高剂量打击的伽马刀

放疗有两大技术：一是近距离放射，即将放射源（多为放射性核素）直接植入体内，紧贴肿瘤，对其进行“定向爆破”；二是远距离放射，放射源在体外，穿过人体表皮投射进体内，到达肿瘤部位。伽马刀就是一种远距离治疗方式，其放射源是比镭剂量更高的天然放射核素钴 60。

20 世纪上半叶，治疗肿瘤以手术切除为主。1951 年，为避免多次开颅手术给病人造成伤害，瑞典医生拉斯·雷克赛尔首次提出伽马刀的设想；1968 年，伽马刀被正式安装在研究所，应用于临床，为无数患者带来希望。近年来，我国已经研制出了体部伽马刀，加入影像引导，不仅提升了精度且造价低廉，非常适合我国的癌症患者。

伽马刀的优势主要体现在方便快捷上。一是每个疗程只需治疗 1~2 次，每次仅 30 分钟；二是治疗过程由计算机控制，不需开刀；三是伽马刀产生的射线散射剂量小，患者一般无严重不良反应，术后也无须输血和用药；四是不受饮食活动及年龄的限制，合并心脏病、糖尿病、高血压、肺炎等疾病的癌友也适用。

不过，伽马刀治疗范围有限，较适合头颈部肿瘤，肿瘤直径小于 3 厘米最佳。此外，用放射性元素作为放射源，较难防护，治疗后会有恶心呕吐、白细胞降低等轻微副作用。

四、消灭不规则肿瘤的射波刀

为了实现更精准的治疗，添加“眼睛”已经不能满足需求，还需要为放疗技术植入“智慧的大脑”，射波刀就是典型的大脑设备。

1987 年，美国斯坦福大学率先研制出了“全身立体定位射波手术台”，称为“射波刀”。近年来，射波刀技术不断进步，在临床恶性肿瘤治疗中被广泛应用。其核心是 X 线引导下的机器人照射技术，可以实时追踪病人体位、肿瘤位置，呼吸运动，针对目标区域的微小移动进行修正，将射线精准对准靶位，产生局部放射反应，最终达到消融肿瘤或病灶的目的，真正实现了动态引导和自适应放射。

作为一种非侵入性的治疗方式，射波刀的优势首先体现为无创伤、无痛苦、恢复时间短。早期肺癌、肝癌、胰腺癌等都可能通过 3~5 次照射达到消融的目的。其次，射波刀精度高，在治疗靠近眼球、脑干、脊髓等手术无法切除、普通放疗难以实施的肿瘤上有独特优势。最后，射波刀还具有适形投射技术，可以依据肿瘤形状 360 度入射，适用于不规则形状肿瘤。

五、立体定向爆破的放射性核素

解决了精度的问题，科学家开始研究如何进一步提升疗效。相比X射线，质子、重离子、中子等放射性核素的威力更加强大，能够像一枚“导弹”长驱直入癌细胞中，实现“立体定向爆破”。

质子/重离子是采用大剂量放射性物质照射癌细胞的一种手段。进入人体后，射线会先保持微弱的能量，到达肿瘤细胞后再瞬间释放巨大能量。相关临床研究数据显示，质子/重离子治疗杀死肿瘤的疗效，是现有加速器的3~5倍。目前，该技术被高能物理界和医学界评估为疗效最好、副作用最小的治疗方法，且对头颈部、软组织、肺等部位肿瘤均有较好疗效。但该设备造价高昂，尚未全面普及。

在2021年11月的第四届进博会上，放疗领域企业瓦里安宣布建立了全球首个人工智能高度自动化无接触癌症放疗中心，15分钟即可在线完成传统10个小时才完成的精准放疗。这个质子治疗能近乎理想地实现肿瘤部位“定点爆破”，减少对人体健康组织和器官的损害。ProBeam360在确保性能的前提下采用紧凑设计，使质子治疗更易普及。瓦里安ProBeam360等比治疗室（Flash闪射版）闪射治疗可将现有质子治疗效率提升数十倍。

肿瘤患者最担心的是病情恶化，因为治疗速度跑不过肿瘤恶化速度。这个放疗中心基于38家国际顶级癌症中心全癌种的治疗经验和数据，在放疗全过程打通人工智能技术，每天生成虚拟CT/MR/PET融合影像，基于AI的自动靶区勾画、自动计划设计、放射剂量预测等，15分钟就能完成精准放疗工作，并且全程无接触。

与远距离定向照射不同，中子俘获治疗可近距离消除肿瘤。先将包裹有放射性核素的药物注入人体，定向找到癌细胞后，医生再在患者体外利用加速器产生的低能量中子，对体内肿瘤进行照射，将药物“引爆”，近距离摧毁癌细胞。目前，中子俘获治疗技术已经成熟，但尚在小范围应用阶段，需临床试验证明对不同类型肿瘤的治疗功效。日本的中子俘获技术已获得了美国食品和药品管理局的认证，我国也有几家机构正在加快研发，有望在不远的将来让更多的患者受益。

第四节　带来革命性变化的医疗机器人

各种各样的机器人已经出现在我们的工作和生活中：工厂、办公室、医院、餐厅、酒店、购物中心甚至卧室等。这场席卷全球的机器人革命，深刻地改变了我们的生产生活，也深刻地改变了我们的医疗服务。

一、机器人简史

相比于“机器人”这个人尽皆知的词，似乎很少人知道英语单词“robot”最初的含义。事实上，这个词最初来自1920年捷克作家卡雷尔·恰佩克所创作的科幻戏剧《罗素姆万能机器人》，是捷克语“robot”（强制劳动）、“robotnik”（奴隶）的变体。正是从这时开始，“机器人”被定性为辅助人类、分担人类负荷的附属品。

在20世纪中叶，科幻作品中大量出现“仿人机器人”形象，基本形塑了社会大众对于机器人的想象模式。然而，在20世纪后半叶到21世纪初，工业、家电、医疗甚至汽车行业的实际发展却似乎提醒我们，真正能提高效率服务于人、解决人们日常需求的，或许并不是机器人，而是专门化的自动化器械。如今，无论是波士顿动力公司研发的机器人，还是特斯拉2021年8月揭晓的双足机器人计划，证明人类正步入了一个智能机器人蓬勃发展期。回看机器人发展的百年史，可以归纳为三个历史阶段（见表3–1）。

表3–1　机器人简史

时间	内容	阶段
1920年	机器人（robot）一词最早作为一个虚构角色出现在捷克作家卡雷尔·恰佩克的作品中	1921—2000年初技术与伦理探索阶段
1927年	美国西屋公司工程师温兹利制造了第一个电动机器人“Televox”，它装有无线电发报机，可以回答一些问题，但不能走动	
1928年	在伦敦工程展览会上，英国展出了首个人形机器人，内置马达装置，可远程控制及声频控制	
1942年	美国科幻小说家艾萨克·阿西莫夫在短篇小说《我，机器人》中提出“机器人三大定律”（Three Laws of Robotics）	
1954年	美国人乔治·德沃尔最早提出工业机器人概念，要点是借助伺服技术控制机器人的关节	
1959年	恩格尔伯格创立全球第一家机器人公司Unimation	
1961年	世界第一台可编程的工业机器人投入通用汽车生产线	
1965年	美国麻省理工学院（MIT）的Roborts演示了第一个具有视觉传感器、能识别与定位简单积木的机器人系统	
1969年	日本早稻田大学的加藤一郎实验室研发出第一台双脚走路的机器人，加藤一郎被誉为“仿人机器人之父”	
1992年	从MIT分离出来的波士顿动力公司相继研发出四足机器人Spot以及能够直立行走的两足机器人Atlas	
2000年	索尼推出机器狗Aibo、本田汽车公司研发出人形机器人ASIMO	

续表

时间	内容	阶段
2013 年	Google 收购波士顿动力	2000—2017 年 控制论主导阶段
2015 年	软银推出会表达情绪的人形机器人 Pepper	
2016 年	一批苏黎世联邦理工学院的工程师创立机器人公司 ANYbotics，推出自主学习机器人 ANYmal	
2017 年	Google 将波士顿动力转手软银	
2018 年	MIT 接连开源了 MIT mini 电机驱动器以及 cheetah 上的代码，意味着四足机器人的核心秘密全部公开	2018 年至今 机器人算法革命
2021 年	软银将波士顿动力转手韩国现代汽车	
	小米发布仿生机器人“铁蛋”（CyberDog）	
	特斯拉发布人形机器人 Tesla Bot，采用的是自动驾驶技术	
	小鹏汽车发布首款机器马“小白龙”	
	亚马逊发布家用机器人 Astro	

资料来源：根据公开资料整理（第一财经）。

1. 技术与伦理探索阶段（1921—2000 年初）

这一阶段是机器人从科幻走向现实的历程。自捷克作家卡雷尔·恰佩克提出“机器人”概念后，在科幻小说的“黄金时期”和“新浪潮时期”，大师们对机器人的奇异幻想达到了一个高峰。在美国科幻小说家艾萨克·阿西莫夫的小说《我，机器人》中，未来在人类社会的各个领域都能看到机器人的身影：家用、医疗、物资运输、工业生产、环境勘探、资源采集等。

在医疗领域，阿西莫夫对机器人应用做出这样的描述：“他审视着机器人的右手——这只用来操刀的手，正非常平静地摆在办公桌上。五根手指都很长，被塑造成艺术性金属指圈，看来十分优雅、特殊，不难想象手术刀能够与它们完美结合，融为一体。这只手在工作时不会有任何犹豫、任何差池、任何颤抖、任何错误。当然，这是专门化的结果。”在现实中，外科手术机器人尽管并不具备如科幻作品中所描述的境界，但这些机器人已然在临床上精准地完成了数以千计万计的微创手术。

在机器人早期开发中，人们就认为这不只是技术事件，同时是一个社会事件，包括伦理探索。1942 年，阿西莫夫在小说《我，机器人》中提出了著名的“机器人三大定律”。

第一定律：机器人不得伤害人类，或坐视人类受到伤害。

第二定律：机器人必须服从人类命令，除非命令与第一定律发生冲突。

第三定律：在不违背第一或第二定律的前提下，机器人可以保护自己。

柳本迪洛夫在 1974 年添加了第四定律：机器人在任何情况下都必须确认自己是机器人。

1958 年，约瑟夫·恩格尔伯格和乔治·德沃尔创造了世界上第一台工业机器人“unimate”。1961 年，“unimate”在通用公司完成安装，辅助汽车生产。看似笨重的矩形机身巨大的底座上连接着一根机械臂，“unimate”的外观与人们想象中的机器人相差甚远。但这台工业机器人的诞生宣告了机器人从科幻走到了现实。

1965 年，美国麻省理工学院（MIT）的 Roborts 演示了第一个具有视觉传感器、能识别与定位简单积木的机器人系统；1969 年，日本早稻田大学的加藤一郎实验室研发出第一台双脚走路的机器人，加藤一郎由此被誉为“仿人机器人之父”；1992 年，从 MIT 分离出来的波士顿动力公司相继研发出四足机器人 Spot，以及能够直立行走的两足机器人 Atlas。这些都是早期机器人技术的标志性成果。

2. 控制论主导阶段（2000—2017 年）

2013 年，Google 一口气收购了 8 家机器人创业公司，命运多舛的波士顿动力（Boston Dynamics）就是其中之一。波士顿动力公司是机器人技术发展到控制论主导阶段的一个典型代表。其 1992 年推出的一款两足机器人 Atlas 有多次惊艳表演，同年 10 月，Atlas 成功表演了空翻技能；2018 年 5 月，它学会了室外奔跑；2021 年 8 月，在一则长达 90 秒的视频中，Atlas 成功跑完了复杂的障碍赛。另外，波士顿动力公司在 2020 年推出首款零售四足机器人 Spot，这只黄色的机器狗能够慢走、小跑、跳跃、飞奔。

然而，无论 Spot 和 Atlas 的运动能力多么出众，都难以称得上“智能”。波士顿动力的机器人动作多数依靠人类手动编写，机器人要决定下一步如何行走，首先得查询一个步态行为库。

以 Atlas 执行的跑酷行为为例，波士顿动力公司的研发团队为机器人提供了一张地图，其中包括研发人员希望它到达的地方、路上存在的障碍以及沿途面对障碍应该做出的动作。Atlas 事先“知道”要去寻找需要跳的障碍盒子，如果盒子向侧面移动 0.5 米，Atlas 能通过实时感知数据重新规划跳跃动作的执行时间。但如果盒子被移动过远，Atlas 就会因为找不到它而停下来。

换句话说，Atlas 在跑酷中所做的每个动作，都是一个事先编辑好的行为库，它拥有一定的可选择性，但不能穷尽所有变化。

波士顿动力也许代表着人类运用控制论实现自动化的巅峰，但它并不通向未来。

收购波士顿动力公司没过多久，Google 机器人部门的负责人，被誉为“安卓之父”的 Andy Rubin 就离职了。2014 年，Google 以 6 亿美元收购了英国人工智能公司 Deep Mind，此后 Deep Mind 因推出 Alpha Go 利用深度学习算法击败世界围棋冠军而闻名。Google 创始人之一拉里·佩奇（Larry Page）曾希望 Deep Mind 接管 Google 的机器人部门。不过 Deep Mind 的创始人 Demis Hassabis 认为，波士顿动力公司没怎么使用 AI 技术，拒绝了佩奇的提议。2017 年，Google 将波士顿动力公司出售给软银时应该已意识到了：波士顿动力公司的方向错了，深度强化学习才是未来。

3. 机器人算法革命（2018 年至今）

控制，还是自主学习，两种完全不同的技术路径，将机器人在时间轴上划分为新旧两个时代，而自主学习使机器人步入新时代。

2016 年，位于瑞士苏黎世的机器人公司 ANYbotics 推出一台机器人，名为 ANYmal，发音与 animal（动物）相同，寓意它是一台更接近动物的自主机器人，而非完全听命于程序的提线木偶。

与之前所有机器人的研发理念（包括名声大噪的波士顿动力公司）不同，ANYmal 几乎不依赖工程师灌输的“知识”。刚被制造出来时，ANYmal 不会站立，也不会走路，和刚出生的小狗没有什么不同。但依靠内置的深度强化学习算法（Deep Reinforcement Learning，DRL），经过摔倒后尝试站起来的试错训练，1500 代之后，这只机器狗就可以从摔倒时的侧卧状态翻身站起来。

为加快 ANYmal 的学习速度，ANYbotics 同时在电脑上构建了模拟器，让 2000 多只二维机器狗一起学习走路、应对各种刁难。将这些二维机器狗学习到的运动策略转交给 ANYmal，它就能迅速应用到现实世界中。

听起来和人工智能很像，ANYmal 就是人工智能——准确说是深度学习（通过建构深度神经网络实现的学习）机器，只不过被赋予了物理身体。二者的结合更新了机器人。

2020 年 10 月，这只名为 ANYmal 的机器狗登上了 *Science* 杂志子刊——*Science Robotics* 的封面，再次激发了人们对于机器人的兴趣，以及对机器人新范式——将深度学习与传统机器人结合——的讨论，掀起了新一轮机器人投资热潮。

2020 年，国内机器人企业融资为 115 起，这个数字很快就被超越。仅 2021 年前 4 个月，同类投资项目已经达到 67 起，其中单笔融资额达到亿元的项目超过 30 个。从类别来看，热门领域虽然仍集中在工业、物流、医疗、家用等传统市场，但相较于上一轮投资热潮，新一轮投资开始关注自主学习的技术路线，并更多流入物流和家用等相关的机器人。腾讯、美团、字节跳动等互联网公司押注的主要是这类产品。

2021 年以来，腾讯 Robotics X 实验室推出了自称越障能力更强的轮腿式机器人 Ollie；小米和小鹏汽车两家公司炮制了家庭陪伴场景下的机器狗产品，它们都与波士顿动力公司的 Spot 相似，在技术路径上并不先进，但这只是开端。

作为拥有造车业务的公司，小米和小鹏的最终对标对象都是特斯拉。特斯拉 AI 日之后，马斯克已经将特斯拉定位为“全球最大的机器人公司”。

马斯克对于机器人的构想正在被更多人接受，那就是未来所有的机器，都将是机器人。

如果此时你还在纠结人工智能、机器人之间的差别，甚至聊天机器人算不算机器人的问题，那你不必纠结了，它们都是为实现机器智能而分头寻找出路，但正在融合。马斯克已经示范了如何从制造传统机器人手，最终制造出自主决策机器的路径。马斯克并没有放弃完全自动驾驶，相反，他通过让系统跟人类驾驶员学习而不断逼近自动驾驶。如今跑在全球的数万辆特斯拉都是这样的学习机器，哪怕司机不打开自动驾驶功能，特斯拉也会通过影子模式时刻对比自动驾驶和人类驾驶员的操作，并上报两者的不一致。这些被标注的数据训练，最终既可以教会机器开车，也能避免通过试错才能学习的可怕后果。目前，上海已有百辆无人驾驶出租车在营运。

应当说，机器人算法革命将会给人类带来更大、更深刻的变化。

二、环视医疗机器人

医疗机器人技术是集医学、生物力学、材料学和人工智能等诸多学科于一体的新型交叉研究领域，已成为国际机器人研究的热点。自 1958 年，研究人员借助 PUMA560 工业机器人完成机器人辅助定位的神经外科手术后，先进机器人技术在外科手术、影像定位、康复训练、护理服务、导诊咨询、医用数学、医院物流等多方面得到应用。这不仅促进了传统医学的革命，还推动了新技术、新理论的发展。

目前，根据医疗机器人的不同功能，可将其分为手术机器人、非手术诊疗机器人、康复机器人和医疗服务机器人四大类。手术机器人是医疗机器人中占比最高的，约有 60% 的市场份额。

1. 手术机器人

医用机器人手术数量从 2005 年的 2.5 万例达到目前的数百万例。80% 的前列腺切除手术是由机器人完成的。手术机器人是一组器件的组合装置，它通常由内窥镜（探头）、刀剪等手术器械、微型摄像头和操纵杆等器件组装而成。手术机器人的工作原理是通过无线操作进行外科手术，即医生坐在计算机显示屏前，通过显示屏和内窥镜观察病人体内的病灶情况，通过机器人手中的手术刀将病灶精确切除（或修复）。机器人的最大特点是其具有人不具备的灵巧性，其基础在于：①震颤过滤系统能滤除外科医生的手部颤动；②动作缩减系统能成比例（5∶1）缩减外科医生的动作幅度。

目前手术机器人在骨外科、神经外科、窥镜外科以及介入治疗等科室应用最为广泛。机器人手术种类有：普外科的胃部分切除术、阑尾切除术、胃造口术、乳房切除术等；肝胆外科的胆囊切除术、肝门空肠吻合术、胆总管造口术等；妇产科的子宫切除术、卵巢错位、子宫肌瘤切除术等；泌尿外科的前列腺切除术、肾切除术、输尿管成形术等；胸心外科的心脏不停跳旁路术、瓣膜修复术、食管肿物切除术等。

目前，已经商业化的手术机器人主要有神经外科机器人、骨科机器人、血管介入机器人、窥镜手术机器人等。

神经外科手术机器人主要应用于脑外科手术，用于对脑部病灶位置精确的空间定位以及辅助医生夹持和固定手术器械等。神经外科手术一直存在手术空间小、定位困难等痛点，同时手术一般需要对特定神经组织部分进行操作，因此操作要十分精确。但是外科医生一般很难达到这样的精度需要。因此，利用机器人在医疗影像指导下做精准动作的手术成为大多数医生倾向的手术方式。神经外科手术机器人可以有效提高手术的精准率，在精准、灵活和持久方面超越人手的极限。尤其是在脑肿瘤、脓肿和血肿等疾病治疗中，相比于传统的开颅手术，患者更愿意接受机器人微创的治疗方法。

在没有手术机器人辅助前，神经外科手术几乎都要大开颅，对病人来说，往往意味着至少要在手术台上待 3~4 小时。如果病变部位较深或较小，为避免不必要的风险，医生只能选择观察，连手术都做不了。

应用手术机器人后，部分以前的复杂手术变成了只需打孔的微创手术：首先做扫描核磁和 CT；其次是做计划，找到病变并勾勒边界，设计机械臂的移动路径；最后由机器人按照既定路径自动定位，完成活检、电极植入等神经外科领域的常规手术项目。顺利的话，一台活检手术只要 5 分钟就能完成。

骨科手术机器人可以辅助医生更好地了解和认识手术的位置。在术前，医生可以根据患者的情况提前规划好患者的手术位置和路径，在手术过程中不用多次拍摄 X 光。将机器人技术运用于骨科手术最早开始于 1992 年，其主要目的是完成髋关节置换手术过程中的手术规划和定位。目前骨科手术机器人系统主要应用于人体髋关节、膝关节和脊柱的置换或修复手术。

髋关节假体的准确植入是评价人工全髋关节置换手术质量、术后功能恢复的关键因素。骨科手术机器人可以准确完成假体的定位和安放，提高了手术的成功率；在全髋关节置换手术中，骨科手术机器人的导航系统解决了小切口影像准确的截骨定位定向、假体植入及术中下肢力线重建等问题，提高了手术准确度；在脊柱修复手术中，由于脊柱的解剖结构复杂，毗邻重要血管神经，手术难度和风险很高，使用骨科手术机器人可以使手术更安全、更有效。

血管介入手术是指医生在数字减影血管造影成像（DSA）系统的导引下，操控导管（一种带有刚性的软管，内有导丝）在人体血管内运动，对病灶进行治疗，达到溶解血栓、扩张狭窄血管等目的。介入治疗手术目前主要用于诊断和治疗各种心血管疾病，如冠脉介入治疗。传统血管介入手术依靠C形臂透视及造影剂增强成像，存在3D图像信息丢失和加重肾病负担问题，同时操作者长期暴露在X射线辐射中承担了较高的职业危害。机器人辅助血管介入系统具有明显减少操作者X射线与血管壁接触、成像定位精准、操作准确稳定的优点，在减少器械与血管壁接触、降低操作颤抖的同时，提高介入治疗精度、增加操作者舒适感。

窥镜手术机器人被用于完成心脏外科、泌尿外科、胸外科、肝胆胰外科、胃肠外科、妇科等相关微创窥镜手术。微创窥镜手术是最典型的微创手术，微创手术方式的出现，改变了传统外科手术需要切开较大的创口放入手术工具的模式，它通过一个或多个小创口将手术工具和影像设备送入手术部位完成手术操作。微创手术方式使创口减小，手术疼痛减轻并减少了镇痛药物的使用，患者的住院恢复时间大大缩短。

早期的窥镜手术主要用于直肠、尿道等部位的检查，随着超声、激光等技术应用于窥镜的研制，其逐渐扩大应用到消化道、鼻腔、泌尿系统、呼吸道、妇科、腹腔甚至眼科等几乎所有类型的普通外科手术中，可以选择性地进行病灶剔除，如息肉、肿瘤、结石等，保留器官的完整性。随着技术的不断进步和更新，窥镜手术与其他新兴手术相互融合，衍生出更强大的功能，如3D内窥镜和胶囊内窥镜。

手术机器人在医疗机器人市场占比最高，约占有60%的市场份额，成为国内投资者青睐的领域，他们相信，中国医院的手术室会出现越来越多的“机械医生”。

新媒体平台“医学界”发布的数据显示，新型冠状病毒感染疫情暴发前的2019年，中国手术总量为5883万台，每100人中就有4人因为各种原因实施了手术。

如今，越来越多的“机器人”进入手术室。当然，它们并不是科幻作品中描绘的那种一挥机械臂就能治愈百病的“神器”。目前，其最大作用还是帮助医生在大量常规化手术中减少人为犯错的概率并提高效率。

目前，国内创业公司切入手术机器人赛道的路径主要有两条：一是对标“达芬奇”，布局腹腔领域；二是重心放在以神经外科为代表的其他领域的手术机器人项目上。

达芬奇机器人和神经外科手术机器人，是当前市场上最主流的两种机器人类型。前者被业内称为“主从操作机器人”，原理类似木偶戏，医生和操作台是主手，“达芬奇”的机械臂为从手，医生动一下，机械臂也跟着动一下。后者和骨科机器人同属于“影像导航定位机器人”，这类机器人依赖 CT 或核磁，由医生预先在计算机软件上制定执行方案，机械臂根据方案自动执行。

由美国直觉公司生产的达芬奇手术机器人如今占据垄断地位，2020 年全球市场规模 52.55 亿美元，而直觉外科公司当年收入超过 40 亿美元。在中国，约 400 家医疗机构已拥有该设备的配置证。截至 2019 年，“达芬奇”在全球累计参与的手术已达 720 万台，平均每 26 秒就帮助一名医生完成一台手术。

今天，以腔镜为代表的微创手术占据中国外科手术量的 70%，它高效、精准、伤害小，被公认为医学史上的一次革命。“达芬奇”本质上就是一种高级腔镜，广泛应用于泌尿外科、腹部外科和妇科等细分领域。与传统腔镜 2D 镜头相比，“达芬奇”的 3D 内窥镜能将手术视野放大 10 倍以上，医生只需要在患者身上开几个直径不到 2 厘米的小孔，就可以精准地完成手术。因为创伤小，出血量少，并发症等副作用明显降低，病人的康复周期大大缩短。

国内手术机器人创业公司对标“达芬奇”，核心商业逻辑是做“达芬奇”的“平替版”，用低价赢得市场（“达芬奇”在中国市场单台售价超过 2000 万元）。虽然这条路很难走，但中国已开始起步。

2015 年成立的上海微创医疗机器人公司，成功建立了迄今为止全球唯一一家业务覆盖腔镜、骨科、泛血管、经自然腔道和经皮穿刺五大“黄金赛道”的手术机器人公司。公司主打产品——图迈腔镜手术机器人，于 2021 年 5 月成为首款亦是当时唯一一款由中国企业研发，完成注册临床试验并递交注册申请的四臂腔镜手术机器人；公司的一款蜻蜓眼三维电子腹腔内窥镜系统于 2021 年 6 月获国家药监局批准上市。“鸿鹄”骨科机器人完成了上市前的临床试验，走到了产品注册环节。“鸿鹄”的机械臂、导航系统、控制系统等核心部件全部实现国产化，且技术独立，填补了我国在关节置换手术机器人领域的空白。

柏惠康自成立至今共拿到 3 张医疗器械注册证（从 2010 年至 2021 年 11 月，国家药监局一共只发给手术机器人公司和产品 8 张证），每张注册证的适应证不同，所覆盖产品的价位和技术特点也不同。其中，既有服务三甲医院的高配设备，价格高达千万元，也有适用于基层医院、功能相对集中的设备，价格低至 200 万元。

在发展手术机器人过程中，国内创业公司的最大难题是如何实现手术机器人核心部件的国产化。目前，国内公司已经实现了产品自主研发，但手术机器人的核心部件基本靠进口，与高端医疗器械和芯片产业类似，手术机器人同样涉及大量数据的收集。在强调数据和信息安全的背景下，如果不能实现核心部件的自主研发，必然面临被“卡脖子”的困境。

早在 2019 年，国家卫健委和工信部就先后启动了骨科手术机器人中心建设、神经外科手术机器人示范应用等项目，号召手术机器人的国产替代。2022 年初，

“十四五”机器人产业发展规划发布，再次从国家层面释放信号。

尽管国内外手术机器人在技术方面仍存在差距，但国内手术机器人企业实现“弯道超车”还是有可能的。本土公司和国内医生的沟通效率更高，实现国产替代后，供应链和人力等综合成本更低；最重要的是，中国医院有着庞大的病患群体，这实际上是一种资源优势。病患数量多、病种杂，意味着中国医生人均手术量多，需求也更精细，有利于产品迭代。因此，中国医院的手术室必将出现越来越多的本土“机械医生”。

2. 非手术诊疗机器人

非手术诊疗机器人主要包括放疗机器人、胶囊机器人和影像机器人等辅助诊断治疗的机器人系统。

放疗机器人典型产品是 Cyber Knife 射波刀。射波刀是一种新型的全身立体定向放射治疗设备，用于治疗各种类型的癌症及体内肿瘤。由美国斯坦福大学 Adler 教授研发，拥有精密、灵活的机器人手臂，可于患者移动时和手术中即时自动追踪、检测及校正肿瘤，以及输送精确、高剂量的辐射，同时保持患者呼吸正常。这个 6 自由度级的精密机械手臂，为治疗提供了最佳的空间拓展性及机动性，真正实现从任意角度进行照射，减少了肿瘤周围正常组织及重要器官的损伤。

Cyber Knife 系统目前是世界上第一个也是唯一投入商业应用的智能机器人放射外科手术系统，它可以以次毫米精度治疗机体各个部位的肿瘤。

影像系统机器人的业务模式可参考西门子第三代 Artis Zeego 医用血管造影 X 射线，可用于心血管、神经系统及全身血管造影和介入治疗。Artis Zeego Ⅲ采用了多轴 C 型臂平板探测器血管造影系统，能够实现 360 度全景成像和大范围 3D 重建，提升了图像质量。

美国 Auris Surgical Robotics 公司开发了一款专注于腔内手术成像的机器人产品，如喉咙、肺和胃肠道系统的手术，使内窥镜检查手术更容易。外科医生能够对机器人进行远程控制，并能看到安装在内窥镜上的微型摄像机所拍摄的图像，从而不再依赖外部成像，如 CT 扫描或 X 线透视。

阅片机器人是人工智能、医疗大数据和医疗机器人结合的典范，可用于甲状腺结节超声、宫颈癌筛查、肺部疾病筛查等图像诊断。中国在这个领域走在了世界前列，如中国的深度思考阅片机器人，其基于宫颈癌细胞学领域知识，通过深度学习、机器学习、医学图像处理等技术提取宫颈细胞的关键特征，自动分割团簇重叠细胞，快速识别涂片上病变细胞的分级类别，能有效辅助医生筛查，明显提高阅片效率，提高病变细胞的敏感性与特异性，实现对宫颈细胞涂片的辅助阅片。

中国啄医生阅片机器人可用于包括肺部结节、X 光疾病筛查、骨龄检测等多个领域，它结合最新人工智能算法，能够实现相似病例检索和医学影像智能诊断，帮助医生定位病症、分析病情和指导手术。

胶囊机器人是一种能进入人体胃肠道进行医学探查和治疗的智能化微型工具，是体内介入检查与治疗医学技术的新突破。

目前商用化的胶囊机器人仅局限于诊断和测量。Core Temp（美国，HQ 公司）是最早通过美国食品药品监督管理局认证的胶囊机器人，它采用无线通信方式进行体温的实时监测和记录。胶囊内窥镜是胶囊机器人的典型应用，其避开了胃镜的插管，医护人员利用磁场技术对胶囊内镜进行体外遥控，受检者检验全程无须麻醉，可做到无痛、无创、无交叉感染，检查后胶囊机器人随消化物从消化道排泄。

以色列 Given Imaging 公司的 Pill Cam 是目前全球应用最广泛的胶囊机器人，其最新系统以 14 帧 / 秒的速度发送高清彩色图像，全球已有数十万患者使用。

Navi Cam（中国，安翰光电公司）于 2013 年获得医疗器械注册证，Navi Cam 由巡航胶囊内窥镜控制系统与定位胶囊内窥镜系统组成，采用磁场技术在体内对胶囊进行全方位的控制。中国金山公司开发的胶囊机器人，采用 MEMS 技术，医生可对机器人的姿态进行控制，对可疑的病灶进行多角度观察，并可以采集病变组织样本、释放药物等。

3. 康复机器人

自 20 世纪 90 年代美国麻省理工学院 Hogan 教授带领团队研制出 MIT-MANUS 末端式上肢康复机器人后，机器人在功能康复与辅助方面的应用得到了国际学术界、工业界及临床康复界的广泛关注，医疗康复机器人涉及人类生命健康这一特殊领域以及潜在的市场，已经被多个国家列为战略性新兴产业。例如，在美国机器人发展路线图中，医疗健康机器人被列为 5 大类重点发展的机器人领域之一，指出机器人系统将应用于医疗健康涉及的多个层面，从手术室到家居、从年轻人到老年人、从体弱 / 体残者到体健者、从常规手术到脱离人干涉的康复训练，以应对精准 / 微创手术、功能补偿与康复、老年服务等对医疗健康的新需求。

欧洲机器人发展规划布局中明确指出，医疗机器人对医疗体系产生的影响堪比几十年前机器人技术对工业领域的影响，医疗康复机器人是应对人口老龄化、医疗资源需求增长的重点方向，医疗康复机器人产业将成为拉动经济增长的重要引擎之一。

康复机器人涉及的领域众多，大致可以分为运动功能康复机器人、心肺功能康复机器人、认知功能康复机器人、语言功能康复机器人和智能假肢。

运动功能康复主要针对残疾、年老、行动不便的人群，是众多康复系统需求量最大的一项，主要包括外骨骼机器人和康复系统。

外骨骼机器人是一种可穿戴的机械结构，以重复运动的物理系统进行康复训练，可以辅助或者恢复患者腿部的移动功能，或者通过这种方式提高下肢运动障碍患者的生活质量。按照应用场合分类，外骨骼机器人分为负重型外骨骼（助力外骨骼）和动力矫形器。

负重型外骨骼用于增强穿戴者的负重能力，其一般通过机械结构支撑或者分担加载到人体上的负重。动力矫形器类的外骨骼机器人为有运动障碍的病人或老年人提供支撑、辅助或者矫正，帮助他们恢复运动能力。比较有代表性的研究成果和产品有美国的 Re Walk 系列和 eLEGS 等。

随着临床研究的深入及科技创新的发展，外骨骼技术在国外已经成型并广泛应用于临床脊髓损伤、脑损伤患者等助行设备中。最为典型的外骨骼式康复机器人产品有瑞士苏黎世联邦理工学院的 ARMin 上肢康复机器人和 LoKomat 下肢康复机器人、美国 Argo Medical Technologies 公司的 ReWalk 机器人、美国 EKsoBionic 公司的 EKsoCT 下肢外骨骼机器人、中国大艾公司的 Ai–Robotics 外骨骼机器人等。

康复系统是一套完整的软件训练系统，借助传感器获取人体关节的空间坐标并捕捉节点运动轨迹，使患者的康复训练过程更加形象、直观、高效。医生可随时进入康复系统的数据库，查询患者的康复状态并更新康复训练内容，在软件前端显示并提供给用户。

康复系统融入了多种康复训练方式和训练游戏，让患者不用面对单一的治疗师进行枯燥、重复的锻炼，康复系统包含了大量难度不同的训练游戏等趣味性更高的康复训练。例如，美国麻省理工学院的 Manus 针对急性和慢性卒中的康复系统，通过训练游戏对患者的手臂进行恢复训练，并实时记录患者康复训练过程中积累的相关参数。北京航空航天大学开发的一款下肢康复训练系统，基于微软 Kinect 的虚拟现实技术对老年人的人体步态进行分析进而恢复老年人的运动功能。

未来，将康复系统引入社区或家庭，不仅可以有效缓解医院医疗资源的紧张，还可以获得大量的康复数据，为相关疾病康复研究提供基础数据，提高康复训练的信息化。

心肺功能康复机器人，主要应用于心力衰竭患者的治疗，传统的治疗方式主要是植入式心室辅助装置（VAD），但这种装置在使用时会与血液直接接触，患者必须提前服用血液稀释剂以避免凝块产生。采用可定制的软体机器人可以模拟心肌收缩，帮助心血管系统正常运转而不需要与血液直接接触，不仅节省了使用稀释剂的费用，还降低了感染的风险。

在认知功能康复领域，近年来由于认知功能退化的患者越来越多，除了采用传统的精神药物对其进行控制外，还可使用宠物机器人、人形机器人等认知功能康复机器人进行物理治疗。其中，基于动物疗法的宠物机器人已经被应用在一些医疗和养老机构，这类机器人能够最大限度地模仿真实宠物和人互动，能改善阿尔茨海默病患者的行为和心理状态，减少精神药物的使用。人形机器人的陪伴治疗被应用于自闭症儿童的治疗中，由于机器人的面部表情单一，更容易获得患者的信任，从而得到更好的治疗效果。

脑卒中患者常见的并发症是失语症，会导致患者出现相应语言功能的障碍。失语症是指患者意识清晰、正常，发音和扬声器官无障碍，但由于脑部病损而使其缺乏或丧失理解及运用语言能力。语言功能康复机器人严格意义上是一种对话软件，通过采用图像和手势与患者建立跨越语言的联系，患者可以通过表情组合与别人沟通，后台翻译为相应的文字进行信息发送，使用起来方便快捷。

智能假肢通过采集残存的肌肉收缩肌电信号，在训练中建立肌电信号与假肢关节运动的对应关系，从而实现智能模拟真实假体运动。20 世纪 90 年代，纽约州立大学的 Chapin 等人第一次通过实验证实了利用脑皮层神经元集合信号可以控制机械手臂运动。目前，智能假肢研究重点主要包括两个方面：智能肢体的设计与控制，以及基于多传感器融合的人体运动意图识别研究。前者主要关注如何利用智能仿生技术设计假肢的机械结构和控制方法，使假肢关节在行走过程中具有更接近人体关节的力学特性；后者则关注如何根据采集的人体生理信号和假肢传感器信号识别出人的运动意图，并根据识别结果调整假肢的控制参数，以实现自然、流畅、稳定的行走。

目前，在智能假肢领域较成熟的产品有冰岛 Ossur 公司的 Rheo 大腿假肢和膝关节离断智能假肢、德国 Otto Bock 公司的 Cleg 智能假肢、英国 Touch Bionic3 公司的 i–limb 智能假肢等，国内相关研究主要在北京大学、清华大学、上海交通大学、华中科技大学、河北工业大学以及国家康复辅助研究中心等大学及科研机构展开，并取得了积极进展。

4. 医疗服务机器人

医疗服务机器人能够在限定的医疗环境中提供高精度、高强度、长时间的医疗服务，由于医护人员的缺少，目前服务型医疗机器人的需求越来越大。医疗服务机器人的工作重点在于帮助医护人员提高工作效率，主要有物品运输、药房服务和护理机器人三类。

物流机器人目前已完成三代产品。第一代物流机器人是无人搬运车（Automated Guided Vehicle，AGV），诞生于 20 世纪 70 年代，其核心能力是磁条导航，按预定路径实现位移；第二代物流机器人（KIvan），产自 2008 年，核心能力是二维码导航，按预定路径实现拣选、位移、二次分拣；第三代物流机器人是自主移动机器人（Autonomous Mobile Robot，AMR），它的核心能力是环境判断：能避开障碍物和人，规划最佳路线。中国的极智嘉截至 2021 年 6 月底，在全球累计出售 2 万台 AMR 机器人，海外市场收入占比达 60% 以上。医院里使用的 AMR 机器人，能够自主路径规划、避障、充电、运输物品等。

药房服务机器人，如美国运输研究会研制的 Helpmate 机器人，可以 24 小时完成运送食物和药品工作，与工厂所用的自动运送车不同，这种机器人不是沿着固定的轨道网络行走，而是基于部分结构化的环境，能同时处理传感器噪声、误差和定位错误。

护理机器人，如日本机械工程研究所开发的“MeLKONG”护理机器人，专门用来照顾行动不便的病人。该机器人可以轻松而平稳地将病人从床上托起，并将其送往卫生间、浴室或餐厅。平时由护士操纵该机器人，但在夜间，病人可以通过操纵手柄进行控制。一些关键技术，如停步、行走、抓取、液压执行器、能源供给、人机界面等问题都已得到解决。

第五节　个性化医疗诠释未来精准医疗

2021 年 8 月 10 日，法国《回声报》在其网站发表了保罗·莫尔加题为《2041 年：个性化到极致的医疗》的文章，文章称：生活方式病在全世界广泛扩散，预计到 2041 年将急剧增长。幸运的是，随着遗传学、表观遗传学、算法、纳米技术、微流控、免疫治疗、微生物群研究等领域的进步，带有前瞻性、预防性和参与性特点的医学将成为现实。个人 DNA 分析、利用干细胞修复组织和器官、亚微观水平药物开发、基因疗法、人工智能等五大创新将给医学带来革命性变化。

一、革命性变化

随着生活水平的提高，生活方式病在全世界广泛扩散。预计到 2041 年，糖尿病患者可能上升为 6.42 亿人，成为引发心血管突发事故的第二大病因，预计新增癌症病例将增长 60%。

但伊莎贝尔·德拉特对此持乐观态度：“技术将让我们更加关注我们的生活方式和环境质量，从而更好地了解风险因素。”

医疗保健受益于丰厚的资源：2020 年，医疗保健在所有发达国家消耗的国内生产总值中占比超过 10%，并以每年 4.3% 的速度增长。

安联环球护理保险公司委托进行的“未来健康、护理和福利”研究估测，从 2020 年到 2041 年，市场规模估计从 8.1 万亿美元扩大到 18.28 万亿美元。研究者英国预测学者雷·哈蒙德设想导致医学发生革命性变化的五大创新：个人 DNA 分析和个性化电子健康数据、利用干细胞修复组织和器官、亚微观水平的药物开发和用药、基因疗法，以及用于诊断和监测病人健康状况的人工智能和数据技术。

二、个性化诊疗

哈蒙德预测："这些技术中的每一项都会改变人类健康和寿命预期。但它们加在一起会产生一种全新的医疗保健模式，在这个系统中，患者将收集自己的健康数据，遗传学家将消除人类的遗传性疾病，人工智能系统将有条不紊地进行诊断，疗法将根据每个患者的状况量身定做。"

多项研究表明，多达80%的患者对治疗常见病的10种最常见药物没有反应。德拉特预测："在未来，治疗方案可能会和患者人数一样多。"到2041年，随着计算机处理能力的迅速提升，个人DNA分析可以像血液分析一样常规化，社区医生可以凭借检测结果为每个病人开出精准的治疗处方。

2001年，人类基因组约30亿个碱基对的首次测序花费了27亿美元；8年后，一次完整测序的成本已经下降到10万美元；而现在，测序价格不到400美元。美国资本集团公司的股票投资组合管理人里士满·沃尔夫在一项针对医疗保健行业的前瞻性研究中指出："基因测序成本的下降速度比摩尔定律快。"

三、低成本测序

成本的大幅度下降激发了研究者的热情。哈蒙德解释说："它为肿瘤学带来了极大的希望，以致大制药公司如今在这项研究上投入大量资金。"研究的挑战包括早期发现、扩充疗法储备库、发展预防性治疗并预测恶性细胞的耐药性现象。他说："每个病人的癌症都呈现出独特的基因改变组合方式。肿瘤DNA测序将被广泛用于识别这些改变并确定治疗方案。"更好的前景是：到2041年，卫生机构很可能系统性地为新生儿提供DNA测序，以预防成年后癌症病变。

"21世纪青霉素"将是延长人类寿命的又一支柱。由于干细胞可以分化成任何其他类型的细胞，21世纪40年代的医学将能够开发出完整的器官，不仅用于治疗，还用于为研究而进行的疾病建模。癌症、自身免疫性疾病、神经功能障碍甚至不孕不育症都可以治疗。有一个叫多里安的人，在其40岁之前花了数万欧元从自己的皮肤中提取了活细胞并保存了下来。如今，他的心脏仅显示出一些虚弱迹象，生物学家就能培育出与他的免疫系统相容的心脏细胞。到2041年，也就是山中伸弥教授发现再生技术的34年后，这种手术将成为一项常规手术，注入这种"青春药水"几周内就能把病人治好。

与之相关的3D生物打印，可以解决全球器官捐赠短缺问题。在实验台上，科技人员证明了这项科幻般的计划在技术层面上的可能性。2019年，一个以色列团队制造了一只兔子心脏大小的体外心脏。其设计者特拉维夫大学组织工程和再生医学实验室主任塔勒·德维尔介绍，该心脏"由细胞、血管、心室和心房组成"。这些细胞能收缩，但还没有泵出的能力，而且3D打印机的分辨率仍然太低，无法复制最细小的血管。德维尔相信：“再过 20 年，世界上最好的医院里就会有器官打印机，制造替换的人体器官如同家常便饭。”

四、机器人医生

一些投资关注纳米医学，意欲在十亿分之一米的亚微观尺度上行动，以预防、诊断和治疗各种疾病。最乐观的设想是用分子成分设计纳米机器人，有了这些大小相当于人类头发一千五百分之一的设备，就可以在尽可能接近治疗区域的地方实施治疗。

马克斯·普朗克研究所的研究人员对那些能够在我们的体液（血管、淋巴系统、眼液等）中通行的机器人进行了实验。这些微型机器人的引擎是鞭毛、纤毛和类似于扇贝的壳。为这项工作设计的壳的大小接近一根头发的粗细。这些壳使用一种磁性铰链在磁场影响下打开和关闭：脉冲越接近，机器人走得越快。

在佐治亚州立大学，纳米粒子被用于开发一种针对所有流感病毒共有部分的流感疫苗。维斯生物工程研究所的研究员测试了一种系统，让纳米粒子在受到约束时释放药物，如流经被血凝块部分阻塞的动脉路段这种无法前进的情况。哈蒙德预计：“纳米医学虽然尚处于起步阶段，却可能超越医学的所有其他分支。”

五、数字复制品

在未来几年里，便携式的设备、智能手机应用程序和传感器收集的数据将持续监测和记录新陈代谢、心血管和胃肠状况。到 2041 年，我们可以用自己的数字复制品来建模。法国原子能委员会基础研究科学主任弗朗索瓦·西戈教授认为：“这些数字复制品将是未来精准医学的基础。”有了这些复制品，临床医生就能够考虑生理上和遗传上的差异，正是这些差异使我们每个人成为独一无二的个体，对治疗及其副作用产生不同的反应。

西门子公司负责图像引导疗法工作的研究主任托马索·曼西想象：“随着稳健的算法整合越来越多的信息，在未来，每个人都可以期待我们的数字复制品，它将伴随我们的一生，为保持我们的健康提供评估和决策支持。”用这些复制品通过建模将酗酒和肥胖的生活方式与做运动的健康生活方式进行比较，从而鼓励我们更健康地生活。

第四章

投资多元化构建医疗服务新格局

医疗机构是医疗服务的基础。改革开放前，我国医疗机构基本都是国家投资的公立医院。改革开放后，我国出现了社会出资创办的医疗机构。2016 年《"健康中国 2030"规划纲要》发布，明确指出"优先支持社会力量举办非营利性医疗机构"，加速了民营资本和外资投资医疗机构建设的步伐，逐步形成了公立医院、民营医院和创新性医疗服务组织及机构的新格局。国家统计局公布的《中华人民共和国 2021 年末国民经济和社会发展统计公报》显示，2021 年末，全国共有医院 3.7 万家，其中公立医院 1.2 万家，民营医院 2.5 万家。

第一节　举足轻重的公立医院

一、在健康产业中的突出地位

公立医院是我国卫生健康事业的中流砥柱，是大健康产业的重要参与者，发挥着独特的作用。依据《"健康中国 2030"规划纲要》等要求，我国政府相关部门以《国民经济行业分类》（GB/T 4754—2017）为基础，制定了健康产业统计分类，共 13 个大类、58 个中类、92 个小类。其中，公立医院涉及医疗卫生服务、科研技术服务、健康人才教育、智慧健康技术服务、产品流通服务、医疗卫生机构设施建设等诸多产业分类，是大健康产业必不可少的关键要素，是政府主导大健康产业、实现资源有效配置的有力抓手，这奠定了公立医院在健康产业发展中的重要地位。

1. 健康产业的重要组成部分

公立医院代表着我国最优质的医疗资源，其提供的医疗服务是健康产业的重要组成部分。2018 年的统计数据显示，我国公立医院卫生技术人员数占全国卫生技术人员数的比例达 79.4%，床位数占 73.7%，总资产占 84.9%，总产值规模占 87.7%，诊疗人次占 85.3%，是我国医疗卫生服务供给的核心力量。

新型冠状病毒感染疫情发生以来，作为卫生健康系统抗击疫情的主力军，公立医院充分展现出维护人民生命健康的中流砥柱作用。另外，新型冠状病毒感染疫情 3 年，公立医院迎来新一轮高质量发展的重大机遇。

2022 年 1 月，国家卫健委发布《医疗机构设置规划指导原则（2021—2025 年）》，与上一个五年规划相比，省级医院的床位数限制由 1500 张以内，放宽到 1500~3000 张，地市、区县两级医院同步放宽。床位数规模被视为医院实力的分水岭。一级、二级、三级医院对应的最低床位数，分别为 20 张、100 张、500 张。过去，国家对医院规模的指导原则是，“严格控制公立医院单体（单个执业点）床位规模的不合理扩张”2022 年改为“合理确定公立医院单体（单个执业点）床位规模”。

百年一遇的疫情，让政府的医疗体系规划不得不改道，公立医院由此迎来了扩张机遇，预计 2025 年，整体会跃上一个台阶。规模和服务质量的优势再次确定了公立医院在医疗卫生服务中的主导地位，也凸显健康产业链中各类产品的输出功能，更加确立了其是健康产业不可或缺的重要组成部分。

2. 覆盖整个健康产业链

公立医院所提供的服务涵盖了人类“从摇篮到坟墓”全生命周期。除医疗服务以外，公立医院所提供的体检、营养、康复护理、医养结合等健康服务涵盖了大健康产业链的各个环节，是健康产业中唯一能提供覆盖全产业链的实体单位。同时，在当前新型冠状病毒感染疫情防控常态化形势下，公立医院能够为一系列新型业态如人工智能、远程服务、机器人相关技术设备、IT 产业等提供应用场景，是健康产业最终落地的关键实体支撑。

3. 健康人才培养的输出基地

长期以来，公立医院履行医疗卫生人才培养的教学职能，承担着医学院校本专科生实习、硕博士研究生培养、规范化培训工作，部分大型公立医院还承担着接纳各级分类医务人员进修的任务，为我国卫生健康事业培养了大量人才。从公立医院的功能和作用看，其对人才培养的范围并不局限于临床医疗，对医学科研、药品耗材、医用设备、医疗建筑、财务管理、公共卫生、预防保健、智慧医疗等健康产业相关领域都具有重要的人才培养和输出功能，是健康产业中专业人才的聚集地和培养基地，能够源源不断地为健康产业造就大批人才。

4. 医学科研的孵化器和成果转化高地

健康产业是医学科研成果的主要转化领域，医学科研是健康产业实现创新驱动的关键所在。公立医院在我国医学科研和自主创新领域发挥重要作用，是医学科研产业的孵化器，在推动医学科研事业和健康产业创新中具有举足轻重的地位。同时，公立医院作为知识密集型组织的典型代表，不仅是科技成果较为集中的地方，还是医学科研成果转化与推广应用的高地，在推动健康产业发展、完善产业链中起到关键作用。

5. 健康产业链的主要终端

健康产业各类产品的产出与应用的主要终端为公立医院，如在药品生产销售领域，2018 年，我国公立医院（包括市公立医院、县级公立医院、城市社区卫生中心及乡镇卫生院）终端药品销售额为 13212.36 亿元，占全年药品销售额的 77.1%，并持续增长。由此可见，公立医院是我国健康产业的主要终端，是健康产业实现其产品价值的重要保障，有着不可替代的重要地位。

二、解决大医院“虹吸病”促均衡发展

多年来，医疗资源倒挂产生的大医院“虹吸病”，一直是中国医疗体系的最大难题。根据 2019 年国家卫健委的统计数字，仅占总数 8% 的三级医院承担了全国的 54% 的医疗需求；占总数 28% 的二级医院承担了全国 35% 的医疗需求；占总数 64% 的一级及以下医院仅承担全国 11% 的医疗需求。这导致大医院人满为患，基层医疗资源却长久沉睡，无法调动，“看病难看病贵”成为社会的一大痛点。

从区域医疗资源分布看，优质医疗资源相对集中于“北上广”。2020 年 11 月 14 日，复旦大学医院管理研究所发布的《2019 年度中国医院排行榜》显示：综合排名百强医院分布在 21 个城市，其中“北上广”三大一线城市合计达到 48 家，占比近半；北京最多为 21 家，上海 18 家位居第二，广州 9 家位居第三。

总体而言，好的医院分布不均衡。从省份分布来看，百强医院来自 19 个省份，河北、海南、山西等 12 个省份没有医院上榜。由于顶级医院较为集中，分布不均衡，导致不少患者异地看病。北京、上海吸引异地就医群体更为庞大。例如，早在 2014 年，就有媒体报道，每天多达 70 万患者进京求医问药，北京已成为“全国看病中心”。一方面给大城市医疗、交通等带来了压力；另一方面，增加了患者的成本和负担。（百强医院的前十强分别为：中国医学科学院北京协和医院、四川大学华西医院、中国人民解放军总医院、上海交通大学医学院附属瑞金医院、复旦大学附属中山医院、中山大学附属第一医院、华中科技大学同济医学院附属同济医院、空军军医大学西京医院、复旦大学附属华山医院、华中科技大学同济医学院附属协和医院）

2019 年，全国医疗机构总诊疗人次达到 87.2 亿，比 2018 年增加 4.1 亿人次，其中大医院增加了 2.6 亿人次，而守在患者家门口的社区卫生服务中心、乡镇卫生院和村卫生室等基层医疗卫生机构，只增加了 1.2 亿人次，数量不及大医院的一半。

2009 年启动的“新医改”已走过 12 年，医疗资源供需失衡的“倒金字塔”结构仍没有缓解。小病在社区、大病去医院、康复回社区的分级诊疗理想还未能兑现。“看病难”还是患者的切身体会。因此，根治大医院虹吸患者难题，推动

医疗资源均衡发展，无疑是公立医院改革发展的重中之重。

1. 大力推进区域医疗中心建设

2019 年，经中央深改委第九次会议审议通过，国家发展改革委、国家卫健委等联合印发了《区域医疗中心建设试点工作方案》，在北京、上海等医疗资源富集地区遴选若干优质医疗机构，通过建设分中心、分支机构、促进医师多点执业等多种方式，在患者流出多、医疗资源相对薄弱地区建设区域医疗中心，更好满足群众医疗服务需求。

建设区域医疗中心，其实是一个优质资源均衡配置的过程。中国医疗服务的突出问题是所有的疑难病例都到"北上广"，说明优质资源缺乏，这方面需要尽快扩容。

国家卫健委直属医院分布在 11 个城市，更多的地方都没有"国家队"，所以患者都往大城市跑。大力推进区域医疗中心建设，就是要尽快使优质资源分布更广，努力实现疑难病人不出省，减少患者花在路上的时间、费用，同时，缓解"北上广"医院的压力。

因此，各级医疗中心的拓展不是要做得多大，而是让老百姓在当地享受良好的服务，这是一个战略布局，不是盲目扩张。当然也要看到，很多医疗中心的设计规模大，是因为它的职能不仅仅是看病，还包括教学、研究、社会服务、培训等，需要相当的土地和资源来保障。

2. 大力推进分级诊疗

分级诊疗是一个系统工程，改革仍在继续，格局正在逐步形成。

理想的结构是大医院和基层医院之间协同，小病在社区医院看，疑难杂症才去三甲医院。现实是，大医院也看小病，和基层医院竞争。一般患者难以判断医生的水平，相信大医院的口碑，认为城市的医院总比农村的好，大医院总比小医院好。加上交通方便了，患者自然都向大医院集中。

对于分级诊疗，从全球来看，大多数国家的做法就是强制，如有些国家，没有基层医院或全科医生的转诊申请，大医院不会直接接收病人。

但中国现在还不能强制执行，根本原因在于医生不均质。国外可以强制，是因为医生的素质基本相同，无论是大医院还是个人诊所，医生受教育的年限、培养经历几乎一样，且水平越高的医生，越敢自己开诊所，患者也相信他。

至于医生培养模式，我国过去采用的是苏联模式，快速解决了中国医生紧缺的问题。但医生培养机制差别大，有一年制、三年制、四年制、五年制、八年制，此外还有 100 多万的乡村医生，大部分没有受过专业培训，所以不能强制推行分级诊疗，这是我们的现实困难。

要推行分级诊疗，只能自愿，在这个前提下要寻找一些抓手，鼓励患者小病在社区、大病去医院、康复回社区。

第一个抓手是医联体建设。患者往大医院跑，主要原因是不信任小医院的医生。医联体建设，就是把大医院和小医院变成一家人。

比如在县一级，一家县医院下属有10家乡镇卫生院、几十个村卫生室，可以组建医疗集团。由县医院对人、财、物进行统一管理，医保按人头向县医院付费，结余医院留用，合理超支共担，不合理的超支医院自行消化。

一个在乡镇卫生院六七十元就能看好的疾病，到县医院就要200元，两者有了差价，对县医院而言，意味着这一单医保结余多，县医院就会主动派好医生到乡镇去，患者知道家门口的医生来自县医院，就不会跑那么远了。

除了一些大型手术，尤其是常见病、内科疾病，在卫生院和县医院没有太大区别，现在基层医院的医疗设备都很齐全。在农村，要将县医院和乡镇卫生院打通。在城市，要把二、三级医院和社区卫生服务中心打通，这是重要的抓手。截至2021年底，我国各类医联体已经超过1.5万个。

第二个抓手是家庭医生签约服务。如果医院能够帮助群众做好健康管理，如血压监测、妇幼保健、疾病预防，减少发病，即就医成本会更低，医院结余则更多。这需要医患之间建立长期契约关系，即家庭医生签约服务。

第三个抓手是远程医疗，通过信息化方式，将城市三甲医院的专家资源引入基层。对复杂的疾病，由三甲医院医生做诊断、指导，基层医院医生执行。

3. 大力推进数字化医疗

3年疫情，给了数字化医疗一个重大发展机遇，其正在突破传统医疗服务极限。有数据显示，中国近70%的医疗资源用于近4亿慢性病患者，引导这些患者向基层医疗机构转移，确保其获得及时、优质的关护服务，成为未来医疗服务的重点，也是分级诊疗的关键。

在疫情防控常态化背景下，通过数字化医疗，突破院内外壁垒，将医疗关护拓展至院外，有助于减少成本开支并提高医疗服务可及性。这一措施不但可解决中国三甲医院或位于一线城市大医院人满为患的问题，更能解决基层老百姓看病难的问题。很多一流医院突破院内外壁垒，将关护从医院拓展至社区或有望缓解其就诊压力。

很多市、县医院已先后与北京、上海等省内外知名医院建立协作关系，患者在家门口就能得到国内一流专家的诊治，在提升医院医疗技术水平的同时，降低了区域内患者的外转率。加之配备智能诊断设备，配置先进的影像诊断水平的信息化软件等，县级医院的诊断水平可接近国家级的水平。通过信息化，患者在家门口拍片子，可以由“北上广”的著名专家审阅片子，从而省去了很大一部分看病支出。

目前，中国约有1/5的日常护理关护是在医院或医疗机构之外进行的。除医院及初级医疗机构以外，门诊初级护理中心、长期护理或康复机构是最为常见的日常关护机构。未来，院外手术中心等场所预计将在常规关护方面发挥更大作用。

特别是远程医疗和远程病人监护，将是增长最快的保健领域之一。远程会诊及远程监护可以使医生足不出户进行诊疗，无论在乡村还是城市，患者均可就近就医，享受到基本同质的医疗服务，保证及时就诊。患者既可以省去医院排队挂号、划价、检查及取药时间，选择信任的专家为自己诊治，也可以在家中向医生做健康咨询，随时得到医生的健康提醒。患者将成为医院服务的中心，医生的才能也可以得到最大限度的发挥。同样，数字化医疗拓展了医院日常教育和科研的内涵，开辟了新的途径。截至 2020 年底，83.43% 的三级公立医院建立了远程医疗制度，70.53% 的三级公立医院建立了远程医疗中心，81.29% 的三级公立医院能够向医联体内成员单位提供至少一项远程医疗服务。

新型冠状病毒感染疫情使中国各省级医疗健康服务的数字化进程加快，主要得益于政策环境的完善、新型冠状病毒感染疫情的催化和改善患者就医体验的刚性需求。这种需求的暴涨，让数字化医疗实现了跨越式增长，大大推进了大医院“虹吸病”的解决。

2022 年 3 月 1 日，国家卫健委、国家医保局颁布的《医疗机构检查结果互认管理办法》（下称《管理办法》）正式施行，这既是推进数字医疗发展的重大举措，也是纵深发展远程医疗的关键性措施。

《管理办法》的出台，意味着全国患者在不同医院就诊时，可以减少不必要的重复检查。文件中提到的互认，包括超声、X 线、核磁共振成像、电生理、核医学，以及对人体进行生物学、微生物学、免疫学、化学、血液免疫学、血液学、生物物理学、细胞学等的检查检验信息。

此举既节省了患者的花费，也压缩了医院成本。国家卫健委数据显示，截至 2020 年底，全国 40.6% 的公立医院与独立检查检验机构实现结果互认，较 2015 年末增长 21.6%。同时，超过半数的医疗机构实现了医联体内的检查检验结果互认。预计未来几年，将逐步实现全国医院检验结果互认，结束“一病多查”，使人民群众有更多的获得感。

4. 培养造就一大批全科医生

要破解大医院“虹吸病”，必须实现分级诊疗，分级诊疗的第一道关是家庭医生。分级诊疗难面临的问题之一，是家庭医生整体素质不高，难以取得患者的信任，这个关把不住，患者生了小病也要往大医院跑。国外的经验表明，家庭医生若是经过正规教育的全科医生，患者信任感强，接受度高。在制度上，没有经过全科医生的转诊，大医院就不会直接接收病人。这样才能实现小病不出门，大病进医院。

中国正在大力发展全科医学、培养全科医生。这不仅十分必要，而且迫在眉睫。

最初的医学是不分科的，直到近代随着医疗技术的发展，第一次世界大战前后形成了内科、外科、妇科、儿科等，到了第二次世界大战前后方才有了肺科、心脏科、消化胸外科、泌尿外科等。医学分了专科，医生有了专长，心脏病的病人由心脏专科医生治，医学分科受惠的是病人。

随着科学技术的发展，医学的科技含量越来越高。一个医生穷毕生之力研究一种病，也难尽善尽美，更少有精力顾及其他。于是，医学分科越来越细，医生们都成了专治某一种病，甚至是专门用某一种方式治疗某一种病的专家。如果病人生的恰好是这种病，又恰好用这种方法治疗最好，请这位专家诊治当然最好；若不是这种病或是这种治法并非最好，请这位专家诊治，效果可能就不理想。疾病越来越复杂，医界谚语“一个糖尿病半本医学书”，是指糖尿病涉及全身各处的组织和器官。糖尿病视网膜病需眼科医生治疗、糖尿病病人病足需要外科医生处理；糖尿病病人是心脑血管病的高危人群，糖尿病也是慢性肾病的主要原因。这些病如何预防？糖尿病专家独木难支。糖尿病如此，其他慢性病又何尝不是。

人的一生，难免生病。小病虽然能挺过去，但小病会向大病转化，只有在医生的治疗观察之下，方才安全。

专科的医疗模式对于治疗某些特定的疾病是有利的，但是社会还需要亲近可及、能处理常见病多发病、能关注病人心理状态、能从事疾病预防、能动员与协调社会资源帮助病人康复的医务工作者。他们便是全科医生，亦称家庭医生的医务工作者。

全科医生的本领便是看“病人”。比如心肌梗死是“病”，当然要请心脏专科医生做支架。支架放好了，这人还是一位心脏病病人，需要服药、调整饮食、戒烟、适当活动，更需要安慰以解除心理上的压力等，这些更需要全科医生的帮助。

从本质上讲，全科医生是民众健康的“守门人”，有病先找全科医生，方便、有效。全科医生解决不了的则会帮助患者转诊，更方便，更有效。据国家卫生健康委统计数据，截至 2021 年底，全国共有 143 万名家庭医生，组建了 43.1 万个团队。但现实是家庭医生签约服务的发展现状距离群众的期盼仍有较大差距。其中最关键的因素是家庭医生不仅数量不足，且素质参差不齐。

因此，一方面需要政府给予更多优惠政策，大力发展全科医生，培养和造就一大批全科医生；另一方面要解决基层家庭医生待遇低、发展空间窄、沉不下心的问题。要在全社会形成对全科医生、全科医学、全科医疗的尊重，让家庭医生更有职业荣誉感。

第二节　增长迅速的社会办医

民营医院诞生于改革开放后，40 多年来，它增长迅速，已成为中国医疗服务的一支有生力量。

一、快速增长的民营医院

民营医院主要指由社会出资创办的卫生机构，最早出现于 20 世纪 80 年代，2001 年后开始大规模发展。在政策的支持下，2015 年，民营医院数量首次超过公立医院。2016 年《“健康中国 2030”规划纲要》颁布，明确提出“优先支持社会力量举办非营利性医疗机构”，进一步加速了民营资本和外资投资建设民营医院的步伐，至 2021 年末，全国共有医院 3.7 万家，其中公立医院 1.2 万家，民营医院 2.5 万家，民营医院数量是公立医院的 2 倍以上。

从公立医院和民营医院的门诊人次来看，公立医院仍然占比较高，但增长比例低于民营医院。2010 年，全国公立医院门诊量 18.74 亿人次，民营医院门诊量 1.66 亿人次，公立医院门诊量是民营医院的 11 倍多；2016 年，公立医院门诊量 28.48 亿人次，民营医院门诊量 4.22 亿人次，公立医院门诊量是民营医院的 7 倍左右；2020 年，公立医院接诊 27.92 亿人次，民营医院接诊 5.31 亿人次，公立医院门诊量是民营医院的 5 倍多。

民营医院的发展在一定程度上满足了人民群众对医疗服务的多样化需求。尤其是专科医院的发展，数量最多的是精神病医院，其次为眼科医院、妇产（科）医院、骨科医院和康复医院等。

早在 2010 年就成为首个荣获“中国驰名商标”的眼科医疗机构爱尔眼科，于 2003 年成立爱尔眼科集团；2009 年成为眼科医疗行业首家在创业板上市企业；2013 年成立中南大学爱尔眼科学院；2014 年，推出“合伙人”计划，连锁眼科医院突破 50 家，成立爱尔眼视光学院，打通眼科医、学、研三大领域；2015 年，收购香港亚洲医疗集团，成立爱尔眼科研究所；2017 年，收购美国知名眼科和欧洲最大连锁眼科上市公司巴伐利亚眼科，开启了国际化步伐。截至 2017 年，经过 14 年的发展，爱尔眼科已在中国大陆 30 个省市区建立 200 余家专业眼科医院，覆盖全国医保人口超过 70%，年门诊量超过 400 万人。爱尔眼科登陆创业板后，已实施两次定增。2017 年和 2020 年，公司分别定增募集资金 17.2 亿元和 7.1 亿元。2022 年 7 月发布的《注册稿》，拟募集总金额不超过 35.36 亿元，爱尔眼科业绩表现稳健。2022 年第一季度，爱尔眼科营业收入同比增长 18.72% 至 41.69 亿元，归母净利润同比增长 26.15% 至 6.11 亿元。华西证券研究报告指出，爱尔眼科 2022 年营业收入、归母净利润分别为 186 亿元、30 亿元，同比增速均超 20%。

2022年7月29日，爱尔眼科收盘于每股30.39元，市值超2100亿元，居A股第47位。自2009年登陆创业板以来，公司年净利润从0.92亿元增长至2021年的23.23亿元，增长约24.25倍。

又如通策医疗，通过“旗舰总店+分院”的发展路径，收购当地体量较大和知名的口腔专科医院，依托该医院的原有品牌发展连锁分院实现扩张，一举成为国内连锁口腔医疗的龙头公司。早在2017年，其服务面积已达到10.5万平方米，开设牙椅1411台，实现医疗门诊量157.78万人次，实现营业收入11.79亿元，较2016年同期增长34.2%。其中，种植、正畸、儿科以及综合口腔项目共实现收入9.13亿元，占主营业务收入的77.7%。

二、“快速发展”背后的问题

但与数量猛增相悖的是，民营医院对患者的“吸引力”却不尽如人意。据《生命时报》2022年进行的“什么情况下你会选择民营医院”调查，31%的人坚持“无论什么情况都不去民营医院”；若选择去民营医院，是因为“就医环境好，服务好”，占比21%；“不想到公立医院排队”占16%。

网民用颇为犀利的话，明确表达了对民营医院的不信任：“脑子进水的情况下”或“被忽悠傻的时候”，也有人称“公立医院转民营”才有可能。

还有针对民营医院的质疑，比如，“参加与救治新冠病毒感染者的多是公立医院，数量庞大的私立医院去哪儿了？”“从全国奔赴武汉的医疗支援队伍，都是从各大医院抽调的精兵强将，民营医院呢？”对于这些问题的答案，或许能从以下统计数字中看到一些端倪。

据《中国卫生健康统计年鉴2020》的数据，民营医院中，综合性医院占比最高，超过50%；专科医院占比低于综合性医院。若按照专科进行细分，数量最多的是精神病医院，其次为眼科医院、妇产（科）医院、骨科医院和康复医院；而传染病、麻风病、结核病民营专科医院很少，原因可能是该类型医院的患者群体特殊、政策监管严格、经营风险高。

在软实力上，民营医院与公立医院也存在较大差距。

一是低级别医院多。公立医院中三级医院占比高，约为21.8%；而民营医院中低级别医院占绝大多数，三级医院占比不足2%。2020年，一级民营医院数量为公立医院的44倍；二、三级民营医院数量偏少，尤其是三级民营医疗数量仅为同级公立医院的1/6左右。

二是医务人员数量少。2020年全国公立医院共有执业医师约249万，注册护士354万；民营医院的医护人员数量仅为公立医院的1/3左右。专业人才的匮乏，成为民营医院发展的重要阻碍因素。

三是医院规模偏小。从医院床位数来看，90%的民营医院拥有床位数在200

张以下，将近一半医院只有不到 50 张床位；而公立医院中，200 张床位以下的医院只占 43.8%。这表明，民营医院总体上接纳能力偏弱。

三、未来发展道路

近年来，我国民营医院的数量虽然有了一定的增加，但公立医院依然是医疗服务的主体，尤其是未来几年（至 2025 年）政府大投入而带来公立医院大扩张的背景下，民营医院如何进一步发展是一个绕不开的话题。这个答案可以是：走专科医院之路。

一要找准定位。根据市场需求，民营医院可考虑从特色医疗服务入手，以对公立医院形成有效补充。不少地方政府强调，要强化专科能力建设，鼓励和支持社会力量举办儿童、妇产、肿瘤、精神、传染、口腔、康复、护理等三级专科医院。

相比于专科医院，综合医院对资金、人才、管理等方面有着更高的要求，从无到有新建一个三级医院，资金投入和时间投入都是巨大的，以一个占地百亩的综合医院为例，完成土地出让、环评核准、规划和施工、人防和消防、执业许可和工商、医保审批需要 4 年左右的时间，6 亿 ~7 亿元的资金投入，另外对支撑全面学科建设的核心人才资源要求很高，可见社会资本办综合医院的难度非常高。

尤其是新型冠状病毒感染疫情 3 年，各地扩建公立医院的热情高涨，不仅实力雄厚的三甲医院在扩张，1700 多个县都在重点改善县级医院（含县中医院）的基础设施条件，甚至连一些发达地区的乡镇医院都有升“三级”的雄心。统计数据显示，2020 年 3 月至 2021 年 3 月，中国新增三级医院 365 家，创 10 年来的峰值，总数达到 3044 家。同期，二级医院新增 678 家，总数达到 10483 家。但令人担心的是，医院床位越来越多，使用率却下滑了。2021 年前 11 个月，全国各级医院 1/4 床位空置，使用率比 2019 年同期低了 10 个百分点。这意味着医院的利润率更低、亏损风险更大了。

当前和今后一个时期内，投资建设医院应避开综合医院建设，走专科医院建设道路，向“大专科小综合”方向发展。

二要解决好人才匮乏问题。办医的最核心资源是医疗专业人才，国家不断有政策出台，鼓励医护人员积极选择多点执业。国家卫健委 2019 年发布消息称，我国至少有 22 万名医师参与多点执业，到社会办医机构的大约占 40%。2020 年 10 月，国家卫健委发布的《关于加快推进卫生健康行业电子证照建设与应用的指导意见》指出，将为各地制发电子证照统一赋号，这无疑会对医护的自由流动起到促进作用。民营医院要善于抓住机遇，采用多种方式，全力引进医疗服务专业人才，不断提高医疗水平。

三要靠口碑凝聚人气。民营医院发展有一个成长过程，特别是在医疗水平、品牌信誉等方面要有一个发展过程。民营医院最大的问题是口碑，提高患者信任度十分重要。在任何行业质量都是最基本的要求，医疗行业更是如此，民营医院要把医疗质量作为重中之重。目前，好的民营医院的质控，比公立医院一点都不差，因为谁不抓质量谁就没有未来。若质量出现问题，给医院的打击是灾难性的。民营医院更要加强行业自律，始终维护企业的良好形象，才能可持续发展。

第三节　创新性医疗服务组织

基于政策的鼓励和支持，很多创新性医疗服务组织和机构应运而生，如一度火爆的医生集团、独立的医疗机构等新业态，填补了医疗服务的一些空白，使医疗服务更加多样化，人民多样化需求得到更多的满足。

一、医生集团

医生集团是多数发达国家或地区的医生自由执业的首选方式，尤以美国发展得最为成熟。美国医疗协会报告显示，美国有高达 83% 的医生加入医生集团。根据 SK&A 公司 2015 年 1 月发布的统计报告，美国有约 2936 个医生集团。

这一源于欧美国家的医生执业方式（即团体执业，共享彼此的收入，共同承担损失，共享设施设备）逐渐在中国掀起热潮，是在 2015 年 1 月国家卫生计生委等五部委联合下发政策性文件《关于推进和规范医师多点执业的若干意见》之后。该文件明确指出，拟多点执业的医师应当在获得第一执业地点医疗机构的同意后，开展多点执业试点，条件成熟的地区可探索实行区域注册，以促进卫生人才有序流动。此后各地陆续出台了一些政策措施推进多点执业。面对政策利好，医生纷纷选择在体制内外进行多点执业的探索，一时间，医生集团在中国医疗领域成为最火爆的名词。《2021 年中国医生集团发展报告》显示，截至 2021 年 9 月 30 日，中国以医生集团为名称注册的企业已超过 2000 家。

2014 年建立的中国首家医生集团——张强医生集团，创始人是同济大学附属东方医院血管外科原主任，他放弃公立三甲医院科主任的职位，领办张强医生集团，定位静脉病专科，截至 2021 年，在上海、北京、广州等 13 个城市布下静脉病中心网点。他们的目标是做亚洲静脉病专科的领先者，成为亚洲的“梅奥诊所”。

春雨医生走出了一条医生集团与互联网医疗紧密结合的道路。切入点是医患关系，通过更多的患者增加更多的医生，再通过医生吸引患者，从而实现良性循环。根据春雨医生公布的数据，早在 2017 年，春雨医生平台用户规模达到 9200 万人，拥有公立二甲以上医院的专业医生 49 万名，累计帮助用户解决了 9500 万个问题，相当于新增了 30 家以上大型三甲医院的门诊服务能力。

医生集团 7 年来，发展速度很快，但良莠不齐，尤其是近年来医疗环境受新型冠状病毒感染疫情冲击，很多民营机构，像北大医疗都处于亏损状态，倒闭、“僵尸”医生集团相继出现，很多体制内医生集团都“死”掉了。导致这一局面的一个重要原因是这是单纯地由临床医生组织而成的“1+1=2”式医生集合，而非医生价值提升与能力互补型的医生集团，容易流于形式，非常脆弱，不可持续。

医生集团这一业态常受到外界的质疑，医生集团应如何可持续发展呢？综合医生集团的成功经验，主要有三条。

一是要注重学术。学术是医生集团的根基，要讲学术，包括学术地位、学术创新，过去在微博上做网红医生，现在在抖音上做健康科普，已不合时代发展。将来，医生的品牌是与其实际技术能力和服务水平挂钩，在社交平台上当网红医生已经没有意义，接下来要做学术，做技术创新和研发。

不过，与公立医院为了晋升搞科研不一样，医生集团应直接与产业结合，思考技术创新如何让病人更舒服、更安全。同时，聚焦成本优势的创新使其更具竞争力。创新方向也与传统医疗不同，传统医疗创新往往是东西越复杂越昂贵，这里的创新恰恰相反，成本越低越好，病人感觉越好，这是两条路径。

二是要注意开放。医生集团应该有自己的价值观、愿景、培训体系，只是一个医生团队，不成立公司，难以生存发展，一些体制内医生集团基本上都“死”了，原因就在于其无法形成统一的价值观、愿景以及评议标准。

三是要注重医疗技术创新。医生集团如同一棵大树，有很多分枝，但本质上还是以医生团队为主导核心。医生集团与普通民营医院、诊所之间的区别，就在于医生集团是以医生为中心。因此，要重点聚焦医疗技术突破，医生集团未来应更像一个医疗技术创新公司，一个以技术为核心的医疗服务体系。

二、独立医疗机构

政策允许医学检验实验室、病理诊断中心、医学影像诊断中心、血液透析中心、安宁疗护中心、康复医疗中心、护理中心、消毒供应中心、中小型眼科医院、健康体检中心等十大类机构成为独立设置的医学机构。目前，第三方医疗机构正呈现市场集中度低、行业整合需求较大、亟须龙头企业引领的局面。未来将呈现连锁化、集团化、规范化、标准化发展，并与区域内二级以上综合医院建立协作关系，为区域内基层医疗机构提供服务。

第三篇

快速发展的医药和医疗器械产业

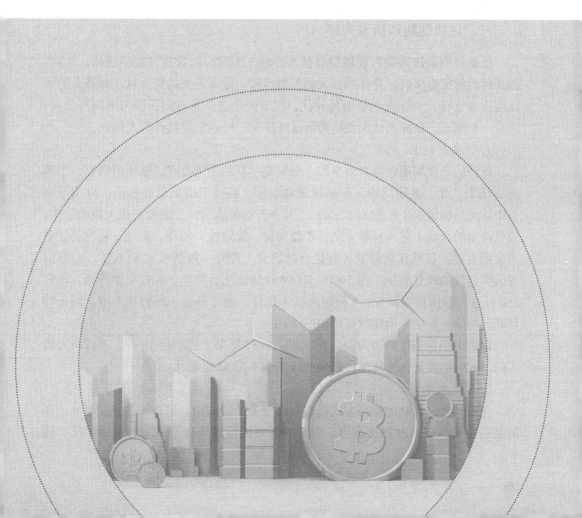

第五章

飞跃成长的医药产业

医药行业是传统医学与生命科学、高新技术相结合，多学科交叉、知识产权密集、标志国家综合科技水平的领域。医药产业的重点领域主要有创新药物、基本药物和非处方药物三个方面。

第一节　九死一生的原创药

一、寻找创新药研发规律

创新药物是医药投资领域最具技术含量，同时回报收益可观的领域。然而，创新药的研发难度高，并伴随巨大的失败风险，需要巨大的资金投入和强大的研发能力为支撑。中国在化学制药时代，没有诞生过一家有创新能力的制药公司，就是一个明证。在深入认识创新药研发规律中，可以发现其有三大特点。

1. 研发周期长

新药的研发周期包含六个阶段，分别是早期的药物发现，临床前研究，中期的临床Ⅰ、Ⅱ、Ⅲ期试验，药品注册和审批，经过审批上市并投产，以及最终上市后的药物警戒（Ⅳ期临床试验）。其中药物临床前研究需要完成大量的工作，包括药物的合成工艺、检验方法、质量指标、稳定性、药理、毒性、动物药代动力学研究等，仅临床前研究（含化合物研究）耗时一般就长达 3~6 年。据睿信咨询研究院的统计数据，每 5000~10000 种候选化合物中，经过层层筛选，仅有 250 种进入临床前期研究，5 种进入临床试验，最终只有一种药物上市，而一种创新药物研发周期平均耗时长达 10 年以上。

以跨国药企强生公司为例，其 2002—2012 年共上市新药 13 种，累计研发投入超过 670 亿美元，平均单种新药的研发成本为 52 亿美元。

2. 研发成本高

化药时代，药物的获得方式是对数万个分子的试错。只有那些掌握着分子库的制药巨头具有这种筛选能力，以及为低得可怜的成功率买单的试错底气。这一时期，大部分药物都是在人类的心脏安全评价中败下阵来，很少有来自自然界的分子能闯过这一关。到了 20 世纪末，凡是闯关成功的有用分子，基本已进入市场成为药物。通过分子筛选方式获得药物的成本随之进一步升高。到 2018 年，推动一款药物上市的成本达到 21.68 亿美元。由此可见，中国确实没有哪家制药公司有这个能力开展化药创新药研发。

美国塔弗茨药物开发研究中心 2014 年的报告显示，一种成功上市的新药平均花费约 25.8 亿美元，其中包括约 13.9 亿美元的直接资金投入和研发失败导致的约 11.6 亿美元的间接投入，如表 5–1 所示。

表 5–1 新药研发投入（1997—2011 年）

公司名称	被批准的药物数量（种）	每种药的研发投入（亿美元）	总研发投入（亿美元）
阿斯利康	5	117	589
GSK	10	81	817
赛诺菲	8	79	632
罗氏	11	78	858
辉瑞	14	77	1081
强生	15	58	882
礼来	11	45	503
雅培	8	44	359
默沙东	16	42	673
诺华	21	39	836
安进	9	36	332

资料来源：方正证券研究所。

3. 研发失败率高

2016 年 6 月，生物技术创新组织 BIO（Biotechnology Innovation Organization）、Biomedtracker、AMPLION 三个机构联合推出了 Clinical Development Success Rates 2006—2015，对 2006—2015 年临床阶段的在研新药进行了成功率的统计与分析，如图 5–1 所示。

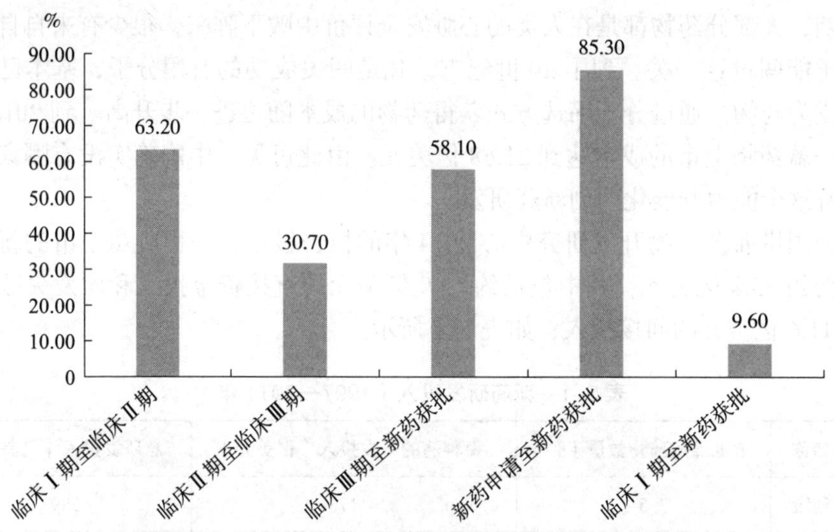

图 5-1　2006—2015 年全球临床阶段在研新药成功率

资料来源：Clinical Development Success Rates 2006—2015。

其中临床Ⅰ期的成功率在 63.20%，临床Ⅱ期成功率为 30.70%，临床Ⅲ期成功率为 58.10%，从临床Ⅰ期到最后通过批准上市的总成功率仅为 9.60%，这就意味着 10 种进入临床的药物，仅有 1 种能最终面世。如果一项新药研发项目处于临床前甚至更早成药性研究阶段，难以想象其成功率能达到多少。

二、认识药物实验的金标准

一种药物从发现治病机理到最终上市销售要经过 10~15 年的时间，投入资金十几亿美元。虽然开发一种新药的目的是帮助某些疑难杂症患者治愈疾病或缓解病痛，但如果药物没有经过“金标准”的漫长检验就上市销售，无异于草菅人命。

通常来说，科研人员发现某一物质有针对特定疾病的治疗作用，就会先在实验室中进行试管实验以确定其疗效，再根据此种物质的特点，筛选出适合治病的特定种类。确定疗效佳、副作用小的药物后，科研人员会进行动物试验，让实验室的小白鼠、猴子等动物使用这种药物，得出毒理学数据。通常一种新药在动物试验阶段，要经过 2~5 年的时间。

药物在动物试验阶段通过测试后，科研人员会到国家卫生部门、当地医院医学伦理委员会等机构申请人体临床试验。在药物实验的临床Ⅰ期阶段，科研人员只会招募少量身体健康的志愿者（通常不超过 100 人）使用新药，以确定其是否会损害健康，这需要 1~3 年的时间；临床Ⅱ期则是评估药物治疗作用的初步阶段，科研人员会招募 100~300 名特定患者使用新药，继续观察药物的安全性和有效性，并逐步探索针对病情的药物剂量，使用方式等，这要经过 2~4 年的研究时间才能确定药物能否进入更大规模的临床试验。到了临床Ⅲ期实验阶段，招募的患者规模将达到 1000~3000 人，科研人员针对目标适应证，进一步研究药品的疗效与安全性，评估药品给患者带来的收益和风险，为药品注册上市提供充分的数据支持，这一阶段通常会持续 3~5 年。

一般来说，通过临床Ⅲ期实验确认新药的安全性与有效性后，这种新药就可以注册上市了。但在实际治疗中，制药企业若想确认新药在更广泛人群中的副作用，或是国家卫生部门欲对新药进行监控，可在药品上市前进行临床Ⅳ期实验。美国的一些药企会和医生合作，鼓励他们使用新药并及时上报患者的各种反应。通常科研人员在临床Ⅳ期阶段要收集超 2000 份患者用药数据，才能发布实验报告，这一阶段通常会持续 3~5 年，最高可达 10 年。

在临床Ⅱ期、Ⅲ期实验阶段，科研人员一定要遵循被业内称作“金标准”的随机对照实验法（Randomized Controlled Tria，RCT），以确保药物实验的准确性，力求最大限度剔除科研人员、医生或患者对药物的主观影响。RCT 法则遵循随机、双盲、对照三原则。所谓“随机”“对照”，就是科研人员把参与患者分成实验组和对照组两组，实验组患者会被分到真实药品，而对照组的患者使用安慰剂；也有很多实验使用的是现有标准药物。“双盲”甚至“多盲”则是 RCT 法则的关键所在——实验用药的包装只会出现 A、B 两个标签，医生和患者双方均不知谁用了真药，谁用了安慰剂，甚至连科研人员都不知道谁用的什么药（只有项目主管或高级管理人员知道）。只有这样，才能最大限度避免患者受到心理暗示而出现“安慰剂效应”（即患者在没有使用有效药物情况下，因受到强烈心理暗示而出现病情显著缓解的情况。但这些患者能最终康复的案例极其罕见，安慰剂效应在短期内或可严重影响药物实验的结果），且能避免参与实验项目各方出现以公谋私、篡改实验数据等不法行为，保证临床试验的公平性和真实性。

通常参与的患者不会得到报酬，但医院和药企会给他们提供少量的交通费、餐费等，避免有人借参与药物实验谋利。不过参与临床Ⅰ期的健康志愿者若因服药产生严重副作用，药企将会根据情况做出适当补偿。在临床Ⅱ期、Ⅲ期实验进行期间，患者的各项治疗措施均由制药企业负责。虽然实验结束后制药企业与患者间的协议就此终结，但按照美国各地医管局的要求，通常药企会保持对患者进行 3 至 5 年的随访。

也有一些非医学界人士认为，参与药物实验的患者如果被分配安慰剂无异于“等死”，但实际上这是一个误会。医学界对药物实验的伦理审查极为严格，绝不会做出有违人道主义的事情。很多参与药物实验的患者都是身患重症且已知治疗方法对其都无效时，才会抓住一线生机选择进组。况且，美国的制药公司在设计对照实验的思路时，首先考虑继续为对照组患者提供常规治疗方法，用以对比新药和现有思路的差异，绝不是眼睁睁看着患者“等死”，只有当药企针对没有已知治疗方法的疾病研发了新药时，才会在进入临床试验时给对照组患者使用葡萄糖片、盐水等毫无作用的安慰剂。

三、飞跃成长的生物创新药

1. 生物创新药呈井喷式发展

在化学制药时代，中国很难诞生有创新能力的制药公司，现在，生物技术被医药创业者视为机会。

生物技术革命最早发生在1970年的美国，推动者是成立于1976年的基因泰克公司，其创始人Herbert Boyer发明了基因合成技术，并在1978年第一次通过这种技术合成抗体类药物——生长激素抑制素，由此揭开了通过基因技术合成抗体类药物，而非在自然界中凭运气寻找有用分子的新时代。到2003年，人类总共60亿对的核苷酸序列基因图谱被绘制出来。

与化学制药时代不同，生物技术带来了完全不同的创新方式。药物不再来自无数次依赖偶然性的试错，而是来自目标相对明确的抗体设计。人类基因图谱绘制完成之后，疾病与抗体的关系，以及抗体的结构都可以被研究和掌握。生物药跟其他产品不同，虽然要有6~8年的研发周期，但即使没有成药出来，生物药在每个阶段也都有价值。

随着创新环境改善、营商环境优化，海外高层次人才加速回归，我国生物创新药呈井喷式发展，自2010年起进入到10年左右的建成期。2019年，中国生物医药规模达到19306亿元，同比增长10.4%，增速高于全球。中国对全球生物医药产业的贡献率从10年前的12%上升到19%。虽然我国药物研发整体实力较弱，仿制药仍是我国医药产业体系的重要支撑和基础保障。但是近年来，创新研发企业不断涌现，许多以仿制药为主的大型企业积极转型做创新药研发，自2010年以来，我国创新药研发呈井喷式增长。Ⅰ类药申报从2010年的69个增加至2019年的382个，获批临床的注册数量也从2010年的31个增加至2019年的307个，增长近9倍。

我国在CAR–T、PD–（L）Ⅰ抑制剂、双特异性抗体等前沿热点领域与发达国家的差距逐步缩小，截至2019年底，我国正在进行的生物药临床试验（Ⅰ期、Ⅱ期、Ⅲ期）数量为1220次，数量排名全球第二，仅次于美国。2019年，复宏汉霖研制的汉利康（利妥昔单抗注射液）成为国内首个以原研利妥昔单抗为参考药、按照生物类似药途径研发和申报生产的产品，填补了我国生物类似药市场的空白。2020年1月，厦门万泰沧海研制的双价宫颈癌疫苗获批上市，该药是首个国产宫颈癌疫苗，使我国成为继美国、英国之后第三个具备宫颈癌疫苗自主供应能力的国家。

据 PmanExec（美国制药经理人杂志）发布的 2019 年全球制药企业 top 50 榜单，中国生物制药和恒瑞医药首次入围，排名分别为 42 位和 47 位，打破中国医药产业缺乏具有国际影响力企业的尴尬局面。2019 年 11 月，百济神州的泽布替尼成为全球范围内获批上市的首个自研药物，也是第一款完全由中国企业自主研发在 FDA 获准上市的抗癌新药，打破了创新药欧美垄断的局面，实现“零”的突破。2020 年，北药集团苯磺酸氨氯地平片销往欧美市场，实现中国医药制剂产品对欧美市场出口“零”的突破。

近年来，国内的创新药发展更是按下了加速键。仅在 2021 年上半年，就有 21 个创新药获批，一举超过了 2020 年全年评审通过的创新药总数。一些头部创新药企业，已经初步实现了出海的目标。据统计，2020 年有数十个国内创新药完成 license-out（由国际公司引进国内创新药的海外权益）的授权落地。

2. 中国生物医药飞跃式成长动因

中国生物医药仅用 10 年左右时间，实现了“追赶，合作，竞争”的飞跃式成长，其主要动因表现在以下三个方面。

一是更高水平的开放提速了生物医药创新力。生物医药是知识、技术、资本密集型高技术产业，需要有更加开放的政策、更宽广的国际化视野，集聚园内外顶级人才、知名企业、大量资本，形成世界级生物医药产业集群，才能实现赶超国际先进水平的目标。近年来，国家实施了一系列利好政策，政策红利的叠加，吸引了大量世界级产出资源、创新人才、重大项目落地中国，形成了以上海张江和苏州药谷、北京、广州和深圳生物医药产业园区为代表的千、万亿级生物医药产业集群，大大提升了生物医药创新力，加快了我国生物医药产业从“制药大国”向“制药强国”转变。

2021 年 10 月，在“2021 上海国际生物医药产业周——首届张江生命科学国际创新峰会”开幕式上，张江集团联合上海市科学学研究所等首次发布了“张江生物医药创新指数”，全方位呈现张江生物医药产业成长图景。

“张江生物医药创新指数”以 2019 年为基期，以后每年定期更新和发布。以 2019 年数据为基期 100 分，2020 年张江生物医药创新指数得分为 110.3 分，同比增长 10.3%。对标自身，取得了长足进步（自身进步度 10.3%）；对标全市，强化高水平集聚（全市集聚度 70%）；对标全国，增进高水平贡献（全国贡献度 20%）；对标全球，体现高水平参与（全球参与度 10%）。

作为我国生物医药产业人才最密集的区域，张江会集了近 7 万名全产业链专业人员。张江正加快布局新产业新方向，形成了以张江药谷地区为创新源头，张江医学园（张江细胞和基因产业园）、张江创新药产业基地、张江医疗器械产业基地、张江民营经济总部园为特色园，以及迪赛诺老港基地、外高桥生物医药基地、金桥地区、世博地区等 4 个其他园区协同发展的新格局。

目前，张江细胞产业全面领先，基因治疗集聚成势。全国批准的细胞药物临床试验项目中，16 项来自张江，占上海的 2/3，占全国近 1/3。

上海对生物医药产业的推动力度还在持续加码，跨国公司加大投资的态势明显，美敦力成为临港新片区的首家生物医药外资五百强企业，阿斯利康在上海启用了全球研发中国中心；默克上海创新基地开建；武田中国地区总部携武田亚洲开发中心新址入驻世博前滩。武田制药透露，将立足中国患者需求布局下一代生物技术，未来 15 款创新药物以及全球第一波价值转化高峰研发管线加速引入中国。据统计，目前全球药企前 20 强中 18 家、医疗器械前 20 强中 17 家都已落户上海，纷纷设立中国区总部、研发中心。上海力争到 2025 年，全市生物医药产业规模达 1.2 万亿元。

曾经，制药巨头的买手们最喜欢的地方是波士顿、剑桥、硅谷，以及宾夕法尼亚州的费城，这些地区是生物技术公司的聚集地。它们热衷于通过生物技术，主要是基因合成，而非传统的化学合成方式开发药物。但如今，它们正携带钱袋转向位于地球另一端的中国苏州。

距离苏州市中心近 1 小时车程的苏州工业园区，面积有 100 个足球场大小，这里聚集了 500 家左右的生物技术公司。仅从园区的名字，你就可以看到它的特色——生物纳米园（Biobay）。

这个园区设立于 2008 年，2015 年 A 区至少 40% 的房子都还空着，到 2020 年底，新建的 B 区已租满。此刻要入驻的创业者要等到 2022 年，才能在新释放出来的二期园区找到位置。

这些创业公司正在开发的药物，接下来会影响全球数亿患者，尤其是那些医学界从未真正解决的难题：各种癌症、免疫类疾病，以及与大脑有关的疾病。

机器人会下棋、登月，甚至上火星，这些技术进步常常给我们一种错觉，即已经没有什么难题是人类还没有解决的。但事实是，我们的医学对许多常见病仍然束手无策。比如，人类同癌症已经作战了几千年，现代医学诞生之后，从“斩草除根”式手术，到被简称为“化疗”的一系列化学药物灌洗，它们在剔除或杀死癌细胞的同时，也会损伤人体正常细胞或组织。对大脑相关疾病的治疗则更令人沮丧。由于血脑屏障，过去很少有药物——哪怕是分子量只有几百道尔顿的化学药——可以进入大脑，而且大脑相关疾病是如何产生的，医学界也所知甚少。

苏州药谷的爱康得公司正在尝试用 CAR–T 技术治疗骨髓瘤，通过基因编辑技术，使患者 T 细胞可以靶向性杀伤肿瘤细胞。在临床试验中，入组的 24 名患者有 17 个人疾病得到完全缓解。

景昱医疗公司，称他们设计的脑起搏器不仅可以治疗帕金森，还能治疗毒瘾和强迫症。具体做法是用一种直径比细胞粗数倍的探针插入患者大脑的特定位置，通过控制其振动频率，改变探针所在位置的神经兴奋水平，从而消除帕金森不受控制的震颤、毒瘾发作时难以自抑的复吸冲动，以及强迫症患者不能理性控制的重复性行为。目前，市面上只有美国医疗器械巨头美敦力和另一家位于北京的初创公司在开发同类产品。

在化学制药时代，中国没有诞生过一家有创新能力的制药公司，现在，它们可寄希望于一种正在成长的技术及其带来的市场潜力实现赶超甚至引领。

2020 年底，美国制药公司礼来的买手走进 Biobay，买下了一家公司（于 2011 年成立名叫信达生物的研发公司）研发的肿瘤药物的海外市场授权，成交价 10 亿美元。这款叫达伯舒的 PD-1（Programmed Death 1，程序化死亡分子）抑制剂是眼下市场最前沿的肿瘤药物之一。

PD-1 是一种免疫抑制分子，每个免疫细胞上都有这种分子，有了它，就可以识别人体细胞，使其免受免疫系统的攻击；但肿瘤细胞上有一种可以与 PD-1 分子结合的 PD-L1 分子，而 PD-LI 分子可使肿瘤细胞逃过免疫系统的识别。如果有一种抗体，可以与 PD-1 分子结合，那它就能阻断 PD-1 和 PD-LI 的结合，从而使肿瘤细胞暴露在免疫系统中，继而被消灭。信达的达伯舒就是这种蛋白质，主要治疗霍奇金淋巴瘤。

达伯舒并不是中国政府批准上市的第一个国产 PD-1 产品。在信达之前，君实生物的一款治疗鼻咽癌的 PD-1 就已获批。同样，它成功将美国和加拿大的市场授权给了美国生物技术公司 Coherus。

由中国公司研发的生物制品优势在于价格。根据派格生物创始人提供的数据，PD-1 在海外市场一年的治疗费用是 30 万美元，在中国市场只需要 20 万 ~30 万元，降了近 10 倍。派格生物如今已有 8 个产品，涉及癌症、糖尿病、肥胖症。

中国生物技术公司的产品走向海外市场不是偶然现象。一种生物药物从起步到一期临床产生效果，需要花 6~8 年时间。从这个时间点往前推 6~8 年，刚好是苏州 Biobay 以及中国生物技术起步的时刻。以此推算，未来发生在跨国制药巨头和中国本土生物创新公司之间的交易会越来越多，这正是崛起的中国苏州药谷现象。

二是“CXO”模式加速了创新药研发。“CXO”是指药品研发外包服务。外包服务在医药行业的兴起，始于 20 世纪 90 年代欧美市场上创新药的入市门槛。一款创新药走完整个流程，平均需要 12~15 年，研发费用一般超过 10 亿美元；药品的专利保护期一般为 20 年，能垄断销售的时间窗口仅有 5~7 年，且销售表现未必达到预期。专利期到期后，创新药马上会面临仿制药的冲击。

市场调研机构 Frost&Sullivan 的数据显示，2010 年至 2019 年间，全球创新药的投资回报率从 10% 降到 2% 左右。药企为了维持利润率，需要降低生产成本、压缩研发时间、调节产能、分散风险，将精力集中在核心业务上。

作为能服务于这些变化的外包机构，CXO企业应运而生。今天，如果一个网红要创立自己的服装品牌，未必需要多少行业资源。他/她只要找一家成熟代工厂，说明想要的样式，工厂便能拿出现成模板，客户挑选、修改后直接进入生产流程。

即便是技术含量高的医药行业，生产流程也差不多。科学家只要画出一个分子式，接下来的化合物发现（有时候是从资料库中遴选）、研发、生产到注册审批流程，都可以外包给专业的服务提供商完成。

在中国，随着药品审批制度改革、药品上市许可人（MAH）制度等政策在2015年后相继颁布实施，允许药品上市与生产流程彻底分离。另外，港交所近年对未盈利的“生物技术类企业”降低了上市要求，资本进入生物医药行业的最大顾虑得以消除。

中小型创业药企因制度变化获益最多。和网红的个人品牌或其他轻资产消费品牌类似，中小型药企借助外部资金和外包服务，也能推出产品。这种由风险投资（Venture Capital）、知识产权（Intellectual Property）、研发外包（CXO）整合而成的“VIC”体系，被认为是目前最有效的新药研发模式。

中国生物创新药的井喷式发展，得益于新药研发外包服务（CXO）企业的发展和新药研发模式“VIC”体系的形成。

以医药服务巨头药明康德为例，来说明一款药上市前涉及的诸多环节，以及合同研发（CRO）、合同生产（CMO）、合同研发生产（CDMO）等“CXO”经典服务内容。

药明康德于2000年在无锡成立，2020年，药明康德的市值超过4000亿元（药明康德发展如图5–2所示）。

2000年，创始人李革回到中国，创立了新药研发公司药明康德。在哥伦比亚大学攻读有机化学博士期间，他与导师在美国共同创办过一家生物化学公司Phanmaeopeia，1995年在纳斯达克顺利上市。

回国后，李革发现国内创新药的研发被锁定在科研院所和高校，药明康德的起步并不顺利。一次李革随手画出的几个化学药物模板被一家美国药企看中，双方很快建立了合作关系，这给了他很大启发。于是，药明康德的定位从独立开发新药，转变为服务药企的外部机构。

药物的研发流程大致可分为临床前研究、临床研究和生产三个阶段，每个阶段又分成多个环节。受制于专业性及资金规模，CXO企业往往聚焦其中一个或几个阶段。

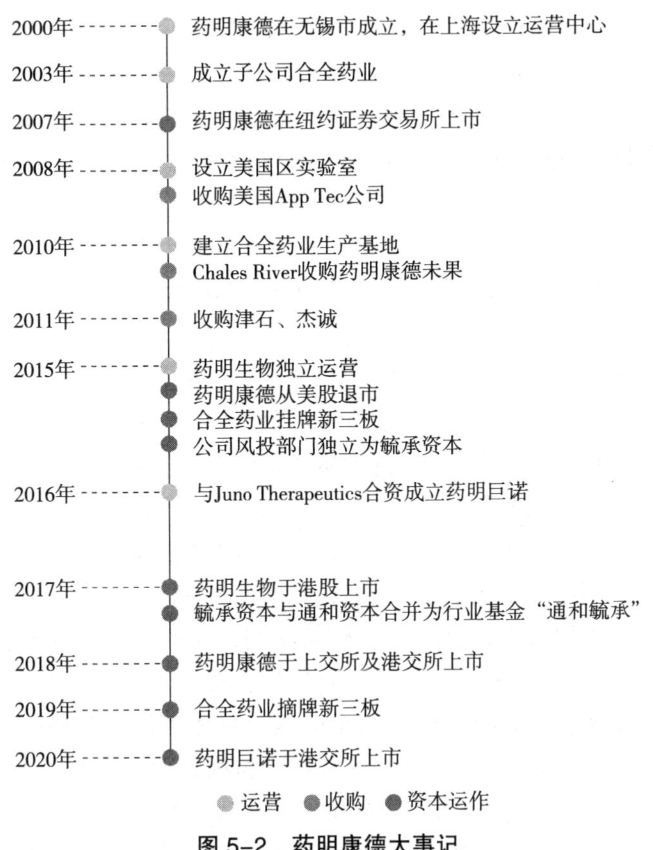
2000年
药明康德在无锡市成立，在上海设立运营中心
2003年
成立子公司合全药业
2007年
药明康德在纽约证券交易所上市
2008年
设立美国区实验室
收购美国App Tec公司
2010年
建立合全药业生产基地
Chales River收购药明康德未果
2011年
收购津石、杰诚
2015年
药明生物独立运营
药明康德从美股退市
合全药业挂牌新三板
公司风投部门独立为毓承资本
2016年
与Juno Therapeutics合资成立药明巨诺
2017年
药明生物于港股上市
毓承资本与通和资本合并为行业基金“通和毓承”
2018年
药明康德于上交所及港交所上市
2019年
合全药业摘牌新三板
2020年
药明巨诺于港交所上市
运营
收购
资本运作

图 5-2　药明康德大事记

资料来源：根据公开资料整理。

药明康德的创业起点是为小分子化学药物提供临床前 CRO 服务，即研发早期阶段的化合物发现和药物分析测试工作。目前，提供临床前 CRO 研究的中国区实验室服务，仍为药明康德贡献了超过 50% 的营业收入。做 CRO 的优势在于，企业可以接触大量有商业化潜力的新药项目，并熟悉相关工艺，对后续生产也有帮助。

与药明康德同时诞生的国内 CRO 企业，如泰格医药、博济医药，业务多集中于临床阶段。临床阶段的外包服务主要比的是临床中心建设能力和管理人员数量，这些都不是药明康德的强项。不过 2011 年收购津石、杰诚后，药明康德在临床阶段的布局有所改善，相关业务的营收近年快速增长，2019 年同比增幅达到 81.79%。

2003 年，公司发展初步稳定后，药明康德就设立了子公司“合全药业”，承接技术含量相对较低的 CMO/CDMO 服务（CXO 服务中的 CMO，是指药物的规模化定制生产，就是标准意义上的“贴牌生产”；在 CMO 基础上延伸出来的

CDMO，就是在生产前再为客户提供原料药研发、生产工艺优化等临床前 / 临床阶段的研发服务，将贴牌业务变成了技术含量更高的“整体解决方案”)。合全药业拥有独立的规模化生产基地，自 2010 年后，每年营收都以近 30% 的幅度增长，迅速成长为药明康德旗下仅次于临床前 CRO 研究的第二大业务板块。

至此，药明康德在国内小分子药物领域覆盖了几乎整个研发和生产链条，既能承接大型药企的多种业务外包订单，也能补足中小型药企的大部分流程。此外，药明康德在美国设有实验室，主攻技术和风险更高的细胞与基因疗法、医疗器械检测等新兴领域。

2007 年，药明康德在纽约证券交易所挂牌上市，次年宣布收购美国医药服务公司 App Tec，并在后者的基础上设立了美国业务。在收购 App Tec 之前，药明康德一直主营小分子化学药物，这次资本运作开始涉足大分子生物制剂以及医疗器械检测等新领域。此后，上述大分子生物制剂的 CMO/CDMO 服务成了药明系子公司“药明生物”的主营业务。2017 年药明生物于港股上市。

三是人工智能助推创新药研发。无论针对何种疾病，药物都是不可缺乏的治疗手段。但是，药物研发通常要经历较长时间，流程上可分为药物发现、临床前开发和临床开发三个阶段，而现代药物发现在技术上又可分为靶点的发现和确认、先导物的发现、先导物的优化三个阶段。总体来说，新药研发是一个高风险、长周期、资本和技术密集型的技术领域，药物研发失败率高达 90% 以上（特别是原研药)。因此，在新药研发过程中，采用人工智能技术进行特定阶段的研发加速、方案优化，无论对于医药企业还是对于患者都是大有裨益的事情。

从目前药物研发的情况看，必须面对的是化合物的筛选，这是新药研发最基础，也是较困难的一环。这其中有两方面原因：一是大多数可以使用的化合物已经被发现，新的化合物开发难度日益加大。二是随着数据的发展，要快速分析不同数据的关联性，传统手段已经难以满足要求。相比人工智能可以从海量文献中发现相关分子结构的描述信息，且可以自主学习建立其中的关联，快速提供大量选择和建议。

人工智能应用于创新药研发，能够有效缩短新药研发周期，降低失败风险。通过计算机模拟，可以对药物活性安全性和副作用进行预测。借助深度学习，药企在心血管药、抗肿瘤药、孤儿药（孤儿药又称为罕见药，是用于预防治疗诊断罕见病的药品，由于罕见病患病人群小、市场需求少、研发成本高，很少有制药企业关注其治疗药物的研发，因此被形象地称为孤儿药）和常见传染病治疗药等多领域取得了新突破。目前，已经涌现出多家人工智能技术主导的药物研发企业。例如，硅谷的 Atomwise 公司通过 IBM 超级计算机，在分子结构数据库中筛选治疗方法。其利用强大的计算能力评估出 820 万种候选化合物，研发成本仅为数千美元，研发周期只有几天时间。2015 年，Atomwise 基于现有的候选药物，应用人工智能算法，不到一天时间就成功地寻找出控制埃博拉病毒的两种候选药。以往类似研究需要耗时数月甚至数年时间。

概括来讲，人工智能可以在以下几个方面助推新药的研发。

（1）靶点筛选。目前，寻找药物最基本的方式就是将上市药物、人体靶点进行交叉研究和匹配，这项类似回顾式的研究工作，将有机会从依靠人工转向依靠人工智能，从而在速度上实现指数级提升。

（2）药物筛选与优化。大型药企实际上都已经建立了内部化合物储备，采用人工智能方式从这些化合物中筛选出先导物，可以开发有效和准确的虚拟筛选方法，以取代昂贵且耗时的高通量筛选过程。

Bharath Ramsundar 等在其机器学习相关的论文中称："我们的实验表明，深层次神经网络优于所有其他方法……尤其在于，深层次神经网络大大超越了所有的商业解决方案。在许多靶点上，它都实现了接近完美的预测质量，使其尤其适合被用作虚拟筛选装置。总之，深度学习提供了建立虚拟筛选并将其作为药物设计管道中标准步骤的机会。"

（3）病人发现及招募。找到大量合适的入组人员参加被试（RCT），本身就是个复杂而长期的过程，特别是在原研药的研发过程中，如何准确高效地定位所需要入组的患者，而不必为了保证成功率放大样本量，这是人工智能可以帮助药企的重要一点。

（4）依从性管理。依从性是指病人执行医嘱的客观应答的程度。在新药临床试验中，依从性可定义为受试者按照规定的药物剂量和疗程服用试验药物的程度。传统方法服药依从主要通过人工随访来管理，如果数据量大则只能依靠病人的自觉性。在这个阶段，我们利用移动技术和面部识别技术来判断患者是否按时服药，用自动算法来识别药物和药物摄取，可以提醒患者按时服药，对患者的服药依从性做精准管理。

（5）药物晶型预测。多晶型现象是一种物质能以两种或两种以上不同的晶体结构存在的现象。对于化学药物，几乎所有的固体药物都存在多晶型状态。由于晶型的变化可以改变固体化学物质的诸多物理性质和化学性质，如稳定性、熔点、溶解度、溶出速率等，从而导致固体化学药品在临床治疗中的差异、毒副作用与安全性差异、产品品质与稳定性差异。曾有数种药物因为晶型问题导致延迟上市或撤市，损失惨重。

（6）患者大数据与真实世界研究。在传统的新药研发流程中，对于患者的跟踪只能在临床中进行，病人需要进行定期检查，特定时间和地点获得的数据并不能完整地代表病人的身体情况，容易出现数据偏差。另外，必须指出的是，在这一过程中采集的数据虽然有效，但是严格来说不是真实世界的数据，如果要对药物的真实使用情况进行跟踪，且对药物上市后Ⅳ期临床的药效扩大化进行跟踪，就必须采用真实世界的数据。真实世界数据的来源有很多，包括海量来自随身穿戴设备的健康信息，来自医院随访记录，来自患者院外院内管理平台的日常数据，这些都可以帮助药企实现对真实数据的掌握。

真实世界数据反映实际诊疗过程和其他条件下的患者健康状况。美国 FDA（美国食药监局）、ISPOR（国际药物经济学与结果研究协会）将真实事件数据定义为传统临床试验以外的数据，如基于特定研究目的的患者调查、患者注册登记研究，以及基于真实医疗条件开展的干预性研究（如实效性随机对照试验）的数据；也可以是非研究性数据，包括医院、医保部门、民社部门等机构日常监测、记录、储存的与健康相关的分类数据，如医院电子病历、医保理赔数据库、公共卫生调查与公共健康监测（如药品不良事件监测）、出生死亡登记项目等。

四、迎来重大转型期的创新药

创新药井喷式发展，在 2021 年第四季度却戛然而止，遭遇投资寒冬，资本涌入热情骤然减退，有专家分析，中国的创新药即将迎来重大转型期，这一时期可能长达 5 年。这一时期，主要呈现以下三大特征。

1. 投资遭遇冰火两重天

新型冠状病毒感染疫情暴发后，大量资金涌入医药赛道。投资机构到医药产业园区看一看，请园区推荐一下很快就可能决定投资；或者看大型投资机构投了，就跟投。2020 年之后的一年半时间内，人们似乎认为投资医药是“闭着眼睛赚钱”。2020 年第二季度开始，创新药企的融资，常常只需要两三个月，甚至有的一个月就敲定。那时，创新药投融资是绝对的卖方市场，天天有人追着投资。

在 2021 年第三季度，生物制药曾以 89 起融资事件创下历史新高。2021 年，这一赛道融资 878 起，平均每天 2.4 家创新药企获得投资。2021 年，新药领域投资总额超 700 亿元；当年前 10 个月，中国 CXO 龙头药明康德就积压了超过 100 亿美元的订单。

但是 2021 年第四季度至 2022 年上半年，仅几个月的时间，创新药企靠新型冠状病毒感染疫情刷来的涨幅，被摔跌得仅剩尸骨，包括新冠疫苗明星企业康希诺。其业绩快报称，康希诺 2021 年营收将大涨 1.7 万倍，净利超 19 亿元。但它的股价却自 2021 年的 400 多元跌到了 100 多元，这是 2020 年 3 月股价“起飞”前的水平。

很多美元基金从 2021 年第四季度开始，就不再看后端项目，即使看，一旦得知公司计划申报上市，直接走人。

2021 年 10 月在中国香港上市的和誉公司，最近一个月单日成交额多在 20 万 ~100 万港元，最低的一天交易额为 0。

主攻小分子肿瘤药物的和誉公司并非无名之辈，资本巨头淡马锡、医药产业投资人礼来亚洲基金均是其股东。2021 年 1 月完成的 D 轮融资由凯雷和华平共同领投，总估值 7.23 亿美元。现在，即使有人愿意接盘，这些股东也无利可得了。2022 年 3 月 10 日，和誉市值为 3.6 亿美元，而它们的股份在 IPO 阶段已被稀释。

同样境遇的还有 2021 年 12 月上市的北海康成。这家关注罕见病药物的企业，末轮估值近 45 亿港元，上市后市值一路跌至 25.2 亿港元，包括泰格医药在内的 E 轮投资者消失大半。这家公司最大的外部股东就是 CRO（合作研究组织）龙头药明康德。

如同约定好的，投资人不再青睐创新药了。曾经每天投两家药企，如今资本“躺平”无人接盘。投资领域的这种冰火两重天局面表明，资本的潮水在后退，医保控费下的价格天花板、PD-1 等热门抗癌药的内卷（在 2021 年初，已有六款药物上市的情况下，中国至少还有 70 个 PD-1 产品在研。同一时间，经历医保谈判，PD-1 年治疗费用已由近 18 万元降到了 5 万元，想象中的“千亿市场”缩水 2/3），以中国创新药企在国际市场的真实认可度暴露人前。应该反思，创新药研发究竟是面向患者还是面向风险投资者？在过去几年的资本游戏中，中国创新药虽然有着骄人成就，但确实也走了一些弯路。

2. 新药研发大洗牌

创新药研发究竟是面向患者还是面向风险投资者的问题，被 2021 年 7 月的一份标志性文件所厘清，正本清源，创新药研发要回归到解决临床问题上。

2021 年 7 月，国家药监局药审中心发布的《以临床价值为导向的抗肿瘤药物临床研发指导原则（征求意见稿）》被称为“药物指南”。此稿一推出，多家医药上市公司股价应声而落。

新药研发市场确实蓄积了一些泡沫和风险，“药物指南”出台意味着新药研发企业面临着大洗牌。今后的新药研发企业必须深刻理解临床价值，并以此为导向研发新药，必须更好把握现在的临床试验标准，严格按更高的临床试验标准开展新药研发工作，才能生存和发展。

从患者的角度，批准上市的药应该一个比一个好，要更有效、更安全、更便利或更可及，这就是临床价值。

企业都觉得自己的产品好，而忽略产品的一些缺陷。比如，原来定位是 me-better 的药，最后在临床上没有体现优势。又如，对原来化合物做了优化，但疗效和安全性差不多甚至还差一些。

什么是临床价值？需要客观、公正、系统地阐述。审评中心相当于把这个导向抛出来，让大家理性评估临床价值，对一些临床价值有限的项目进行取舍。

外界对某类药物的感受也许只是一些数字，如抗肿瘤药物 PD-1。然而，企业和监管部门的感受很直接，竞争异常惨烈，千军万马过独木桥，两方都顶着很大的压力。

审评审批制度改革前，有的企业拿到临床批件后去“忽悠”投资，不是真正去做这个药；有的企业拿到批件后，不知道下一步该怎么做；还有的是产品已经产生了一些数据，提示做下去意义不大，但企业就是不放弃，继续寻找接盘者，归根到底是企业对临床价值没有准确判断，或对行业环境前景错判。

这就需要提醒企业关注风险，从立项层面保持理性和前瞻性，不要投资预期临床价值有限或者临床优势前瞻性不足的产品。企业已经开展的试验，如果预期临床价值有限，要勇于壮士断臂，因为国际成熟研发环境始终是 stop earlier，stop cheaper（早停早止损），相当于资源优化。这样做出来的临床价值更高，也更具有竞争力。

如此一来，就不会有一种疾病有 10 个同类产品上市的情形。如果十几种药去竞争一个适应证，企业可能会为了求快，而牺牲质量、降低标准，导致“内卷”。

临床试验标准，一旦升高就不会降低。药品监管部门批药的标准越来越明确——药监部门不控制一种疾病最多批准多少种药，但在相同时期会采用相同标准去审批。

现在国内的情况是，明明临床上已经有更好的药物，但企业做临床试验的时候愿意和疗效差的药物比较，因为这样有优势。以临床价值为导向的指南，虽然没有说新药研究必须和疗效最好的药去比较，但让大家产生了和谁比较能体现产品临床价值的思考。

如果一个适应证对应的只有进口药，药物监管部门通常不会要求国产药品的临床试验去和进口药比较，这个门槛对中国药企来说太高了。

但在这个治疗领域，如果已经有国产药品了，且是广泛应用的，那下一步就要考虑提高临床价值。相当于赛跑，已经有人到了终点，是否还允许刚到跑道上的人起跑，尤其是赛道上已有很多选手的情况下。如果允许，标准就会无休止地下降，上市的药物质量和疗效将无法得到提升。

在这方面，药物监管部门的态度很坚决，也得到了临床专家和医生的认可，总是做相似的临床试验，临床专家也会觉得没有价值。对受试者来说，参加一个临床试验，对照组是治疗比较差的，不符合伦理；如果对照组是当前治疗最好的，而实验组可能更好或不差，那药物监管部门、医生和患者都欢迎这样的实验和药物。

“药物指南”把这点明确提出来，且从患者的角度出发，是非常有价值的。企业要么需要具有前瞻性布局，要么快速推进项目，进行差异化研发。如果一个适应证已经没有价值了，就去做其他还有价值的，从而能优化新药研发资源。

以前，不存在药物扎堆做临床三期的情况。药品审评审批改革改变了临床试验的批准方式，从审批制改为默示许可，极大释放了临床研发空间。

开展一个预期临床价值有限的试验，对企业来说风险很大。三期临床试验理论上需要上亿元投入，如果一例受试者按 50 万元来计算，一个临床试验含 400 例受试者，整体成本就达 2 亿元。

新药要通过评审，就要回答能为患者带来什么，解决什么问题。针对某种疾病，某个阶段对比已有的药物，有什么优势，解决什么问题。综合来看，就是这款新药有多大临床价值。

企业要通过科研和实验数据提供高价值的药物，比如说相比现有的药效果更好；或者疗效相近，但更安全或者更方便，都是临床价值。

这个临床价值是主要监管国家的普通共识，相对成熟的监管环境，企业会自觉遵照这个原则。

未来，大部分国内药企还是要先做国内市场，其中的“尖子生”才有机会去国际市场竞争。医药行业必须拥有一个有经验的团队，不是仅靠某个领域的科学家就可以做出药来，经验还包括研究、转化、申报和跟各国监管机构打交道等方面的功夫。

现在标准已非常明确，竞争会更激烈，国内药企正处在一个大洗牌阶段。随着政策环境的变化，药企首先要活下去，依赖产品进入关键赛道。

临床价值才是硬道理。对于初创企业，要研发出具有临床价值的产品，或者独立研发，或者与他人合作或被收购。

未来，基于研发监管环境，以及现在科创板上市规则的要求，创新力不足的企业难以脱颖而出，较初创医药企业难以成长为独角兽企业。

医药科技领域，欧美国家仍然走在前列。为此，我们要步调一致，理性投资，提高医药科技公司的核心竞争力。应该看到，整体环境有利于产业良性循环，回归本源、以临床价值为导向，才是新药研发企业发展的根本所在。

3.“出海”是一条出路

中国创新药正处于转型期，等待资本的创始者，寄希望于医药板块好起来。然而，地缘风险使资本市场何时稳定下来尚不确定。

创业者的另一个出路是——“出海”。尤其是 2022 年 2 月底，传奇生物的 CAR-T 产品获美国食品和药品监督管理局（FDA）批准上市，让这条路变得清晰。

资本把“出海”作为一个新的评判标准，目前投资者选股有两大标准：一是“出海预期”，二是避开竞争白热化的靶点。

但看中国市场，即使竞争激烈，药价也不会过高。比如 120 万元的 CAR-T，注定进不了医保。在中国（年治疗费用）10 万 ~30 万元的药，在美国可以卖到 10 万 ~30 万美元，越早上市的药越容易取得更大的市场份额。

一笔关键的海外项目交易，往往会成为一家生物科技公司发展历史上的里程碑事件。

美国食品和药品监督管理局统计显示，通过商务拓展项目申请上市的药物，通过率更高，基本超过 50%。

拿到美国 FDA 的认证，是新药有潜力成为 best in class（同类最优）的有力印证，意味着未来大概率能够在欧洲等地区申报。如果获得跨国大药厂的认可（对外许可，中国药企海外授权），就解决了国际化的商业路径问题。

授权合作（License），是通过向产品授权方支付一定首付款，并约定一定金额的里程碑付款及销售提成，从而获得产品在某些国家、地区的开发、生产和销售等商业化权益。License-out 的背后，是中国本土创新企业展现的创新能力，已被国外市场与合作方认可。目前，国内已形成共识，“出海潮”将成为趋势，License-out 项目成为关注热点。

应该看到，“出海”不简单。传奇生物之前，中国药企成功在美国上市的药物，仅有百济神州的一款 BTK 抑制剂泽布替尼，于 2019 年末经优先评审通道获批，用于治疗复发难治套细胞淋巴瘤。2021 年，该药在美国销售额约 7 亿元，占了当年泽布替尼全球销量的一半。

2021 年 3 月，荣昌生物的系统性红斑狼疮新药泰它西普在国内获批上市；4 月，美国 FDA 授予快速通道资格。凭借泰它西普与跨国药企海外交易，当年 10 月，荣昌生物就收到 2 亿美元首付款。

现阶段，在细胞治疗、基因疗法等相对前沿的细分赛道，有产生真正的“first-in-class”产品的可能。因为中国创新药企起步不比欧美晚，技术和数据可以说服欧美国家的监管层和同行，传奇、荣昌和百济神州都属此类。

值得注意的是，后发企业为避免隐忧，做创新药，一开始就要把国际化作为主要考量，无论是否在美国申报，CMC（药学研究）工作都要满足美国 FDA 和 EMA（欧洲药品管理局）的要求。

国际化不再是药企、生物科技公司的高目标、高追求，已然成为其创新发展的必然选择。只有经过 BD（商务拓展）实现商业化、国际化，才能诞生伟大的企业。

第二节　稳住中国 14 亿人用药的基本盘

一、看懂中国基本药物制度

基本药物是指适应我国基本医疗卫生需求，剂型适宜、价格合理，能保障供应、公众可公平获得的药品，其主要特点是安全、必需、有效、价廉。基本药物的理念由世界卫生组织于 1997 年提出。中国于 2009 年 8 月发布的《关于建立国家基本药物制度的实施意见》明确指出：“建立基本药物优先和合理选用制度，确保规范选用基本药物。”这标志着我国国家基本药物制度的建设工作正式实施。根据国家药品监督管理局提供的数据，中国药品批准文号总数达 18.9 万个，其中 95% 以上为仿制药。目前，国家基本药物目录中收入的品种同样以仿制药物为主。

高价创新药决定了健康的想象空间，廉价的仿制药则决定了一个国家国民健康的基本盘。要稳住基本盘，则必须保障仿制药供应链的安全。

毕马威针对美国仿制药市场中的三条因果链分析显示，需求链、供应链、短缺链相互关联（美国仿制药市场的三因果链分析如图 5-3 所示）。

在正常的市场环境中，市场需求会带动价格上升，使得越来越多的仿制药企业愿意投资生产，从而增加供应量满足市场需求；当增加的供应量超过需求量时，随着买家的价格压制，价格回落，利润空间被压缩，迫使某些供应商出局或转型至更高利润的领域，如创新药或高端仿制药。

每个链条中都有可能被干预的节点，任何一个被干预节点出现大幅度波动，尤其是价格，均可能使整个链条的均衡被破坏，甚至影响用药供应保障的安全。

为保障药品供应链安全平衡，无论是市场主导的北美，还是政府买单的英、德、法国家，通常的做法都是在未到期前给创新药足够高的利润空间，让药企愿意投入精力。同时，大力鼓励药企仿制专利保护到期的药，加大市场竞争、拉低药品价格，使病人能尽快用到廉价的好药。

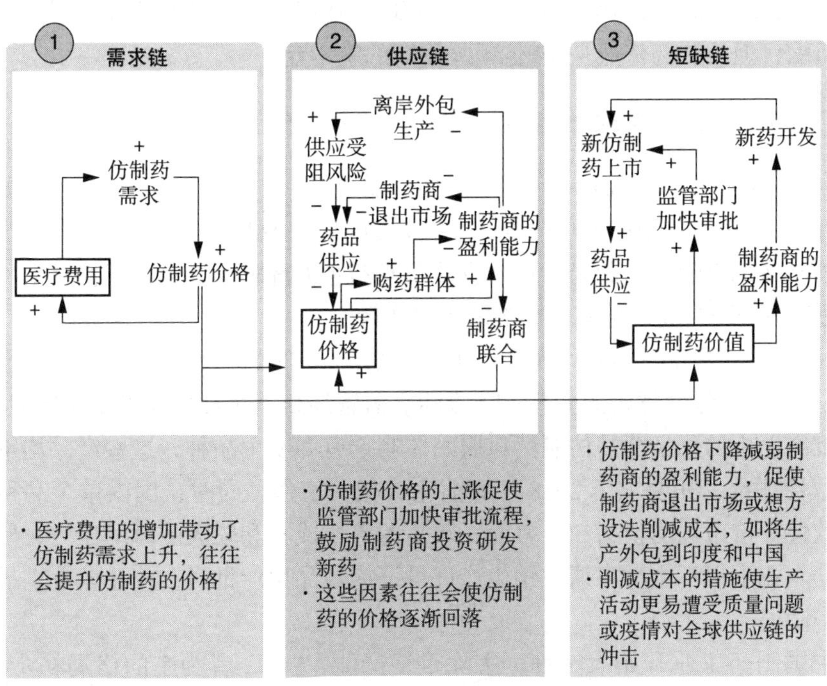

图 5-3　美国仿制药市场的三因果链分析

注：“+”代表正相关、“-”代表负相关。

资料来源：毕马威。

世界卫生组织统计显示，医生开出来的处方药里仿制药占 85.5%，却只占了 12% 的医药费用支出。可以说，仿制药是各国降低药价、提高药品可及性和增进全民福祉的重要途径。

在中国，仿制药是 14 亿国人用药的基本盘。据中国医药工业信息中心测算，2020 年受新型冠状病毒感染疫情影响，中国药品市场出现罕见下滑，仿制药整体市场规模跌至 8087 亿元，同比下降 16.7%；而全行业是同比增长 7%，仿制药约占全部药品市场的 53.3%。随着疫情的控制和经济的恢复，2021 年仿制药市场规模回升至 8757 亿元，同比增速达 8.3%，但仍远低于整个医药行业的平均增速。

据《中国仿制药蓝皮书》披露，欧洲、美国、日本等发达国家和地区在政府的倡导和支持下，仿制药的增速是创新药的两倍多。

中国的医药市场，本土仿制药企业长期牢牢占据绝对优势地位。近年来，随着各种规则的变化，以及欧美、印度的仿制药在中国的逐步崛起，本土市场仿制药厮杀惨烈。

据中国医药工业信息中心统计，按市场规模测算，2020 年中国化学仿制药市场中 91.3% 为本土企业，欧洲、美国、日本等发达国家和地区企业占比 6.5%，印度等发展中国家或地区的企业市场份额为 0.14%。

可见，在创新药过热、仿制药冷清的现实环境下，仿制药的社会资源配置被大大压缩，但仿制药依然是 14 亿国人用药的基本盘。

二、国家重大政策下的破与立

自 2016 年以来，国家出台了一系列重要政策，如推行“两票制”、开展“一致性评价”、药品“集中采购”等，尤其是 2018—2022 年国家组织了七批药的集中采购，深刻影响了仿制药行业，直接引发药企大洗牌，导致行业格局重构。图 5-4 为对仿制药行业产生重大影响的主要政策。

2016 年，国务院办公厅发布《关于开展仿制药质量和疗效一致性评价的意见》，拉开了一致性评价的大幕。国家药品监管局相关统计数据显示，2007 年 10 月前批准上市的化学药品仿制药口服固体制剂有 289 个品种，这些产品均重新进行一致性评价，并要求于 2018 年底前完成相关工作。同时，国内单个品种药物的一致性评价市场均价为 500 万元。较高的资金成本和较大的时间压力，使得不少制药企业不得不主动申请注销生产许可证或药品生产批号，停止营业，最终从行业中隐退。

中国制药工业开始大洗牌，去除重复产能、“剩”者为王的格局初步形成，低水平重复药品供大于求并造成市场恶性竞争的情况得以有效遏制。未能通过仿制药一致性评价的制药企业，逐步退出行业大舞台。由于竞争对手的逐步退出，已通过仿制药一致性评价的制药企业将从中受益，迎来仿制药供给制改革的春天。

2016年
3月，国家药品监督管理局转发国务院办公厅发布的《关于开展仿制药质量和疗效一致性评价的意见》，全力推进仿制药质量和疗效一致性评价工作，“一致性评价”成为仿制药参与集采的入场券

2016年
4月，《深化医药卫生体制改革2016年重点工作任务的通知》发布，全面推进公立医院药品集中采购，鼓励推行“两票制”

2017年
1月，发布《关于在公立医疗机构药品采购中推行“两票制”的实施意见（试行）的通知》，“两票制”在全国推行

2018年
5月，国家医疗保障局正式挂牌，成为医疗服务和药品的“超级采购方”

2018年
11月，《4+7城市药品集中采购文件》发布，国家组织药品集中采购试点，试点范围为北京、天津、上海、重庆以及沈阳、大连、成都、西安等11个城市（简称“4+7”）

2019年
7月，国家医疗保障局发布《关于建立医疗保障待遇清单管理制度的意见（征求意见稿）》，国家将统一制定国家基本医疗保险药品目录，地方医保目录逐渐取消，在3年内清理完毕

2020年
1月，第二批国家集采落地，山东、广东、江西、辽宁、江苏等20多个省份陆续开展，32种药品中选，平均降价幅度达到53%，最高降幅达到93%

2020年
8月，第三批国家药品集中采购落地，此次集采共包括55个品种，125家企业，商品品规191个，平均降价53%，最高降幅在95%以上

2021年
2月，第四批国家组织药品集中采购开标，此次采购产生拟中选企业118家，拟中选产品158个，拟中选产品平均降价52%

2021年
9月，第五批国家组织药品集中采购开标，拟中选产品218个

2022年
1月，第六批国家组织药品集中采购开标

2022年
7月，第七批国家药品集中采购落地，60种药品采购成功，拟中选产品327个，平均降价48%

图 5-4 对仿制药行业产生重大影响的主要政策

随着一致性评价制度的实施，强者恒强的集中化格局正在加速形成，而随着小型制药企业的一一出局，未来基本药物领域的竞争将趋于平缓，并逐渐由对立竞争向合作共赢转变。

2017 年 1 月 11 日，国务院医改办等八部门联合发布《关于在公立医疗机构药品采购中推行“两票制”的实施意见（试行）的通知》，提出逐步推行“两票制”，到 2018 年在全国全面推开。

“两票制”是指在药品从药厂流通到医院的过程中，只能开两次发票：药品从药厂到一级经销商开一次，经销商到医院再开一次，且每个品种的一级经销商不得超过两个。随着这一政策的执行，药品的流通环节大大减少。这对于那些缺乏品牌说服力、没有能力建构销售终端的中小药企来说，几乎是致命的。这些药厂的产品在经过一级经销商的流通之后，不再有大量的二级代理和经销商拓展市场，业务会随之减少，面临着被淘汰或被上游更大的医药企业收购的命运。有不少药企都在这一轮变革中被淘汰，连带着他们的代理商和促销商。但“两票制”对经营规范、有完整生产营销链条药企的影响并不大。

2018 年 11 月，《4+7 城市药品集中采购文件》发布，拉开了国家药品集中采购的大幕。截至 2022 年 2 月，国家已成功进行六批次药品采集，采集品种累计达到 234 种。在国家医保局的推动下，常见病、慢性病用药和重大疾病的基础性用药都将被常态化纳入采集范围。

大幕徐徐拉开之际，对于所有药企而言，集采中选显然是一件无法保证的小概率事件。即使中选，也只能保证稳定的现金流入，要恢复集采前的收入和利润水平，几无可能。无论是中标药企还是非中标药企，无论是上游药企还是下游终

端的医院和药店，从药品的研发策略到市场营销模式，都因集采而发生巨变。

前六次国家集采，药品平均降价幅度达50%以上，最高降幅超过90%。这确实解决了药价虚高导致医保资源浪费的问题，减轻了百姓用药负担。但也要看到药价虚低的恶性竞争，引发供应链的安全问题。

2021年8月20日，上海阳光医药采购网的一则信息，将“共和国长子”老牌药企华北制药推向风口浪尖。因受产能限制，叠加原料药价格上涨，华北制药在中标国家带量采购后，断供了，受到主管部门的严厉惩戒，引起行业巨大反响。

其实，面对居高不下的原料、环保、注册以及申报成本，集采价格的巨大降幅像是压倒骆驼的最后一根稻草，轻而易举地击穿了企业成本测算的“地板价”。虽然企业在参与投标前，都做了严密的成本测算，但成本是动态变化的，中标价格却是静态固定的。

当治疗高血压的常用药品氨氯地平每片价格降至接近5分钱、治疗糖尿病的常用药盐酸二甲双胍缓释片每片价格降到近1分钱时，仿制药企如果不改善工艺、提高效率、大幅降低生产成本，注定不可持续。这正是仿制药成为资本“弃儿”的重要原因，同时给市场传递了一种信号：做仿制药，只能拿到较低的利润，低于10%甚至亏损。2018年首次国家集采以来，五轮集采次次引起医药板块大跌。

通过政策引导，调整行业结构、淘汰效率不高的企业，是必要的。同时，在医药产业链的实际运行中，既要防止药价虚高导致医保资金浪费、增加百姓用药负担，也要防止出现药价虚低的恶性竞争，避免药品供应链安全保障出问题。

三、筑牢国人用药的基本盘

在制药大国向制药强国迈进的过程中，既要重视仿制药质量和基础制造，也应重视市场需求链的畅通。为进一步夯实制药大国的根基，应优先筑牢国人用药的基本盘，以行稳致远。时下，国际环境日趋复杂，不稳定性、不确定性因素明显增加，产业链、供应链正在发生大规模重构，世界进入动荡变革期。这样的大背景下，应确保国人用药的基本盘不出现大的波动。夯实仿制药基本盘，要与中国现阶段相匹配，确保新仿制药的研发、既有基础仿制药的安全生产、供应保障，突出普惠性、基础性、兜底性。

一是国家层面改革引导支持至关重要。从国家政策引导和支持层面看，力度在持续加大，具体措施逐步落地，富有成效。2018年3月，国务院专门出台《关于改革完善仿制药供应保障及使用政策的意见》，随后国家卫健委等12部委（局）配套制定了《关于加快落实仿制药供应保障及使用政策的工作方案》，以期解决部分原研药价格过高、部分药品短缺的问题，以及提高药品的可及性和供应保障能力。

主管部门已经制定了两批鼓励仿制的药品目录，及时发布供求关系、解决供需双方的信息不对称，并对列入目录的药品注册申请优先审评审批，以鼓励引导制药企业和研发机构有序研发、注册和生产，促进更多临床必需、疗效确切、供应短缺的仿制药尽快上市。

然而现实中，创新药、仿制药的冷热不均，以及仿制药基本盘的社会资源被大大压缩，与国家“十四五”要求尚有距离，还需加大力度，进一步推进相关文件提出的改革措施落地。

二是企业层面尽快转型升级。中国仿制药行业大而不强，“多小散乱差”的局面仍然存在。药品质量差异较大，高质量药品主要市场被国外原研药占领，部分原研药价格虚高，患者对高质量仿制药的需求与现行药品可及性和可负担性相比，尚有一定差距。

中国 2017 年正式成为 ICH（国际人用药组织协调理事会）成员，医药领域的大多数规范、指南已经与国际对标趋同，这有利于企业在全球范围内拓展市场。领先企业的转型升级，可以在“高价值仿制药”、“首仿药”、“NTE”（New Therapeutic Entity）、“合作创新”方面提速，增强自身的国际竞争力。

三是把握好市场资源配置的原动力。对整个医药行业而言，最核心的市场资源是医生开处方时的用药倾向，也就是处方行为结果，这是影响医药产业对应领域能否“蓬勃”发展的原动力。从某种程度上讲，医生的处方笔是支配者，是夯实医药产业健康发展的指挥棒。

就仿制药而言，即使有了较好的产业引导与扶持政策，如果在医生开处方这个环节受阻，政策效果就会大打折扣；反之，即便产业引导政策暂时不够完善，如果医生开处方环节比较顺畅（愿意开），实现专利药替代，一定会有企业或资本乐意投入，想方设法满足市场需求。

在正常的市场环境下，价格低廉高性价比药品，尤其是仿制药应该大受青睐，价格虚高的药品应该没有市场，甚至被淘汰；而我们面临的医疗市场实际情况却相反，有时是逆淘汰。因此，需通过综合的制度设计，使医药市场在资源配置中起决定性作用，使绝大多数医生个体行为取向的内生动力与改革导向一致，通过正向激励产生内生动力。

总之，高价创新药决定了人们健康水平的想象空间，但廉价的仿制药才是决定国民健康的基本盘，必须夯实筑牢。

四、未来仿制药发展方向

持续创新、出海战略、数智化和并购整合，是未来仿制药投融资的主题，也是仿制药的发展方向。

一是持续创新。模仿创新目前已经很难引领市场投资方向，持续创新是应对集采的最好策略。能够实现跨越式创新、拥有持续迭代创新能力的标的公司，必将获得资本市场的认可。与此同时，企业的研发团队和研发进展将成为越来越重要的话题，而投资逻辑的改变会进一步推动企业进行创新研发。持续创新意味着技术核心的可延展，能够帮助企业从产品公司变成平台公司，建立丰富的产品管线和组合壁垒。

二是出海战略。有价值的创新能够帮助企业开辟国际市场，建立多元化的增长板。在带量采购常态化趋势下，真正实现国际化布局和销售的企业将会获得更多资本市场关注，全球化战略同时有利于企业提高政策波动的抗风险能力，扩大企业市场空间想象力。

三是数智化。后集采时代，随着非中标和申标产品的市场分层进一步凸显，对精准市场营销提出了更高的要求。传统的线下一对一营销模式，正逐渐向更高效的数字化营销模式转变。

对于中标的药品而言，营销费用相当有限，虚拟代表、线上会议等数字化营销工具由于具有低成本、广覆盖的特点，因此备受青睐。对于那些未中标或未参与集采的药品而言，营销的重点在于引导医生从认知药物到下单开方的行为转化。另一个助推数字化医药营销方式的因素，源自药企的营销重点开始向延长"DOT"倾斜。随着数字化技术的发展，利用互联网和物联设备实现 DOT 是大势所趋。

四是并购整合。从产品到服务，未来集采都将加速行业的并购整合，迎来行业大洗牌，出清底部公司，推动传统企业加速拥抱创新。

预计，未来上市公司收购创新药企，或者创新药企收购较强渠道的公司，优势互补的趋势将愈加突出。平台型公司将更加有能力借助前中后台的规模和集中化优势，消化和整合难以适应集采要求的一批产品，进行重新定位和行业格局的重塑。

第三节　完全市场竞争的非处方药

一、具有鲜明特点的非处方药

非处方药物（Over The Counter，OTC）是指那些不需要医生处方，消费者可直接在药房或药店中购取的药物。非处方药物由处方药物转变而来，是一类经过长期应用、确认有疗效、质量稳定、使用方便、毒副作用小、非医疗专业人员也能安全使用的药物。非处方药物通常不会引起药物依赖性、耐药性或耐受性，也不会造成体内蓄积中毒，不良反应发生率较低。

目前，我国非处方药物主要分布于八大领域：感冒咳嗽类、抗过敏类、解热镇痛类、维生素与矿物质类、消化系统类、皮肤外用类、儿科类、妇科类以及眼科类，主要用于感冒、发烧、维生素缺乏、胃痛腹泻、皮肤疾病、妇科疾病以及眼部不适等轻微病症情况的自行处理。

二、非处方药物与处方药物的差异

处方药物是指消费者持医生处方才能从药房或药店获取，并需要在医生的监督和指导下使用的药物。处方药物一般包含新药、毒副作用较大的药物或依赖性较强的成瘾性药物等。非处方药物相较于处方药物，最大区别在于可以不经过医生开具处方直接购买，其安全性得到验证、毒副作用较小。

非处方药物与处方药物在市场监管方面有很大不同。由于开发利用和使用处方药物要求的专业化程度相对较高，无论是研发、生产、管理还是销售环节，都因其较高的专业性而对制药企业有非常高的要求。因此，有关处方药物的政策监管较多，并且管理力度更加深入；而非处方药物市场相对较为宽松，企业运营空间较大，管理灵活，主要体现在以下几个方面。

1. 价格政策

处方药物由于其本身的特殊性，导致其价格主要由政府调控，企业自主定价权相对较弱；而非处方药物的定价较为灵活，主要由制药企业根据市场竞争情况进行市场化定价，定价权在企业。所以，相比处方药物市场，非处方药物的市场性更强，是典型的竞争市场。

2. 广告宣传

目前，在各国法规中，处方药物均不能进行促销和广告宣传活动。非处方药物与处方药物相比，由于其销售对象就是普通的消费者，消费者可以根据个人喜好进行药品种类的选择。为了让消费者知悉并了解非处方药物，往往需要进行大量广告宣传，或使用促销等营销手段。因此，各地政府对于非处方药物的广告宣传是允许的。

3. 消费品属性

由于非处方药物直接面向消费者销售，带有普通消费品属性，更趋向于市场化竞争。企业的品牌、产品的口碑、价格的高低等诸多因素都会影响产品的销售和利润。制药企业根据市场化运行的理论和经验，可适时调整和进行运营优化。

三、非处方药物未来发展

近年来，我国居民生活水平不断提高，2019 年我国人均 GDP 超 1 万美元，人们的健康意识有了大幅提高，追求健康、崇尚保健已成为人们的第一级需求。

随着人们保健和防病治病意识的进一步增强，患者可以自行购买的非处方药物将迎来市场的春天。

作为药品销售的三大终端，公立医院、基层医疗机构以及零售药店销售均保持增长趋势，但与公立医院及基层医疗机构不同，零售药店终端主要以销售非处方药物为主。根据米内网 2017 年的统计数据，当年我国之大终端市场药品销售额为 1.61 万亿元，同比增长 7.6%。如果加入未统计的终端市场（民营医院、私人诊所、村卫生室），我国药品终端总销售额约 1.90 万亿元。其中，公立医院终端依然占据最大的市场份额，占比达 68%，但值得关注的是，其市场份额较 2016 年下降 0.4%。面向非处方药物市场的药店零售端销售额保持稳定增长，2017 年药店零售销售增速反超医院。这表明，非处方药物未来市场表现可期。非处方药物未来可着重在以下几个方面发展。

1. 走转型发展之路

由于我国现行的基本药物仍以政府指导定价和招投标制度为主，尤其是国家组织实施药品集中采购以来，导致很多企业无法中标基药，当某些企业不具备运作基药市场的能力时，许多基药产品将无法成功中标。现行的非处方药物监管政策相较于处方药物更为宽松。企业在为上述未中标产品寻求突破口时，可从该类品种中筛选部分符合非处方药物标准的产品进行转化，令其成为非处方药物，转换至非处方药物（OTC）渠道进行营销运作，从而实现药物的价值，完成转型发展的目标。

2. 把握核心资源“顾客”

在处方药物的临床业务中，“医生”往往是制药企业的核心资源，如何满足临床需求尤为重要。然而，由于非处方药物无须医生开具处方，带有明显的消费品属性，其核心资源是“顾客”，要更加注重顾客的购买意愿。在消费升级的环境下，通过影响顾客的购买行为，如投放广告、科普宣讲等宣传手段，促进产品的销售。渠道方面，由于非处方药物的主要投放市场为零售药店，因此打通销售渠道、进驻连锁药店、扩大网点覆盖是未来非处方药物的重要发展趋势。与其他消费品行业相似，制药企业为行业和顾客提供的服务将成为其在非处方药物市场上的核心竞争力。

3. 树立口碑和品牌效应

非处方药物自带的消费品属性，使得非处方药物存在显著的口碑和品牌效应。口碑较好与品牌较大的非处方药物企业，深受顾客的信赖和支持，将更加强大；而口碑较差的企业由于顾客流失，进一步衰退，最终形成两极分化。此外，口碑较好与品牌影响力大的非处方药物企业拥有更为丰富的市场营销经验、销售网络、团队资源和终端资源，不断推出更多的非处方药物品牌产品，拓展非处方药物市场，如三九、康恩贝、哈药等企业。

4. 把控自主定价权

基于较为宽松的监管政策，不少药企获得了非处方药物的自主定价权，并多次提价，实现药品价值的回归，如东阿阿胶、片仔癀、安宫牛黄丸、速效救心丸等产品。以片仔癀为例，根据西南证券研报，2004—2020 年，片仔癀的国内零售价提价九次，从 325 元提高到 590 元，涨价 81%。锭剂片仔癀每粒仅重 3 克，平均每克约 197 元。截至 2021 年 6 月 29 日收盘，片仔癀总市值达 2711.97 亿元，稳居“中药一哥”宝座，远超同样手持国家绝密级中药配方的云南白药的 1460.20 亿元，以及老牌中药企业同仁堂的 553.8 亿元。

高定价丝毫没有影响市场对片仔癀的追捧。由于长期缺货，求购者是之前的 20 倍。官方零售价为 590 元，但淘宝等线上药房售价普遍为 700～1000 元，其中最高一家药房报价已达 1950 元 / 粒，而一年前最低成交价仅为 458 元 / 粒。（片仔癀价格一直不菲，主要在于原材料稀缺，它的原材料包括麝香、牛黄、蛇胆和三七，其中天然麝香和牛黄是片仔癀的两大核心原料，成本达到 90%。天然麝香国家统购价格为 40 万元/公斤，而市场价高达 80 万元/公斤；天然牛黄同样稀缺）片仔癀是非处方药的典型，这表明，未来非处方药一定要好口碑、大品牌、自定价、高销量，才能实现价值投资的最优化。

第六章

迎来新发展的医疗器械产业

医疗器械行业是多学科交叉、知识产权密集、技术壁垒高企的高新技术产业，综合了多学科领域的最新成果，将传统制造业与分子生物学检测、电子信息技术、现代医学影像等高技术相结合，是一个国家高端制造业和综合科技水平的标志性领域，是大健康产业的重要组成部分。

第一节　面临重大机遇的医疗器械产业

目前，我国人均医疗器械费用不足10美元，而美国人均医疗器械费用达330美元，是我们的33倍。由此可见，我国医疗器械产业具有广阔的增长空间。随着信息技术、高端制造技术的飞速发展以及人口老龄化的加速，对医疗器械的刚性需求持续增加，使我国医疗器械产业迎来新的发展机遇。

一、政府支持力度持续加大

从产业政策看，未来医疗器械要重点发展的方向：①重点研制核医学影像设备、超导磁共振成像系统、无创呼吸机及全自动生化仪、高通量基因测序仪等诊断设备，并开发医用加速器及心脏瓣膜起搏器、介入支架、人工关节等植入器械；②重点发展影像设备、医用机器人等高性能诊疗设备，全降解血管支架等植入器械以及可穿戴、远程诊疗等移动医疗产品。

从鼓励医疗器械创新看，国家药监局自2014年开始实施《创新医疗器械特别审批程序》，为创新产品开辟了专用通道，业界也称“绿色通道”。截至2021年9月底，共收到创新产品特别审查1641项，审查通过337项，通过率为20%。新型冠状病毒感染疫情发生后，国家药品监督管理局医疗器械技术审批中心立即启动了应急审评程序，在“程序不减少，标准不降低”的原则下，保证产品质量安全。截至2020年底，该中心已完成76个产品的应急审评工作，包括54个新型冠状病毒检测试剂盒、7个配套仪器设备、两个血液净化设备、9个呼吸机、1

个软件、3 个敷料。

从国家集采向器械延伸来看，在集采步入常态化的情况下，变革既带来了巨大挑战，也为行业带来了新的机遇。企业家和投资人都在积极谋划新常态下的发展战略和投资思路，持续创新、出海战略、消费医疗、数智化和并购整合将成为未来一段时间医疗领域投融资的主题，行业产业链和价值链或将重构。

二、进口替代

2012 年，我国出台了《医疗器械科产业“十二五”专项规划》，重点开发一批国产高端医疗器械，形成进口替代，至此拉开了我国医疗器械国产化的序幕。

2015 年 5 月，国务院相继出台《关于全面推开县级公立医院综合改革的实施意见》《关于城市公立医院综合改革试点的指导意见》。两份文件的出台，加速了医疗设备进口替代的进程。

受益于进口替代战略及趋势，国产化浪潮开启。IVD（体外诊断）行业、影像设备行业、心血管支架等医疗器械细分行业国产高端设备制造商（联影、东软、奥泰、迈瑞、开立等）经多年内生、外延式成长，在研发、质控、销售、市场端全面发力，已经具备足够的实力在各自细分领域与外资品牌进行充分竞争，并且以本土企业独有的制造成本以及售后服务响应速度等方面的优势逐步提升市场份额。特别是二级及以下医院，大多数医疗器械采购均以国产器械为主。

三、并购整合

我国中低端器械行业集中度低，大多数细分市场极易触碰天花板，且多数细分市场规模都在几十亿元左右，医疗器械行业并购整合是大势所趋。目前，市场上已经出现了鱼跃医疗、新华医疗、乐普医疗等通过并购整合壮大的医疗器械龙头企业，且未来的整合空间仍然巨大。无论是向渠道环节的整合，还是向高端器械和相关品类发展，都是未来医疗器械企业发展的重要机遇。

四、产业链延伸

未来医疗器械企业依托产品向服务转型，是一个重要发展方向。从盈利模式看，“器械 + 服务”将为企业带来持续稳定的现金流；从竞争优势看，“器械 + 服务”能带来更好的客户体验，使产品具备更强竞争力；从产业链布局来看，“器械 + 服务”能够让企业实现制造业属性向服务属性的转型。例如，器械企业依托血糖仪构建慢性病管理平台，为患者提供长期服务；体外诊断试剂企业依托诊断设备建立独立诊断中心，降低医院检测成本，提升医院检测效率；设备企业通过建立第三方影像中心，分流患者、优化流程，缓解医院压力，提高患者就医体验等。

五、智能化、互联化

“互联网医疗 + 智能设备”是未来医疗器械企业的重要发展方向。医疗器械制造企业基于医疗信息化、健康大数据、慢性病管理平台，将器械与互联网及服务结合，是未来大趋势。医疗器械作为采集患者健康数据的第一入口，战略地位重要，建立服务平台，率先完成人口卡位的企业必将获得先发优势。深度挖掘信息除了能够为“服务”提供支持外，还能引领企业战略布局，把握未来研发方向。可穿戴设备是“互联网 + 器械”的一个案例，如果发展顺利，有助于将医疗器械制造企业与患者直接对接，形成强大的用户黏性，打造医疗生态系统入口。

第二节　医疗器械的三大细分赛道

医疗器械按照商业模式特征，可分为医疗设备、医用耗材和家用医疗器械三类。

一、重装下的医疗设备

医疗设备主要包括影像诊断所使用的 DR、CT、MR、PET–CT 超声等设备，以及检验所使用的各类 IVD（体外诊断）设备，包括生化分析仪、化学发光分析仪、尿液尿沉淀仪器、血球分析仪等，以及治疗使用的各类放射及核医学设备。

医疗设备的主要客户为医院的医技科和临床科，销售模式一般分为直销和经销两种。目前 IVD 类设备和试剂大多采用经销模式，影像设备直销模式占比高于 IVD。客户对于产品的选择主要基于品牌、质量、价格、售后服务等方面。一般来说，影像设备的销售都需要通过招标模式进行。在商业模式上，IVD 采用“设备 + 耗材”模式，而影像设备多采用单独设备模式。医院通过使用影像、IVD、治疗设备为患者提供服务，并获取相应经济回报（医疗设备的商业模式如表 6–1 所示）。

表 6–1　医疗设备的商业模式

<table>
<tr><td rowspan="2">重要合作伙伴
器械 CRO（器械研发外包企业）
渠道商
核心原材料供应商
医院</td><td>关键业务
研发、生产、销售医用耗材</td><td rowspan="2">价值主张
为患者研发、生产、销售安全、有效、可负担的医用设备</td><td>客户关系
通过销售代表与关键决策人医生建立联系。通过各类学术会议与专家和医生进行沟通。与医院临床科室建立更多联系</td><td rowspan="2">客户细分
医用设备的直接客户包括各类型、各等级的医院、诊所等</td></tr>
<tr><td>核心资源
研发团队
专利资源
生产厂房
销售团队
储备客户资源</td><td>渠道通路
医药代理商销售团队</td></tr>
<tr><td colspan="2">成本结构
研发成本
零部件成本
生产成本（厂房、设备、工人）
销售费用（包括销售团队、商业费用等）
管理费用（包括管理层）</td><td colspan="3">收入来源
销售医疗设备产品的收入
直接支付方为经销商（经销模式）、医院等医疗机构</td></tr>
</table>

二、持续消费的医用耗材

医用耗材主要分为高值耗材和低值耗材，其中高值耗材包括心血管支架、心脏起搏器、人工关节等；低值耗材包括注射器、纱布等快速消耗器材。医用耗材的商业模式与处方药相似，面对的关键决策人更多是临床医师，最终使用者是患者。一般来说，针对医用耗材的采购，耗材的材料和性能指标、价格、手术的习惯等起到决定性作用。医用耗材的直接支付方为医院，最终支付方包括患者与医保（医用耗材的商业模式如表 6–2 所示）。

表 6–2　医用耗材的商业模式

<table>
<tr><td rowspan="2">重要合作伙伴
器械CRO（器械研发外包企业）
渠道商
核心原材料供应商
医院</td><td>关键业务
研发、生产、销售医用耗材</td><td rowspan="2">价值主张
为患者研发、生产、销售安全、有效、可负担的医用耗材</td><td>客户关系
通过销售代表与关键决策人医生建立联系。通过各类学术会议与专家和医生进行沟通。与医院临床科室建立更多联系</td><td rowspan="2">客户细分
医用耗材的直接客户包括各类型、各等级的医院、诊所等，植入性耗材的最终客户是患者</td></tr>
<tr><td>核心资源
研发团队
专利资源
生产厂房
销售团队
储备客户资源</td><td>渠道通路
医药代理商销售团队</td></tr>
</table>

续表

成本结构	收入来源
研发成本（临床试验等） 零部件成本（原料等） 生产成本（厂房、设备、工人） 销售费用（包括医药代表、商业费用等） 管理费用（包括管理层）	销售医用耗材产品的收入 直接支付方为经销商（经销模式）、医院等医疗机构 最终支付方为医保、商保、患者

三、进入家庭的医疗器械

家用医疗器械包括血压计、血糖仪、助听器、体温计等，主要销售渠道是各类 OTC（非处方药）药店，与 OTC 药品类似，其付费方为消费者。影响购买决策的关键要素是品牌与价格。家用医疗器械分为有耗材的医疗器械与无耗材医疗器械，前者包括血糖仪等，一般采用赠送器械，靠耗材收费的模式；后者包括血压计、助听器（家用医疗器械的商业模式如表 6–3 所示）。

表 6–3　家用医疗器械的商业模式

重要合作伙伴	关键业务	价值主张	客户关系	客户细分
器械 CRO（器械研发外包企业） 渠道商 核心零部件供应商 医院	研发、生产、销售医疗器械、售后维保服务	研发生产可靠的家用医疗器械产品，帮助患者提升健康水平	通过售后服务与客户建立联系	各类对家用医疗器械有需求的消费者，包括老年慢性病患者、儿童等
	核心资源 品牌资源 渠道资源		**渠道通路** 代理商、连锁药店等	
成本结构 零部件成本 生产成本（厂房、设备、工人） 销售费用（推广和影像费用） 管理费用（包括管理层）		**收入来源** 销售医疗器械产品的收入 主要依赖连锁药店的销售 最终支付方为消费者		

从行业选择与商业模式评估角度来看，IVD、影像设备和家用医疗器械都是比较理想的选择。目前，IVD 行业状态好，并拥有理想的商业模式。行业状态主要指市场空间大、市场增速快、竞争壁垒高，而比较理想的商业模式具有以下特点：①商业模式具有可扩张性，如 IVD 制造商较容易进入上下游，包括上下游原材料和上下游的独立实验室；②具有可持续盈利的模式，采用“设备 + 试剂耗材”的模式，只要医院、患者在使用设备就会产生耗材消耗，从而为企业带来销售收入，没有耗材的医疗设备则难以持续盈利；③衍生价值，如 IVD 设备在

运行过程中可以产生大量检验数据，可为未来和商业模式的拓展带来潜在价值；④从商业模式风险角度来看，IVD的商业模式较为成熟，早已度过商业模式试错阶段，目前已进入区域和产业链布局阶段。

第三节　寻求重点领域的商机

根据医疗器械的用途，可将医疗器械行业进一步细分为七大子行业（如表6–4所示）：检验诊断、诊断监护、医用设备、高值耗材、低值耗材、家庭护理和制药装备。

表6–4　按用途对医疗器械的分类

类别	行业现状	主要产品	上市公司
检验诊断	检测设备多由国外进口，国内企业主要生产试剂，且多集中于细分市场，规模较小	基因测序仪、生化分析仪、伽马计数器、时间分辨荧光检测仪、酶标仪和各类配套诊断试剂	科华生物 迈克生物 达安基因 利德曼
诊断监护	国内厂商性价比高，近年来迎头赶上国际品牌，行业竞争激烈	参数监护、心电图、彩超、B超、多普勒仪等诊断监护设备	深圳迈瑞 宝莱特 理邦仪器
医用设备	高端产品被GE（通用电气）、西门子等国际巨头垄断，低端产品竞争激烈、利润低	听诊器、内窥镜、超声诊断仪、X光、CT、核磁共振、血管造影、核成像等影像设备	新华医疗 华润万东 鱼跃医疗
高值耗材	国际巨头垄断，但药物洗脱支架，心血管支架等细分市场已实现进口替代	血管介入类、消化道介入类、骨科植入、颅内植入、起搏器等	乐普医疗 威高融创医疗 先健科技
低值耗材	高度竞争、利润极低	医用石膏、绷带、棉球、消毒液、口罩、X光胶片、血液袋等一次性用品	稳健医疗 蓝帆医疗
家庭护理	技术含量低、行业集中度低、产品集中度高	体温计、氧气袋、轮椅、血糖仪、血压仪、急救箱等家用器械	鱼跃医疗 三诺生物 九安医疗
制药装备	国际巨头垄断高端设备，部分细化市场实现国产化	冻干机、真空机、粉碎机、混合机等	东富龙 楚天科技 迦南科技 千山药机

医学影像、体外诊断、心血管器械和骨科耗材是医疗器械行业最大的细分市场。据国外有关资料，全球医疗器械细分市场，市场份额占据前四位的是体外诊断、心血管器械、医学影像设备和骨科耗材。中国医疗器械市场结构与国际相似，本节就体外诊断、医学影像、高值医用耗材以及康复设备做重点研究分析。

一、体外诊断

体外诊断即 IVD（In Vitro Diagnosis），是指在人体之外，通过对人体的样品（血液、体液、组织等）进行检测而获取临床诊断信息的产品和服务，包括试剂、试剂产品、校准材料、控制材料、成套工具、仪表、装置、设备或系统。根据我国国家药品监督管理局颁布的《医疗器械分类目录》，IVD 设备属于临床检验分析仪器类。

根据产业链结构，体外诊断业可分为上、中、下游。上游，包括诊断酶、抗原、抗体、精细化学品、电子器件、光学仪器等；中游，包括体外诊断产品（体外诊断仪器、体外诊断试剂）生产商、经销商；下游，包括医院、体检中心、疾控中心、防疫站、血站、第三方医学检测等。国内体外诊断板块产业规模逐年提升，自 2008 年以来呈爆发式增长，从 95 亿元增至 2016 年的 430 亿元，2019 年达到 723 亿元，2021 年突破 1000 亿元，实现了由数十亿级到百亿级，再到千亿级的跨越式发展。

目前，体外诊断已成为疾病预防、诊断、治疗所必不可少的医学手段，80% 左右的临床诊断信息主要来自体外诊断。根据临床医学检验项目所用技术的不同，体外诊断产品可分为临床生化、免疫诊断、血糖检测、血液学、微生物学、分子诊断等类别，其中临床生化、免疫诊断和分子诊断是目前临床应用中的主流技术。

免疫诊断是国内体外诊断市场规模最大的细分市场，约占整个体外诊断市场的 38%。化学发光技术由于自动化程度高、精度好，逐步取代酶联免疫，行业增速超过 25%。

化学发光仪以进口品牌为主，罗氏、西门子、雅培等一线品牌占据 90% 左右的市场。自 2010 年中新产业第一台国产自动化发光仪上市到 2017 年 6 月，共有 91 家企业的 2313 个未过期试剂批件入市销售。在众多国产化学发光仪品牌中，新产业生物、安图生物、迈克生物位居前三。从市场表现来看，国产化学发光仪一线品牌企业数年来保持了 40% 以上的高增长，但化学发光仪国产占有率仅为 10% 左右，与生化诊断 70% 的市场占有率相比差距甚大，从另一方面看，预示着国产替代的巨大空间。

值得一提的是，肿瘤靶向药物的临床应用，需要有重要的 IVD 检测数据作为基础（针对特定肿瘤基因的检测数据），可以预见，随着肿瘤靶向药物的陆续研发、获批，随着高通量测序平台的广泛应用及云端数据库的不断完善，未来肿瘤基因检测领域相关 IVD 企业的业务会迅速增长。

体外诊断产品主要由诊断设备（仪器）和诊断试剂构成。按照搭配试剂方式，体外诊断产品可分为开放式系统与封闭式系统。开放式系统所使用的检测试剂与设备并无专业性限制，同一系统适用于不同厂家的试剂，而封闭式系统通常需搭配专属试剂，才能顺利完成检测。目前，全球主要体外诊断产品以封闭式系统为主。

二、医学影像

医学影像是为了医疗和医学研究，对人体或人体的某部分，以非侵入式的方式取得内部组织影像的技术与处理过程。医学影像产业可分为上、下游两个部分，上游是影像设备，包括零部件厂商、整机厂商、配套软件，下游是最终服务对象，包括医院及影像科医生。以机器或系统的销售收入作为统计口径，行业壁垒包括研发积累、精密制造水平及配套服务等。

全球医疗影像设备市场被少数巨头占据，老牌医学影像设备公司占据超 90% 的市场份额，尤其是排在前三位的西门子、通用电气和飞利浦。国内数字医疗影像市场，跨国企业占据了 75% 以上的市场份额，前三大厂商的中高端市场份额甚至超过了 80%。

据 Froster&Sullivan 数据，2009—2015 年，美国医学影像诊断市场规模从 46.6 亿美元增长到 87.1 亿美元，到 2018 年，市场规模跨越百亿美元。10 年复合增长率高达 10%，远高于同期美国 GDP 增速，其中 60% 的市场贡献来自医疗机构，剩余 40% 的市场贡献来自第三方独立影像中心。

国产设备凭借国家政策利好和价格优势，着眼于基层市场深耕。2015 年，《国务院办公厅关于推进分级诊疗制度建设的指导意见》提出，整合区域医疗资源、设立第三方独立的医学影像中心机构、弥补基层医疗机构资源稀缺、推进同级医疗机构即医疗机构与独立检查机构间的结果互认。

2022 年 3 月 1 日，国家卫健委、国家医保局等发布的《医疗机构检查检验结果互认管理办法》正式实施。这意味着，患者在医院之间奔波时，可以减少不必要的重复检查（据有关资料，我国影像学重复医疗检查发生率为 41.82%）。该文件提到的互认包括超声、X 线、核磁共振现象、电生理、核医学，以及对人体进行生物学、微生物学、免疫学、化学、血液免疫学、血液学、生物物理学、细胞学等的检查检验信息。受益于分级诊疗及全国医院检验结果互认的政策红利，以基层市场为主的国产设备厂商具有了新的更大的增量空间。

基层医疗机构的医学影像设备，无论是数量还是质量都无法和大型医院媲美，如不少贫困县区至今使用最初级的双排 CT 设备。国家分级诊疗政策鼓励二级、三级医院向基层医疗卫生机构提供远程会诊、远程影像诊断、远程培训等服务，鼓励有条件的地方探索“基层检查，上级诊断”的有效模式。分级诊疗及医院结果互认的快捷推进以及对社会办医的持续扶持，直接推动了基层及民营医院医学影像水平的提升，基层医学影像市场快速增长。

随着研发积累和多领域持续进步，国产设备厂商的竞争力有了很大提升，并在中高端市场发力，有望逐步实现国产替代。国内领先的影像诊断设备厂商主要有上海联影、迈瑞医疗、美诺瓦、东软医疗、华润万东和深圳安科等。

目前，需要高度关注“人工智能（AI）+ 医学影像”模式的发展。针对日常影像科临床工作所面对的海量影像数据（专业影像诊断医师的培养速度远远落后于工作量的增长），基于人工智能的辅助诊断工具成为新的发展方向。“AI+ 医学影像”逐步走出实验室，技术日趋成熟，诊断准确度、速度和覆盖病种不断被突破，已进入高效可用阶段。部分 AI 系统的准确度和判断速度已超过传统医生，如贝斯以色列女执事医疗中心与哈佛医学院合作研发的人工智能系统，乳腺癌病理图片中癌细胞的识别准确率达到 92%，与病理学家的分析结合在一起时，其诊断准确率可以高达 99.5%，国内的 Deep Care 乳腺癌细胞识别的准确率也达到了 92.5%。

人工智能在医学影像领域的诊断准确度以惊人的速度提升，覆盖乳腺癌、皮肤癌、食管癌、肺结节等诸多病种，未来随着人工智能诊断的病种数量的突破及准确率的提升，叠加医学影像云平台和第三方影像中心的迅速发展壮大，“AI+ 医学影像”有望成为影像诊断的重要解决方案，向医院、第三方影像中心快速渗透。

要在医学影像上游产品端高精尖设备领域实现突破，需要企业具有强大的综合实力。国内一线设备厂家的“PET-CT、PET-MR”等“影像学 + 功能代谢成像设备”已经走向市场并与进口品牌同场竞争，中外厂家都加大了基层市场的资源投入力度，在连锁影像诊断中心（覆盖大范围人群）、基于人工智能和云端数据库支撑的便携智能移动终端领域，具有核心技术和创新业务模式的企业值得特别关注。

三、高值医用耗材

高值医用耗材多指骨科、心血管科、神经科、呼吸科、消化科、泌尿科等各科所需的介入器材、植入器材和人工器官等高附加值的消耗材料。目前，我国高值医用耗材市场中，以强生、美敦力、雅培、史赛克、波士顿科学等为代表的国外厂商竞争激烈，并在中高端市场占据了主流地位。以乐普医疗、微创医疗、鱼跃医疗等为代表的国内生产厂商，在技术上正逐步缩小与国外知名厂商的差距，在低端及终端产品领域已逐步实现国产替代。

高值医用耗材的两大重点领域心血管介入耗材和骨科耗材，占整个耗材市场规模的 70%。

骨科植入材料可分为三大类：创伤、关节和脊柱。骨科植入材料是我国高值医用耗材领域的新蓝海，人口老龄化导致骨科植入材料需求巨大。近年来，我国骨科植入材料市场规模持续扩大，2013 年为 118 亿元，2018 年上升为 212 亿元。

高值耗材市场占比最高的是心血管介入耗材。最具代表性的心血管介入耗材是冠脉支架，主要用于经皮冠状动脉介入治疗（PCI）手术，通过植入支架以开通重度狭窄乃至完全闭塞的血管，从而改善心肌的血流灌注。根据《中国心血管健康与疾病报告 2019》的资料，2018 年，中国接受 PCI 手术患者达 91 万例，按照人均植入 1.46 根支架计算，全年支架需求总数在 130 万个以上，每个支架均价在万元以上，仅冠脉支架市场就达 130 亿元以上。

前后持续十几年，中国冠脉支架的高用量和高价格为相关企业带来了丰厚的利润，销售冠脉支架的医疗团队是“最有钱、最豪横的部门，能够连续 40 个季度完成销售目标”。

但是，医疗耗材价格大跳水，将这个相对封闭的领域撕开了一个口子，引起冠脉支架市场大动荡、大变局。

1. 医疗行业的剧变

2020 年 11 月 5 日，国家药品集采（简称“国采”）结果公布，一张冠脉支架中标产品目录图在网络流传。469 元、798 元……心脏冠脉支架出现从万元到数百元的价格“脚踝斩”（冠脉支架价格对比如图 6–1 所示）。

在这种带量采购模式下，中标企业能将产品直接卖给医院，不可避免地要裁减人员；如果没中标，企业利润缩减，也只能选择精简人员，销售团队面临着“中标了要离开，没中标也要离开”的局面。

同时，国产医药行业的创业门槛也因集采制而提高，因为行业集中度提高了。集采过后，那些做冠脉支架的小企业和小型供应商纷纷倒闭。集采之后，做支架如果控制不了成本，达不到一定量，利润微乎其微，甚至亏损，这让一些企业望而却步。政策用意十分明显，鼓励企业向“高精尖”方向发展。无论是药品还是耗材，“仿制”的红利期已经过去。

医院的专家担心集采推广之后国产支架存在质量问题，以及因此产生的医疗纠纷由谁来赔偿的问题。

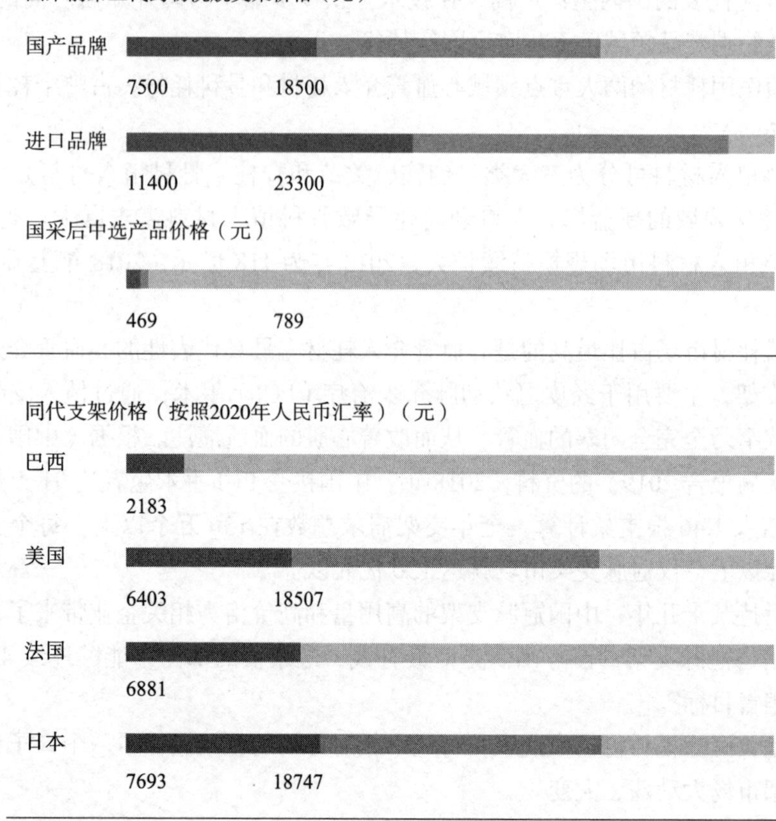

图 6-1　冠脉支架价格比对

资料来源：中国招标。

2. 加速了国产替代的进程

根据兴业证券 2020 年一份行业研报的数据，在全球冠脉支架领域，3 家美国公司波士顿科学、美敦力和雅培分别占据 26%、23% 和 28% 的市场份额，合计占比超过 77%。

中国市场的巨头效应也很明显。PCI 技术经历了单纯球囊扩张术、裸金属支架、药物洗脱支架、生物可降解支架四个阶段。在裸金属支架时代，中国冠脉支架市场主要由包括美敦力、波士顿科学在内的外资品牌把控，占比一度超过 95%。

在 2020 年这一轮国采中，波士顿科学、美敦力分别只拿到 11%、11.5% 的份额，雅培因为报价过高，六款产品全部出局。在接下来的两年，也只能发展招标需求以外约两成的市场，是以私立医院为主的自费渠道。

在 2020 年国采中有多款产品中标的乐普医疗，以裸金属支架起家，早期技术含量低，知名度低，发展并不顺利。2004年，微创和乐普同时实现对雷帕霉素洗脱支架的技术突破，成为当时的“爆款”。自此，冠脉支架的国产覆盖率不断攀升。

随着微创和以乐普为代表的国产品牌凭借价格优势逐步占领药物洗脱冠脉支架产品市场，到2020年，冠脉支架的国产替代已经完成了80%。外资品牌只有技术更复杂、价位更高的生物可降解支架产品尚能维持优势（生物可降解支架，在植入血管内一段时间后逐步降解，为人体细胞完全吸收。在生物可吸收支架植入3个月内，释放出抑制内膜过度增生的药物；在一年内，对血管起到支撑作用，避免血管急性回缩和内膜过度增生引起的再狭窄；植入一年后，生物可吸收支架逐步降解。与此同时，血管通过自身修复，扩大血管腔，不需留金属异物，血管的结构和功能恢复到自然状态）（2021年冠脉支架国采中选结果如图6-2所示）。

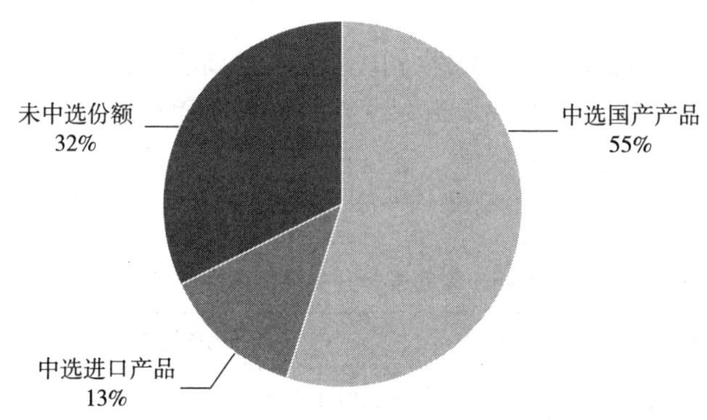

图6-2 2021年冠脉支架国采中选结果

资料来源：《国家组织冠脉支架集中带量采购文件》、中信证券。

3. 迎来集采时代的资本新浪潮

冠脉支架的集采价格不仅使上游产品及下游医院端都发生格局性变化，而且在投融资领域引发了高度关注。在集采推行之初，市场上一度弥漫悲观情绪，颇有“山雨欲来风满楼”之势。

从实际交易来看，冠脉支架集采一年来，心血管领域投融资热度并未降低。据不完全统计，2021年心血管介入领域发生融资交易22起，其中超过1亿美元的交易5起以上，显示出集采在为医保和患者切实降低负担的同时，并未抑制资本赛道的创新。

其中，治疗类耗材企业仍为交易第一大类。相比于传统赛道和单一品种企业，拥有平台型管线布局和全球化战略的企业，明显受资本青睐。主要原因是血管介入类技术普遍属于平台型技术，代表产品如支架、球夹，导管类产品同样适用于神经介入、外周介入等多个介入领域，可规避集采风险。

心血管领域一些代表未来学科发展方向的新兴赛道，如冠脉功能 FFR、腔内影像、血管介入手术机器人等，更是在集采的推动催化下成为资本市场的宠儿。

从下游终端来看，带量采购对冠脉手术的影响更加直接而显著。一方面，冠脉支架进入百元时代后对终端冠脉手术单价带来了平均近 1/3 的降幅；另一方面，更加亲民的价格惠及了更多患者。据公开数据，2021 年 1—8 月，医疗机构共使用中选支架产品 110 万个，相较集采前同期数量 71 万个，增长 55%，PCI 手术量在 2021 年迅猛增长。

作为下游终端的心血管专科医院，因 PCI 手术在后集采时代整体呈现逐渐下沉和分层的趋势，也受到了资本的关注。

透视集采下的冠脉支架的大变局，对高值医用耗材走向未来具有深刻启示。

四、康复设备

狭义的康复器械通常指康复医疗中用于康复训练与治疗、帮助功能提高或恢复的器具。广义的康复器械是指为改善功能障碍而适配的或专门设计的任何器具、设备、仪器、技术和软件（康复设备的具体分类及代表性产品如表 6–5 所示）。

表 6–5　康复设备分类及代表性产品

<table>
<tr><th colspan="2">分类</th><th>代表性产品</th></tr>
<tr><td rowspan="3">康复医疗器械</td><td>康复评定器械</td><td>平衡功能检查训练系统、言语测量系统、步态分析系统、神经功能评价系统、肌力测评系统</td></tr>
<tr><td>康复训练器械</td><td>作业治疗系列、物理治疗系统、言语治疗系列、机器人辅助治疗法系列等</td></tr>
<tr><td>康复理疗设备</td><td>电疗设备、磁疗设备、超声器械、光学器械、水疗设备等</td></tr>
<tr><td colspan="2">康复教育设备</td><td>多感官综合训练室、儿童整合运动训练室、情绪与行为障碍干预系统</td></tr>
<tr><td colspan="2">辅助器具</td><td>轮椅、假肢、助听器、无障碍设施等</td></tr>
</table>

世界卫生组织统计数据显示，截至 2019 年，我国约有 2876 万卒中患者，在现有医疗条件下，卒中患者经及时、规范治疗后，生命基本能得以延续，但往往会留下肢体、运动、语言障碍等后遗症，需长期甚至终身进行康复治疗。

第七次全国人口普查数据显示，我国 60 岁及以上人口已达 2.64 亿人，其中失能、半失能老人超过 4000 万；全国 2 亿慢性病患者中，有 1000 万人存在康复需求；因为交通、工伤事故致残的伤残者，每年增量达 100 万例。

康复医疗需求呈井喷式发展，带动了相关产业的爆发式增长。根据全球权威分析机构“弗若斯特沙利文”咨询公司数据，2014—2018 年，我国康复医疗器械市场规模从 115 亿元增长至 280 亿元，年复合增长率达到 24.9%。该机构还预测，中国康复医疗器械市场规模将在 2023 年增加到 670 亿元，2018—2023 年的年复合增速将达 19.1%。

参照国外康复医疗的发展趋势，医保覆盖及支付能力是推动康复医疗市场快速发展的核心要素，目前我国正在推进康复医疗进医保，这是一个很大的政策利好，必然会加快康复医疗的发展。但也要看到，国内专科康复医疗机构的数量、床位、认证康复师数量远远无法满足庞大需求，因而有巨大的增长空间。

具体到康复器械，随着体感器技术、算法及脑机接口、人工智能技术等的飞速进步，康复机器人的出现，使使用者变被动参与为主动参与，大大优化了康复进程和效果。

现有的康复机器人主要有两大类：一类是功能治疗，另一类是生活辅助。功能治疗类是机器人为患者提供被动训练（帮助不能运动的患者去运动）、辅助训练（辅助有一定障碍的患者运动）、主动训练（提供阻力，帮助患者进行抗阻运动），以及一些趣味性训练，以帮助患者在术后恢复运动功能。例如，下肢康复机器人可训练患者步行能力、上肢康复机器人可辅助病人恢复上肢肌力。生活辅助类则主要是通过器械、模拟等帮助运动功能缺失的患者恢复自理能力，如电动旋转病床可以辅助行动不便的病人下床，机械下肢可帮助双腿缺失的患者自行走路。

康复机器人被称为“医用机器人的第二个风口”，备受市场青睐，呈现爆发式成长态势。目前国际上最先进的康复机器人，可以进行从评估到训练的全流程动作，并实现人机交互，让患者在游戏中达到康复目的。未来，康复机器人将在远程化、智能化等方面进一步发展。

目前，国内已研发出多种产品，但大多数沦为实验室样机，原因有三：一是这些样机整体的安全性、成熟性、稳定性欠缺，难以与国外产品竞争。二是从实验室样机到取得准入许可，再到规模化生产、临床试验、广泛应用，周期较长，国内企业生产的产品大范围入市，还需要时间。三是这些产品在人机交互、智能化嵌入程度方面欠缺。

但是，随着国内人工智能技术的不断发展，国产产品在新一轮技术迭代中，会不断缩小与市场一线产品的差距。未来，随着我国社会老龄化加深，以及家庭谱系不断缩小，康复医疗行业前景广阔。推动康复机器人行业持续发展，要做到以下几点：一是应尽量掌握核心技术，不断创新，推动现有产品与患者的交互与融合，提高产品对不同患者的适应性，改善患者使用体验；二是利用好大数据、人工智能等技术，通过数据挖掘和智能算法，推动“一对一”精准康复的实现；

三是利用好互联网，推进远程康复，拓宽康复场景，将康复从医院转移到社区和家庭，让居家康复成为可能。

第四节　聚焦增材制造（3D 打印）技术

一、认识增材制造技术

20 世纪 80 年代，增材制造成熟的技术方案问世，新创意、新发明如雨后春笋般在各行各业开始广泛应用。1981 年，Hideo Kodama 首次提出了感光聚合物快速成型设计方案，加速了增材制造的研发进程。1986 年，3D systems 公司提出了 STL 文件格式，STL 格式逐渐成为计算机辅助设计的接口文件格式标准，为 3D 打印行业的快速发展奠定了技术标准基础。

1988 年，3D systems 公司研发了世界上第一台以激光光固化技术为核心，具有商业应用价值的 3D 打印机。同年，stratasys 公司发明了另一种以熔融沉积快速成型为核心的商用 3D 打印机。1989 年，C.R.Dechard 发明了选择性激光烧结工艺，支持尼龙、蜡、陶瓷、金属等多种材料成型。至此，3D 技术走向商用，进入各行各业。

增材制造首先要将设计完成的产品通过计算机以 3D 形式呈现，再采用特定的打印材料，逐层打印，直至产品成型。增材制造根据凝合成型技术分为光固化立体光刻、熔融沉积制造、选择性激光烧结叠片、实体制造和 3D 喷印等。生物医药领域常见的增材制造技术主要包括选择性激光烧结成型、激光光固化、熔融沉积造型、分层实体制造技术等。此外，三维喷印技术、电子束熔化成型技术等，在生物医药领域也有广泛应用。对于产品开发和制造来说，增材制造技术将给整个行业带来无限的可能性。

增材制造精度很大程度上取决于使用的材料。根据化学成分，3D 打印材料分为金属材料、陶瓷材料、复合材料和聚合物等。增材制造材料通常需要经过特殊加工，对固化反应速度等要求较高。目前，临床上使用的主要增材制造材料有高性能工程塑料和树脂材料等。

工程塑料作为应用最广泛的一类增材制造材料，运用于医学领域的主要有聚碳酸酯、PC–ISO（一种生物兼容性良好的热塑性材料）、聚醚醚酮等。这些材料具有热塑性好、强度高、耐冲击、抗老化的特点，可用于制造多种医疗器械和仿生人体植入物，在颅骨修复和手术模拟等方面应用广泛。

树脂材料具有强度高、韧性好、耐冲击、颜色种类丰富等优点，广泛应用于医学模式的 3D 打印。打印的模型解剖结构清晰，细节逼真。

不锈钢、钛、钛合金、钴铬合金、铝合金等金属材料在临床增材制造上也有广泛应用。钛合金是非常理想的医用增材制造材料，具有耐腐蚀性、耐高温性和生物相容性，常用作人体植入物。基于增材制造技术制造医用钛合金器具，在个性化植入物、颌骨修复、人工关节等方面已经有很多成功的案例和产品。

复合材料高分子凝胶主要有海藻酸、纤维素、蛋白胨、聚丙烯酸等，是分子链经交联聚合形成的三维网络或互穿网络与溶剂组成的体系，具有良好的生物相容性，适用于人体内移植。

此外，部分生物活性的细胞也可以作为增材制造的原材料，通过将细胞固定在支架结构上，辅以生长因子和生物大分子制造出具有一定结构功能的组织器官。

与此同时，我们应注意到增材制造材料本身的单一性和材料特性也制约着3D打印技术在临床上的应用与发展。很多增材制造材料的生物学指标、生物学功能和可降性有待进一步探索。

二、应用于生物医药

目前，在生物医药领域，增材制造技术主要应用于医学模型设计、再生组织器官制造和医疗器械制造。

1. 医学模型设计

医学模型设计包括数学模型设计和临床诊疗模型设计。由于人体解剖结构较为复杂，目前传统的授课方式主要借助于二维图谱和生物标本来帮助刚刚入门的医学生理解和记忆，二维图谱很难在这些毫无临床经验的医学生脑中形成清晰且正确的三维立体结构图。

将增材制造技术及其制作的3D模型纳入医学教学，在一定程度上有利于医学生对真实结构的空间理解，有助于记忆，激发了年轻医学生的学习兴趣，在一定程度上加快了年轻医生的成长速度。目前，增材制造技术已在骨科、外科、牙科等专业使用和发展，可成功打印头颅模型、心脏模型、骨骼模型、血管模型等各组织器官模型，其可视化三维模型有助于更好地理解相关解剖部位，有利于医生个性化治疗和诊断。

利用增材制造技术打印出来的模型可逼真地显示器官和组织内部结构的细节，更为直观明了，可用于临床、教学和术前模拟，优化手术设计方案，实现精确化、个性化手术。

复旦大学附属中山医院首次将增材制造技术应用于经导管主动脉瓣置换手术，成功为一位高龄主动脉瓣重度狭窄合并关闭不全患者实施了置换手术。3D打印技术将患者二维影像数据转化为实物大小的心脏模型呈现于医生眼前，提供更多传统影像学检查难以显示的丰富信息，使手术更安全准确。通过采集以上患者高分辨率CT及心脏超声影像，为其打印出完整的心脏及主动脉3D模型，据此制定周密细致的手术规划与实施方案，仅耗时 1 小时就顺利完成了经导管主动脉瓣置换手术。患者在 X 射线中的暴露时间比之前缩短了一半，造影剂用量减少了 1/3，复查显示人工瓣膜定位准确，工作正常。

伦敦超声中心引入增材制造技术，超声探测子宫中胎儿的各种数据，经过计算机软件处理，得到胎儿的 3D 模型，再运用增材制造出立体模型，帮助医生对胎儿先天性缺陷进行诊断。此外，对于复杂创伤、脊柱外科和关节外科等手术，可以通过增材制造技术设计出椎弓根、髋臼等手术导航模板，广泛应用于生物临床和医疗教学工作中。

近年来，通过增材制造技术完成医学模型设计的思路已经广泛应用于临床教学和骨科、整形外科、牙科等精准医疗中，为生物医药的发展提供了新的动力。

2. 再生组织器官制造

再生组织器官制造主要包括体外器官和体内软组织器官制造。随着增材制造技术的发展，增材制造人体组织器官已经成为可能。增材制造技术在骨性结构置换中的应用已较为成熟，目前在脑外科、耳鼻喉科、胸外科等外科手术中发挥了重要的作用，骨骼体外打印提升了残障人士和肌肉萎缩患者的行动能力，而骨性结构常用的材料是与人体相容性较好的钛合金。增材制造打印技术的出现和发展，有望使器官移植在不远的将来取得突飞猛进的发展。

利用增材制造技术，以含有活体细胞的“生物墨水”为材料，打印出一层细胞组织架构，运用增材制造技术进行制造，逐渐形成立体的细胞组织架构，最终获得所需的人工器官和组织。

德国研究人员利用增材制造技术制作出柔韧的人造血管，可以与人体组织融合，不仅不会发生器官排斥，而且可以生长出类似肌肉组织。该研究成果已在临床应用。目前，尚没有替代的国产品牌，掌握着中国九成人工血管供应的是德国企业迈柯唯与日本公司泰尔茂。

同时，利用人体自身干细胞，通过增材制造技术打印出器官可以降低器官移植的风险。目前，已有学者成功打印出耳朵、鼻子等体外器官，并采用增材制造技术成功配合人体自身细胞，使用加入细胞混合物凝胶的可生物降解脚手架，逐层构建出了肾脏等体内复杂器官。相信随着科技的进步，移植组织或器官不足的难题将得到解决。

3. 医疗器械制造

利用增材制造技术打印制造医疗器械有显著的优越性，可以提高医疗器械的精确度。科研人员利用增材制造技术打印制造的矫正器解决了矫形手术和辅助工具不能灵活调整的问题，能够做到矫形部位与矫形器完全匹配，提高了矫形器的拟合效果。

增材制造大大简化了产品的制造程序，缩短了产品的研制周期，提高了效率并最终降低成本。例如，增材制造技术打印一颗牙齿只需 10 分钟，而传统种牙技术则需要 3 天。增材制造助听器可把传统复杂的工程缩短为简单的 3 个工序，即扫描、建模、打印。

增材制造技术已广泛应用于各类医疗器械的制造，辅助治疗中使用的医疗装置，如增材制造技术打印的矫正器、助听器、导航板、关节支架等诸多医疗器械，已经在临床上得以应用。

在手术器械方面，传统医疗设备必须适应新的医疗模式，个性化、定制化的手术和其他功能治疗过程需要配备个性化的手术器械，新的手术器械开发、制造可通过增材制造技术来实现。因此，在各类体内外器械、手术器械、辅助医疗器械的研发与制造过程中，增材制造技术正发挥着巨大的作用。相信增材制造技术将继续引领医疗器械研发和制造方面的技术革命。

三、未来展望

目前增材制造技术还没有在临床上普及的原因，主要在于打印材料的材质特性与单一性。例如，利用金属粉末打印假体的生物力学性能达不到传统工艺制造的假体性能，生物打印材料只能利用单一的活性细胞打印组织器官，并不能实现人体组织器官的复杂性、多样性。除此之外，增材制造技术在临床的行为规范与标准制定存在诸多问题，如对知识产权的保护、对危险物品设计与制造的限制等。

但是，我们应该看到，增材制造技术在生物医药领域的应用前景十分广阔，机遇与挑战并存。随着材料技术的不断发展与完善，打印材料质量不断提高，先进材料如智能材料、纳米材料、新型聚合材料、合成生物材料、石墨烯材料等开始成为增材制造材料，打印材料多样化，成本降低，这些都有利于增材制造技术在医疗领域的应用。

我国制定了关于增材制造技术产业的发展规划，即《国家增材制造产业发展推进计划（2014—2016）》，该计划推动了我国在医用增材制造材料的研发生产方面的多项重大措施落地，以及医用增材制造装备的研制、医用增材制造装备应用和加强医用增材制造人才培养等的发展进程。

相信不远的将来，随着增材制造技术和产品的精度、效率不断提高，医用增材制造设备成本的降低，增材制造技术在生物医药方面的应用将更加高效、普及、精准。

我国医药和医疗器械产业，10 年间虽有了飞跃性发展，也取得了诸多标志性重大成果，但放眼全球，要清醒地看到，我们与国际先进水平的差距还相当大。

目前，我国严重缺乏医疗领域顶尖科学家，临床药物 95% 的专利来自国外，大型医疗设备95%由国外进口，临床标准化指南95%借鉴国外。这反映我国医学基础理论和临床研究重大突破有限，存在医学技术演进、融合、颠覆性探索不够等问题。

2022年3月，全球学者库更新了“全球顶尖前10万科学家”排名。在前100名科学家中，中国仅有3名，分别来自化学、物理和材料学，医学学科无一人。在前100名科学家中，美国医学科学家有34人。前1000名科学家中，中国临床医学科学家仅125人，而美国有547人。

一方面，医药和医疗行业最大特点在于其是多学科交叉、知识密集型和技术密集型的高新技术产业，是体现一个国家高端制造业和综合科技水平的标志性领域。另一方面，21世纪是医学与生命科学的世纪，医学卫生健康事业关乎国家安全、经济发展、社会文明和人民福祉。因此，培养和造就一批从事医学研究的顶尖科学家迫在眉睫，势在必行。唯有如此，才能在医药和医疗器械领域实现突破，不断缩小与世界先进水平的差距，并实现赶超。

第四篇

颠覆性的健康管理产业革命

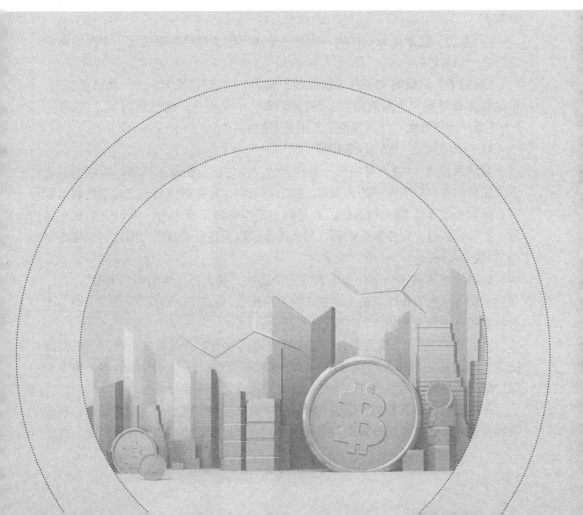

第七章

溯源健康管理理论及实践

第一节 健康管理根在“治未病”

《黄帝内经·素问·四气调神大论》记载：“是故圣人不治已病治未病，不治已乱治未乱，此之谓也。夫病已成而后药之，乱已成而后治之，譬犹渴而穿井，斗而铸锥，不亦晚乎？”

真正高明的医生不治已经得的病而是治还没有得的病，就是在病发生之前预防。

“治未病”就是让人不得病，不是说中医不能治疗已经得的病，中医的高明之处在于预防得病。

《鹖冠子》记载魏文王有一次求教于扁鹊：“你们家兄弟三人，都精通医术，谁的医术最好呢？”扁鹊回答：“长兄最善，中兄次之，扁鹊最为下。”意思是“大哥最好，二哥次一些，我是三人中最差的一个”。

魏王纳闷地说：“请你介绍详细些。”

扁鹊解释说：“我大哥治病，是在病情发作之前就铲除了病因，所以他的名气无法传出去，只有家里的人知道。我二哥治病，是在病情初起之时就把病治好了，所以只有本乡的人知道他。我治病，是在病情严重之时，人们看到我在经脉上扎针、放血，在皮肤上敷药、做大手术，以为我医术高明，因此名气传遍全国。”魏王大悟。

扁鹊三兄弟其实分别代表医者的三个层次，其大哥治未病叫“上医”，其二哥治欲病（刚刚发作刚有苗头的病）叫“中医”，扁鹊治已病叫“下医”。即“上医治未病，中医治欲病，下医治已病”。

“治未病”包含三层意思：一是未病先防。没有病的时候先预防。二是已病防变，即防止病情转入严重阶段。三是病发防复发。这与“病前预防、病中干预、病后康复的生活方式全面管理”健康管理理念高度契合。

未病先防，尤其是对亚健康人群。据中国社会科学院的一项调查研究：目前我国主流城市的白领亚健康比例高达76%，处于过劳状态的白领接近六成，真正意义上的健康人口比例不足 3%。全国亚健康人口比例高达 70%。因此，需要通过健康管理，转变生活方式，科学养生。

已病防变，尤其是对老年人群。2020 年，我国老年人口已达 2.64 亿人，占全国人口 18.7%，慢性病老人超过 1.8 亿人，心脑血管疾病、恶性肿瘤和呼吸系统疾病成为死因前三位。所以，要通过慢病健康管理，使慢病恶化减慢，提高人口预期寿命。

病后防复发，尤其是对康复病人。我国康复病人人数众多，康复病人达 4.6 亿人。为此，要通过健康管理提高病人康复水平。

第二节　异曲同工的希波克拉底观点

希波克拉底（公元前 460—公元前 377），是古希腊医生、西方医学奠基人。希波克拉底提出“四体液病理学说”，主张在治疗时注意病人的个性特征、环境因素和生活方式对患者的影响，重视卫生饮食疗法，但不能忽视药物治疗，尤其要注意预后。他是首倡预防和治疗同等重要的医生，与中医治未病的理念高度契合。

古代人们有这样一种观念：疾病是遭受天谴，要治愈疾病，必须祈祷和忏悔。那时，人们对医药没有任何概念，不可能对疾病施加影响或者去治疗它。

最早对上述观念进行驳斥的人是古希腊医生希波克拉底。希波克拉底誓词流传至今，今天的医学院学生毕业时仍然会诵念这段誓词（其中一段很经典：无论到了什么地方，也无论需诊治的病人是男是女、是自由民、是奴婢，对他们我一视同仁，为他们谋幸福是我唯一的目的。我要检点自己行为举止，不做各种害人的劣行，尤其不做诱奸病人或病人眷属的事。在治病过程中，凡我所见所闻，不论与行医业务有否直接关系，凡我认为要保密的事项坚决不予泄漏）。

希波克拉底把人体视为一个整体而不是各个器官的总和，而现代医疗却经常孤立地对某个器官或者某一种疾病进行治疗。

希波克拉底会对每个病人的背景和习惯进行研究，如他们的职业、日常饮食。通过这样的研究，希波克拉底得出结论，健康是一种自然状态，疾病是一种非自然状态，而医生的角色就是帮助人们重新获得自然状态。更为重要的是：希波克拉底是第一个提倡预防和治疗并重的医生。他告诉人们，适量的营养供给和锻炼对预防和治疗至关重要。

希波克拉底关于日常饮食和锻炼的理念意义重大。自然的日常饮食包括食用各种各样含有糖分、脂肪、蛋白质、维生素以及矿物质的食物，而这些大多通过素食食物来获取。自然锻炼则是指为了觅食和寻找住处而每天进行的体力劳动。

预防或健康医学，最重要的是遵循古希腊时期希波克拉底描述的日常饮食和自然锻炼。这意味着：

（1）正确饮食和适量饮食（如不含饱和脂肪的肉、大豆以及含有纤维的食物）以保持健康和避免肥胖。

（2）避免摄入食物中的有毒和有害化学成分，特别是乳制品和肉类。

（3）饮食（包括营养补充品）要满足人体每天所需的维生素、矿物质以及氨基酸（蛋白质）。

（4）每天的运动量要和自然运动量一致。

第三节　现代健康公式

一、现代健康公式

“少生病，迟生病，不生病，生了病早治疗、早痊愈、早康复”成为现代人的普遍追求。令人欣慰的是，我们找到了实现这种愿望的努力方向。

世界卫生组织提出了一个健康公式：100% 的健康 =15% 遗传 +17% 环境 + 8% 医疗 +60% 生活方式。从这个公式可以看出，在影响人们健康的各因素中医疗仅占 8%，颠覆了以往那种健康主要靠医疗的传统观念。15% 的遗传因素和 17% 的环境因素是我们难以改变的。但我们可以改变生活方式，这个因素占到 60%，是对人们健康起决定性作用的因素。这表明，建立科学健康的生活方式对我们保持健康、延年益寿很重要。

根据哈佛公共卫生学院疾病预防中心的研究，通过健康管理改善生活方式，80% 的心脏病和糖尿病、70% 的中风以及 50% 的癌症可以避免。美国专家也统计过，每花 1 元钱用于健康管理，可以节省 8.59 元的医疗费以及 100 元的抢救费。研究还发现，在健康管理方面投入 1 元钱，则可以减少 3~6 元医疗费用。

二、保持健康四大基石

健康的生活方式，主要体现在四个方面，也称健康的四大基石：合理膳食、适量运动、戒烟限酒、平衡心理。

合理膳食是健康的基础。研究结果显示，饮食不当导致的疾病风险比例达 15.9%，已成为影响人体健康的主要危险因素。有不少病是吃出来的。如肥胖症（体重超过标准体重 20% 以上，脂肪百分比超过 30% 者称为肥胖）。俗话说“腰围长一寸，寿命短一截”，可见肥胖的危害，肥胖症病因主要在于饮食。糖尿病也是因为过量饮食高糖、高脂肪和高胆固醇食物所致。中国约有糖尿病患者 1.2 亿人，病情较轻的患者，一年需花费 3000~5000 元。但病情较重且伴随并发症，年花费则在 2 万元以上。

为了不陷于治疗的“无底洞”，糖尿病患者必须改变生活方式，通过饮食、运动等方式综合干预。实践证明，这不仅能预防糖尿病，还能帮助住院治疗的糖尿病患者减少 33% 的住院费、40% 的医药费，有些患者甚至可实现停药。

适量运动是保持健康的重要因素。世界卫生组织指出，身体活动量不足已成为影响人口死亡率的一大危险因素。

剑桥大学等机构的流行病研究人员尝试用数据衡量体育活动的好处，估计全球有 15% 的人因参与体育活动而避免了过早死亡。

运动可以救命，这种效果得益于与运动相关的各种疾病风险的降低。比如，有大量的证据证明，体育运动既能降低患高血压、心脏病等心血管疾病的风险，也能降低罹患中风、糖尿病、癌症等疾病的风险，还利于保持良好的体重和体态，避免超重和肥胖。除此之外，体育运动还能降低罹患精神疾病的风险，已有证据表明，体育运动对抑郁症有一定的预防和治疗作用。

南宋爱国诗人陆游（1125—1210），作诗逾万首，享有“寿星诗翁”之美誉。分析其长寿之道，坚持运动是秘诀之一，有诗为证。

陆游青壮年时投身抗金斗争，“上马击狂胡，下马草军书”。骑马围猎一直是其坚持的体育锻炼项目。他耻笑城里那些寻花问柳的纨绔弟子：“寄语长安众年少，妓围不似猎围豪。”由于坚持锻炼，他越老越坚实，“八十老翁顽似铁，三更风雨采菱归”。

看“足球”比赛和打马球是陆游的特殊爱好，其在《晚春感事》中写道：“少年骑马入咸阳，鹘似身轻蝶似狂；蹴鞠场边万人看，秋千旗下一春忙。”“蹴鞠”，即古代足球。他追忆往事，咸阳蹴鞠盛况空前。

“击鞠”是古代的马球运动，人们骑在马上用棍棒击球。陆游在《忆山南》中写道：“打球骏马千金买”；在《旬日公事颇简喜而有赋》中写道：“日射尘红击鞠场”，在《冬夜闻雁有感》中写道：“洮州骏马金络头，梁州球场日打球”。可见，陆游正是青年时代练出了好体魄，故而老当益壮，健康长寿。

对老年陆游来说，适当劳作可以运动养身。他在《扫地诗》中写道：“一帚常在傍，有暇即扫地。既省课童奴，亦以平血气。按摩与导引，虽善亦多事。不如扫地法，延年直差易。”在《窗前作小土山蓺兰及玉簪最后得香百合并种之戏作》中写道：“方兰移取遍中林，余地何妨种玉簪。更乞两丛香百合，老翁七十尚童心。”

陆游相信生命在于运动，耄耋之年仍整理书籍、拂拭桌几，以运动筋骨。他特别喜欢和孩子一起做游戏，其在《书意》中写道：“整书拂几当闲嬉，时取曾孙竹马骑。故故小劳君会否？户枢流水即吾师。”

烟、酒严重危害人体健康。已有研究证实，香烟燃烧时会释放超过 4000 种化合物，其中有毒物质（烟毒）众多。除了人们熟知的焦油、一氧化碳、尼古丁、联苯胺等毒性物质外，还能释放放射物质——钋（po），钋的毒性比氰化物强得多；其他致癌物质包括亚硝胺、苯酸类、甲醛、富马酸等，有显著致癌作用的苯并芘类化合物达 12 种之多。德吕恩·布奇（Druin Burch）在《医药的真相》（*Taking The Medicine*）一书中写道："吸烟的害处大致相当于战后发展起来的每一种医学干预所带来的益处总和，戒烟带来的好处大于治愈每一种癌症所带来的收益。"可以说，劝人戒烟似乎是过去 60 年中最大的医学贡献。

吸烟是一种不健康的生活习惯，人们也知道吸烟有害健康，但烟民数量有增无减，他们的身体正饱受烟草的毒害。据统计，有 50% 的烟民死于与吸烟相关的疾病，其中 50% 的人寿命低于 70 岁。与不吸烟者相比，吸烟者的平均寿命要低 10~15 岁。不仅如此，吸烟者喷出的烟雾还会使周围人被动吸烟，增加这些人发生疾病的概率。

在婚丧嫁娶、节日庆典、朋友聚会等场合，酒是必不可少的。确实，酒可以促进友谊、烘托气氛，但如果没有节制，酒对人体的伤害是非常严重的。酒精是肝细胞的敌人，它进入机体后，需要经过肝脏代谢。在这个过程中，酒精不仅会干扰营养物正常代谢，还会产生乙醛、活性氧，损坏人体 DNA 和蛋白质，增加罹患肝癌的风险；还会减弱机体吸收营养素的能力，造成人体多种维生素缺乏，诱发各种疾病。例如，可引发酒精性脂肪肝、酒精性肝炎、酒精性肝纤维化、酒精性肝硬化、肝癌等；诱发高血压、脑卒中、心脏衰竭等心脑血管疾病；诱发如消化道癌、乳腺癌等疾病。因此，一定要适量饮酒。

著名癌症科普作家李治中指出，90% 的肺癌患者都与吸烟有关。全世界 5.5% 的癌症发生和 5.8% 的癌症死亡都由酒精引起，可见戒烟限酒对保持人体健康非常重要。

平衡心理，就是保持心理健康，心理健康是健康的重要组成部分。据世界卫生组织统计，全球有 3.5 亿抑郁症患者，抑郁症是仅次于癌症的第二大健康"杀手"。近年来，我国以抑郁障碍为主的心理障碍和焦虑障碍患病率呈上升趋势，抑郁症患病率为 2.1%，焦虑障碍患病率达 4.90%。中南大学湘雅二院精神科教授李凌江表示，目前，对于抑郁症的识别和治疗率均不足 10%。早期识别这些患者，可以帮助他们走出心灵困境，甚至挽救其生命。

一个人既要有健康的身体，还应有健康的心理和行为。世界卫生组织 1946 年在《世界卫生组织宣言》中开宗明义地指出：健康不仅是没有疾病和虚弱现象，而且是一种个体在身体上、心理上、社会上完全安好的状态。由此可见，健康应包括生理、心理和社会适应等几个方面。

就心理健康而言，第三届国际心理卫生大会提出了心理健康的标准：①身体、智力、情绪十分协调；②适应环境，人际交往中能彼此谦让；③有幸福感；④在工作和职业中，能充分发挥自己的能力，过有效率的生活。

心理健康标准如下：

一是智力水平正常。智力是以思维能力为核心的各种认知能力和操作能力的总和，它是个体心理健康的重要前提和基础。一般来讲，智商在130以上，为智力超常；智商在90以上，为智力正常；智商在70至89之间，为智力偏低；智商在70以下，为智力低下。

二是自我认知正确。自我认知正确是个体心理健康的核心标准，提倡一种积极的自我观念，包括了解自我、接纳自我和完善自我。

三是人际关系和谐。人际关系和谐是心理健康的重要标准，是维持心理健康的重要条件之一。人际关系和谐具体表现为：在人际交往中，心理相容，互相接纳、尊重，而不是心理相克，相互排斥、贬低；对人真诚善良，而不是冷漠无情，施虐陷害别人；以集体利益为重，倾力奉献，而不是利字当头，损人利己等。

四是生活平衡积极。心理健康的人能享受学习、工作和休闲给其带来的不同满足，他们能平衡生活，不只是埋头工作，懂得享受学习带给自己的满足感、休闲带来的放松感。心理不健康的人，常有不必要的疑虑与恐惧，使其难以把精神与注意力集中在工作上，从而降低了工作效率。

五是社会适应良好。心理健康的人，会与社会保持良好的接触，认识社会，了解社会，使其思想、信念和行动能跟上时代发展的步伐，与社会的进步与发展协调一致。

六是情绪乐观向上。情绪乐观向上是指情绪的产生是由适当原因所引起，情绪的持续时间随着主客观情况的变化而变化，情绪活动的主流是愉悦的、欢快的、稳定的。

七是人格统一完整。人格是指一个人的整体精神面貌，即具有一定倾向性的心理特征的总和。人格的各种特征不是孤立存在的，而是有机结合成一定联系和关系的整体，对人的行为进行调节和控制。如果各种成分之间关系协调，人的行为就是正常的；如果失调，就会造成人格分裂，产生不正常的行为。双重人格或多重人格是人格分裂的表现。

第四节 健康管理的兴起

健康管理起步于20世纪50年代末的发达国家。中国虽起步较晚（以2016年颁布的《“健康中国2030”规划纲要》为标志），但发展迅猛，尤其是“互联网+”战略的实施，目前已进入“AI+健康管理”发展阶段。

一、国外兴起

健康管理的理念和实践最早兴起于日、美、欧等发达国家（地区）。

日本的健康管理始于1959年，如今日本的健康管理服务已遍布全国，成为经常化、制度化、法律化工作。20世纪80年代，日本颁布了《健康管理法规》；2007年至2016年10年间，实施了“新健康开拓战略”；后来又发布了“健康日本21计划”。“健康日本21计划”充分发挥了日本各健康管理机构和医院在“21世纪国民健康促进运动”中的重要作用。

日本健康管理主要包括五个方面：①健康调查；②健康体检；③体检后评估和帮助；④健康增进活动；⑤健康教育。日本21世纪的健康推进计划非常有效，日本有近60万人在做健康管理，人的平均预期寿命超过84岁，排名世界第一位。

美国于1973年颁布《健康维护法案》，随后英国、德国等欧洲国家也先后制定健康政策。进入21世纪后，各国健康规划进入新一轮目标期，美国开始实施第三个“健康人民2010”规划，欧盟迈向第二个“欧盟成员国公共健康行动规划（2008—2013）”。

数据显示，1991—2016年，美国癌症发病率、死亡率双下降，癌症总体死亡率下降27%，主要得益于20世纪60年代开始的“提早防治”健康管理，严格控烟，大力普及乳腺钼靶、肠镜筛查、早期筛查以及鼓励新药开发。

长期以来，美国形成了成熟的HMO健康管理模式。HMO直译为“卫生维护组织”，也可以翻译为“健康维护组织”。HMO是通过整合患者、医生、医疗机构、保险机构，搭建利益共享的价值体系。医生通过对用户进行健康管理，变疾病“治疗为主”为“预防为主”，节约医疗费，结余资金在集团内部进行再分配，不仅提高了医疗机构的控费能力，还提高了用户的健康水平，从而缓解了医患矛盾。这种健康管理与医疗保险相结合的管理或健康护理模式，对于提高大众的健康水平十分有效。

保罗·皮泽尔在《财富第五波》中讲述了心脏病医生如何从治疗疾病转为预防疾病的故事。其中有一段非常精彩，生动地描述了预防疾病的健康管理的重要意义。

心脏病医生弗兰克·亚努维奇，这位医学博士给医学院大四学生讲述了一个故事：这一天哈佛医学院毕业班学生毕业，一位名叫迈克尔的优秀学生正和自己喜欢的教授沿着河边散步。突然，河中有人溺水，迈克尔跳入水中，把那个昏厥的男士拉上岸，并对其实施了心肺复苏和人工呼吸，直到溺水者恢复神智。迈克尔因有机会在导师面前展示一番而扬扬得意。在救护车把溺水者拉走时，老师表扬他做得很好。

迈克尔浑身湿透且疲惫不堪，但是他继续陪着教授沿着河边散步，不久又有第二个溺水者。迈克尔又一次跳下河，把溺水者救上岸，并对其采取同样的急救措施使之恢复神智。令人难以置信的是，这种事情接二连三发生，直到第七个溺水者出现，而这时，迈克尔已经筋疲力尽。于是他对教授说：“我是一名医生，医生的天职就是治病救人，但我不能再这样继续下去了。”这个时候，教授答道：“你为什么不转过头到上游去，拦住那些把人推下桥的人呢？”

弗兰克·亚努维奇发表过80篇文章，进行过18项课题研究，还写了一本厚书，名为《冠心病的预防》。他是犹他州议会身体健康护理顾问委员会的第一任主席，影响了数以万计病人的生活。最让弗兰克·亚努维奇欣慰的是，许多医学院学生主动要求到健康研究所做一个月的实习，这些未来的医生们踌躇满志，希望延续他的志向，从事预防工作，而不只是治疗疾病。

二、中国健康管理

我国健康计划起步较晚，2016年颁布《“健康中国2030”规划纲要》，将国民健康上升至国家战略层面，之后又颁布了《健康中国行动（2019—2030年）》。

《健康中国行动（2019—2030年）》提出了总体目标和三个方面的主要任务。

到2030年，全国健康素养水平大幅提升，健康生活方式基本普及，居民主要健康影响因素得到有效控制，因重大慢性病导致的过早死亡率明显降低，人均健康预期寿命得到较大提高，居民主要健康指标水平进入高收入国家行列，健康公平基本实现。

三个主要任务为：

一是全方位干预健康影响因素：①实施健康知识普及行动；②实施合理膳食行动；③实施全民健身行动；④实施控烟行动；⑤实施心理健康促进行动；⑥实施健康环境促进行动。

二是维护全生命周期健康：①实施妇幼健康促进行动；②实施中小学健康促进行动；③实施职业健康保护行动；④实施老年健康促进活动。

三是防控重大疾病：①实施心脑血管疾病防治；②实施癌症防治行动；③实施慢性呼吸系统疾病防治行动；④实施糖尿病防治行动；⑤实施传染病及地方病防控行动。

《健康中国行动（2019—2030年）》勾画了健康管理的宏伟蓝图，大大推动了中国健康管理产业的兴起和发展。虽然中国健康管理产业兴起不到10年，但市场规模巨大，已达到数千亿元，且还在快速增长。

健康管理带动了一个庞大的产业链，包含健康体检、健康咨询、疾病预防、慢病管理、就医服务、康复护理、健康保险、综合健康管理等方面。目前，可以将健康管理市场分为健康体检、诊疗服务、慢病管理和健康保险四个主要市场领域。

从健康体检市场来看，民营体检机构已经获得了快速发展。尽管目前公立医院仍然是承接体检业务的主要力量，但民营体检机构作为专业体检机构可以提供更加系统化、专业化、人性化和全流程的服务，在价格和客户体验等方面具有较大优势。不少体检机构不仅提供"体检＋指导"的简单服务，而且已发展成为提供健康风险评估、个性化定制健康管理服务，包括慢病治疗和管理在内的全面教育、化解慢病患者的心理健康隐患、营养教育、合理的运动处方和指导等综合健康管理机构。

从诊疗服务市场来看，目前仍以国内市场为主，且以公办医疗机构为主。民营医院作为有益补充，近年来在政策的引导下，也获得了快速发展。此外，伴随着诊疗服务发展，帮助就医服务，特别是海外市场方面得到了迅猛发展。如海外医疗旅游，作为新型跨境服务产品，融合了医疗和旅游两大业务领域，为消费者提供一站式服务。

海外医疗旅游目的地国家的优势，主要体现在医疗技术领先和价格含金量高等方面。欧美发达国家依托医疗技术、日韩等国依托高水平服务和高性价比产品、南亚国家依托具有竞争力的价格成为中国海外医疗旅游的主要目的地。海外医疗旅游服务商连接产业链的两端，为消费者和医疗旅游服务供应方架设沟通桥梁，逐步成为国内外医疗资源交流的主要平台。

从慢病管理市场来看，我国的疾病谱系已经转变为以慢性病为主，慢病管理市场较为庞大。目前，慢病管理还处于市场化的初期阶段。一方面，医保支付对慢病管理的支付支持有限；另一方面专业的慢病管理机构尚未培育形成。但随着我国疾病谱系和健康服务模式的转变，我国的慢病管理市场将进一步发展，特别是在慢病管理、防治、诊后管理等方面，将有进一步发展。

目前，我国健康险市场发展迅猛，不到10年时间，已从百亿级跨越发展超过万亿级。国内大的保险公司如太保、平安、康泰等基本上都是管理式医疗模式，这种模式的核心是"健康管理＋健康保险"，为自愿参保者提供成套的综合健康管理和医疗服务。数据显示，截至2021年9月底，平安健康已与18.9万家药店、4000多家医院、1700家体检机构和1800家健康管理机构建立了合作关系，并通过整合线下优质医疗服务资源，打造了线上线下一体化的健康管理和医疗服务平台。

三、人工智能助推健康管理

1. 认识人工智能

人工智能是研究、开发用于模拟、延伸和扩张人类智能的理论、方法、技术及应用系统的一门新的科学技术。回顾其发展历史，大致经历了三个发展阶段：第一阶段是20世纪50年代中期到80年代初期，以1955年召开的达特茅斯会议为标志，人工智能正式诞生和兴起。其间，第一款神经网络Perceptron被发明。第二阶段是20世纪80年代初期至21世纪初期，BP算法的出现使大规模神经网络训练成为可能，引领人工智能出现第二个发展高潮。第三阶段是2006年至今，标志性事件是 Geoffrey Hinton 和他的学生在《科学》杂志上提出，基于“深度学习”的神经网络（DBN）可使用非监督学习的训练算法。

人工智能与人类相比，其最大优势在于计算能力。据媒体报道，中国“神威太湖之光”蝉联全球超级计算机 500 强榜单之首，是全球首台运行速度超 10 亿亿次 / 秒的超级计算机，峰值性能达到 12.54 亿亿次 / 秒。其 1 分钟的计算能力相当于全球 72 亿人用计算器计算 32 年，可见计算机的计算能力和效率远远超过人类。在医疗领域，IBM Watson 可以在 17 秒内阅读 3469 本医学专著、248000 篇论文、69 种治疗方案、61540 次试验数据、106000 份临床报告。IBM Watson 通过海量汲取医学知识，包括 300 多份医学期刊、200 多种教科书及近 1000 万页文字，在短时间内迅速成为肿瘤专家。

无论是替代还是辅助人类完成任务，人工智能技术的出现无疑是颠覆性的，尤其在医疗等数据密集型、知识密集型、脑力劳动密集型行业，其最大价值在于提升工作效率，解放人类劳动力，释放生产力。

2. “人工智能 + 健康管理”

“人工智能 + 健康管理”是将人工智能技术应用到健康管理的具体场景中。健康管理的范畴非常广，从全球来看，“人工智能 + 健康管理”主要集中在风险识别、虚拟护士、精神健康、移动医疗、健康干预以及基于精准医学的健康管理。

风险识别，即通过获取并运用人工智能进行分析，识别疾病发生的风险及提供降低风险的措施。例如，风险预测分析公司 Lumiate，通过其核心产品——分析矩阵（RISK Matrix），在获取大量的健康计划成员或患者电子病历和病理生理学等数据的基础上，为用户绘制患病风险随时间变化的轨迹。Lumiate 公司首提的医疗图谱 Medical Graph 是预防分析产品背后的引擎，主要有两大功能：映射出当前和未来个人健康的轨迹；在每一个预测背后，提供详细的临床基本原理。医院利用图谱分析对病人做出迅速、有针对性的诊断，让病人的分诊时间可缩短 30%~40%。客户群体包括大型健康计划、护理机构、数字健康公司等，目前已拥有 10 组以上的付费客户。

虚拟护士，即以“护士”身份了解病人饮食习惯、锻炼周期、服药习惯等个人生活习惯，运用人工智能技术进行数据分析并评估病人整体状态，协助其规划日常生活。如 Alme Health Coach，针对慢性病病人，基于可穿戴设备、智能手机、电子病历等多渠道数据的整合，综合评估病人的病情，提供个性化健康管理方案，帮助病人规划日常健康活动，监控睡眠，提供药物和测试提醒。又如，Ai Cure 通过智能手机摄像头获取用户信息，结合人工智能技术确认病人的服药依从性。

精神健康，即运用人工智能技术通过语言、表情、声音等数据进行情感识别，如 Cinger.IO 通过掌握用户智能手机数据来发现用户精神健康的微弱波动，推测用户生活习惯是否发生了变化，根据用户习惯主动对用户提问。当情况变化时会推送报告给身边的亲友甚至医生。又如，Affective 公司的一项技术通过手机或电脑摄像实时分析人的情绪。

移动医疗，即结合人工智能技术提供远程医疗服务。如在线就诊服务，Babylon 开发的在线就诊人工智能系统，能够基于用户既往病史与用户和在线人工智能系统对话时所列举的症状，给出初步诊断结果和具体应对措施；远程用药提醒服务，Ai Cure 是一家帮助用户按时用药的智能健康服务公司，其通过手机终端，帮助医生知晓并提醒患者用药，降低因不按时吃药导致疾病复发的风险。

健康干预，即运用人工智能对用户体征数据进行分析，定制健康管理计划。例如，Welltok 通过旗下的 Aafe Well Health 健康优化平台，运用人工智能技术分析来源于可穿戴设备的 Map My Fitness 和 Fitb 等合作方的用户体征数据，提供个性化的生活习惯方案和预防性健康管理计划。

3. 健康管理智能化应用

个人健康数据十分复杂，按照数据的来源可以分为生理数据（如血压、脉搏）、环境数据（如每天呼吸的空气）、社交数据等。基于个人健康数据，人工智能可以实现对人们健康的前瞻性管理，通过健康可穿戴设备实时监控人体各项生理指标，对潜在的健康风险做出提示，并给出相应的改善策略。健康管理应用配合健康智能硬件，理论上能实现人体的全面健康管理。但限于目前的传感器、硬件发展水平，以及相关疾病数据积累不足等因素，主要的应用范围是疾病预防、慢病管理、运动管理、睡眠监测、母婴健康管理、老年人护理等。

疾病预防应用通过收集用户的饮食习惯、锻炼周期、服药习惯等个人生活信息，运用人工智能技术进行数据分析，对用户的健康状况进行量化评估，帮助用户全面准确地了解身体状况，并为纠正不健康的行为和习惯提供基础。例如，风险预测分析公司 Lumiata 的核心产品风险矩阵（Risk Matrix），能够为个体绘制患病风险随时间变化的轨迹，其核心引擎医疗图谱（Medical Graph）可以映射出当前和未来个人健康的轨迹，并提供详细的临床基本原理，以预防疾病。

慢病管理应用作为医患沟通的桥梁，在减轻医生工作的同时保证患者病情在已知、可控的情况下进行病情判断和处理。通过分析语义、理解指令，替用户记录当日检测的指标、饮食摄入情况。当患者的数据发生变化时，人工智能可以及时发现问题，邀请医师或者药师人工介入。例如，糖尿病管理系统可利用胰岛素泵和大数据来预测患者的血糖趋势，可以在低血糖发作的 3 小时前向患者发出预告，可有效地减少血糖波动及低血糖事件的发生。高血压管理系统可通过智能可穿戴设备（例如智能手表），来读取血压数据，并通过 Wi-Fi、蓝牙等技术自动传输血压数据到互联网云端，反馈给医生和患者本人，进行数据分析和数据储存；同时能实时读取心率，并在夜间用户熟睡时实时监控血压、心率，以便在用户出现高血压或中风风险前及时提醒患者。

运动管理在健康管理领域拥有巨大市场。运动管理应用通过运动管理可穿戴设备（如夹在跑步短裤背面的可穿戴设备），使用传感器及其算法以捕捉运动数据，通过计算每分钟的步数来测量节奏，同时可提供有关骨盆垂直震荡的数据，帮助调整久坐带来的骨盆旋转和过度跨步的倾向，并支持识别和纠正骨盆下降的问题。

睡眠监测应用是健康管理的重要发展方向，目前尚处于发展初期。芬兰制造商 Beddit Sieep Monitor 研发的睡眠监测设备可使用 BCG（心脏穿刺心电图）来测量心脏、肺和其他身体功能的机械活动，并可通过 iPhone 监控用户每日睡眠习惯，包括打鼾、睡眠时间、休息心率、呼吸速率、需要多久才能够入睡、起床次数以及进入深度睡眠的总时间等。Hello 公司开发的 Sense 睡眠监测设备，配有一个适合放在枕头内的小型跟踪器，可以在用户入睡后自动监测睡眠情况并进行打分，还会评测用户周围环境是否对睡眠质量造成影响。

人工智能在母婴健康管理领域的应用可以分为两个方面：一方面是针对女性受孕前后的数据监测，通常会结合智能硬件或可穿戴设备，对个性的生理状况、情绪状态、睡眠等数据进行监测。另一方面是针对育儿知识的问答，从母婴健康到孕育新的生命，再到宝宝出生长大，包括个人形体变化、心理情感变化、育儿技能，甚至是需要解决的各种复杂家庭问题。例如，Owiet 无线智慧袜能监测宝宝的健康和舒适度，记录宝宝的心率、血氧水平、睡眠质量、皮肤温度、睡眠质量、皮肤温度以及睡眠位置等信息，监测到婴儿心率或血氧水平异常时及时通知父母。Sprouting 研发的跟踪设备用透气材料制成，可绑在婴儿的脚踝处，内置的传感器可以跟踪婴儿的心率、皮肤温度、动作和位置，并估算婴儿此时所处的睡眠阶段，预测他们还要多长时间才会醒来，以及判断婴儿情绪是否稳定，且可以感知周围环境的声音、温度、湿度和光线，保障最佳的睡眠环境。

老年人护理系统主要针对老年人的养老生活，使家人可以远程了解老年人的状况，并在出现突发状况时及时进行救助。系统可通过分散在家中各处的 ZigBee 传感器收集数据，一旦监测到反常行为或突发情况，系统会通过微信等社交网络，立即通知家人或朋友采取必要措施。该系统是一个以传感器为主、基于云的感知型系统，简单说就是在家中安装多台传感器，不断地收集数据、分析数据，掌握老年人的生活方式，建立起老年人的生活基线。一旦发生意外情况，系统就会给出提示，让家人在第一时间获知情况。例如，平时家中老年人都七点半起床，但今天八点还没有起床，系统便会给家人发送短信，提醒其进行电话询问。

第八章

一天也离不开的健康食品

世界卫生组织提出健康四大基石，并将合理膳食列于首位。“药王”孙思邈说“安身之本，必资于食”，就是说要想保证身体健康，就必须依赖食物。但现代由于不健康的食品与不健康的生活方式相互作用，导致很多疾病的发生，如肥胖症以惊人的速度增长。2012 年与 2002 年相比，中国成人肥胖率上升了 67.6%，对人们的健康产生很大损害。因此，如何吃出健康？如何认识人体必需的营养素？如何发展健康食品？诸如此类问题成为健康食品产业发展所必须关注的重大问题。

第一节　吃出健康

人的生存和活动，离不开食物。人可以吃出健康，也可以吃出疾病。

一、如何吃出健康

1. 均衡营养

很多疾病的高发，一个重要原因就是营养摄取不均衡、不科学。有一位专家朋友在接诊的时候，经常会问患者的饮食、营养摄入情况，很多人回答道：“我平时很注重营养的，鱼肉蛋奶不断，还经常吃各种补品呢。”每次听到类似的回答，这位专家都很无奈，感叹很多人不懂营养，更不知道如何均衡地摄入营养。人体需要很多种营养素，必需营养素的缺乏和过量都会直接降低机体对疾病的抵抗力，只有均衡地摄入各种营养元素，才能为恢复健康、提高生命质量打好物质基础。

什么是营养？在一般人的理解中，营养就是吃的问题，如“鸡蛋、牛奶有营养，每天都要吃；方便面、汉堡等快餐食品没有营养，不健康，要少吃”。这就把“营养”和“营养素”混为一谈了。我们平常说的“营养”指的是营养素，也就是食物中包含了哪些营养成分。

营养其实是一种全面的、动态的生理过程，而不是专指某一种营养成分。简单地说，营养是指机体对营养素吸收、利用的过程，与膳食、生理需求密切相关。至此，我们可以得出结论，所谓的“均衡营养”，是指通过合理的饮食搭配，使每日摄入的营养素齐全，数量充足，各营养素之间比例适当，以满足人体需要，使机体保持良好的健康状态。

从以上定义中，我们可以清楚地了解，“均衡”的含义有两个：一是膳食的搭配要均衡，也就是五谷杂粮、鱼肉蛋奶、蔬菜水果等各类食物都要吃，而且各类食物之间的比例要适宜；二是营养物质的摄入量要均衡，不能过多也不能太少，这样才能满足人体的需要，使人体保持健康的状态。

概言之，均衡营养可以使机体保持正常的生理功能，促进生长发育，提高免疫力，降低疾病发病率，维持最长的健康寿命。

2. 警惕饮食结构“西化”和“文明病”

在欧洲，香烟盒正面印着“香烟是杀手”，背面是“抽烟会伤害你的精子，危害你的后代”。早在 2006 年 5 月，荷兰国家公共卫生和环境局就公布了一个报告，指出膳食不平衡对健康的危害不亚于烟草。这个报告发表以后，欧盟食品安全局局长做了一个专门发言，他说：“仅仅保证食品安全是不够的，各国政府都应当鼓励健康的饮食结构来提高公众的健康水平。”

2008 年，就有报道说墨西哥人由于过多食用“垃圾食品”，成为世界第二“胖国”（当时，美国肥胖人口占总人口的 64%）。15 年前，墨西哥的肥胖人口只有 10%，由于忽视了“洋快餐”对健康的危害，使得该国居民错误的饮食方式和不良的生活习惯不断蔓延。15 年来，墨西哥居民感觉地铁越来越挤。为什么呢？因为乘地铁的乘客体型越来越大。服装销售商说，加大号的服装越来越好卖，小号服装没有什么人买了。由于墨西哥的很多学校不提供饮用水，中小学生只能喝饮料。众所周知，饮料里含有高糖和化学添加剂，会对孩子的健康产生不良影响。

随着饮食结构逐渐“西化”，“文明病”也开始登陆中国。什么是文明病呢？我们称之为五病综合征，就是以肥胖为核心，伴随高血压、高血脂、心脏血管病、糖尿病。自 20 世纪 80 年代以来，“洋快餐”无孔不入，少年儿童饮食“西化”的情况相当严重，肥胖已成为健康杀手。

这种“洋快餐”被营养专家称为“空热量食品”，即含有高热量却只有少量的（或缺乏）维生素、矿物质和蛋白质等营养成分。如一份标准的快餐含有惊人的 1000 卡路里热量，有的甚至更多。但是，蛋白质、维生素和矿物质的含量却少得可怜。一盎司乐事炸土豆片含有 230 卡路里的空热量，外加 270 毫克的盐。因为其中的化学添加剂对食客产生了作用，促使其饮食过量、催生肥胖，破坏人们寻求多样化食物的天性，严重影响人体健康。

健康食品的标准是热量的20%来自脂肪（每克脂肪含有9卡路里的热量），其余热量则来自碳水化合物和蛋白质。一个麦当劳大汉堡含有的热量高达810卡路里，其中490卡路里的热量来自脂肪（55克，占比61%）。一般女性每天大约需要的热量为2200卡路里，而男性需要2900卡路里。

与此相反，天然食物（没有经过加工）含有很高的热量、维生素和矿物质，但脂肪含量非常低。水果含有大量的维生素、碳水化合物和矿物质，几乎不含脂肪。如一根香蕉可产生103卡路里的能量，但不含脂肪。新鲜蔬菜含有大量的维生素和蛋白质，但几乎不含脂肪。如甘蓝菜不含脂肪，却含有5克蛋白质；而一个中等大小的马铃薯可产生100卡路里的热量，含有6克蛋白质，没有脂肪。

鱼、牛肉和鸡肉含有丰富的蛋白质、维生素、矿物质，不含碳水化合物，但脂肪含量差异大。如一条6盎司的食用鱼（大型比目鱼）含有35克蛋白质和2克脂肪，而6盎司牛里脊肉做的牛排含有39克蛋白质和55克脂肪，6盎司的食用鸡含有46克蛋白质和25克脂肪。

2000年8月，《英国医学杂志》中文版刊登了一篇题为《曾经消瘦的巨人，如今肥胖患病率成倍增长》的文章，指出，从1985年到2005年，中国7~18岁的少年儿童，肥胖率翻了28倍。另据中国第四次营养健康调查报告，全国6~17岁少年儿童肥胖人口达到5300万人。他们的体重严重超标，除了胆固醇、尿酸等指标超标，不少人还患有高血压、高血脂、高血糖等慢性病。由于肥胖，许多孩子出现嗜睡、健忘、注意力不集中等状况，学业成绩受到影响。虽然青少年身高、体重增长了，但与前一代人相比，健康素质却呈现全面下降的趋势，这是值得我们警惕的。

有调查显示，在我国居民消费的10大类食物中，谷类和豆类消费量在不断下降，油脂、肉类、蛋类、禽类的消费量增加了20%，奶类消费量增加了69.2%，白糖的消费量增加了42%，饮食结构呈现“西化”倾向。与此同时，我国心脑血管病的发病率和死亡率均高于欧美国家；肿瘤死亡率在上升；冠心病的死亡率增幅大；高血压、高血脂、糖尿病的患病率也在不断上升。

《多彩膳食健康全解码》的作者，美国加州大学营养系主任大卫·赫伯尖锐地指出：“中国人的营养状况在恶化，居民肥胖、糖尿病和心脑血管的发病率不断增加。重要的原因就是西方不健康的饮食方式，如美式快餐等大量地进入中国。中国人摄入的蔬菜、水果越来越少，严重影响健康。”他告诉美国人，在选择膳食的时候，要选择不同颜色的食物。比如蔬菜，可以搭配红的、黄的、绿的等深颜色的，通过选择不同颜色的膳食来达到食品来源的多样化。这恰好符合中国传统“杂食者、美食也，广食者、营养也”的膳食原则。

长期以来，一些人热衷于学习西方文化，致力于接轨、引进、模仿，却忽视东西方饮食文化的差异，导致“洋快餐”泛滥、“文明病”肆虐。反思发现，正是因为未能珍视中华民族的优良传统。中国传统的膳食结构既符合农业文明的食物结构特点，又由经济生活水平、人口、农业和自然环境条件所决定，更是中国人民数千年生活经验的积淀。在中国传统膳食结构形成发展的几千年中，浸透着先贤的血汗，凝聚着华夏儿女的智慧，集中升华了亿万民众的实践经验、教训，反映了中华民族对健康与疾病，以及人与自然之间关系与规律的深刻认识和总体把握。因此，要站在东西方文明结合的高度认识传统营养学的深刻内涵，“同国际接轨”绝不是全盘西化。

3. 坚持健康、科学的中华传统饮食结构

1989 年，美国参议院史无前例地举行了一次关于营养问题的听证会。会上公布了由美国康奈尔大学、英国牛津大学，以及中国预防医学科学院在中国经过 6 年完成的膳食调查研究。这个调查结果让西方人非常惊讶，他们发现中国的慢性非传染病发病率远远低于西方，中国人饮食中虽没有过多的动物性食物，但中国人很健康。因此他们当时认为，中国的饮食结构是最健康、最科学的。为什么呢？因为我们传统的饮食结构，不仅由我们的农业文明、经济发展水平和人口等因素所决定，同时是中华民族几千年生活实践以及食疗保健经验的结晶。这样的健康饮食结构，当然值得我们年轻一代尊重和继承。

中国的传统膳食以五谷杂粮与豆类等植物性食物为主，70% 的热量与 67% 的蛋白质来自主食谷物，副食是新鲜的天然食品，包括蔬菜、水果、菌类、藻类，外加少量动物性食物如肉类等；大多使用植物油，低温烹饪，搭配大豆酱、酱油、醋等发酵食品，糖摄入量少，且多为红糖；茶为大众化的天然饮料。国际营养学界认为这是预防“文明病”的最佳膳食。

2006 年 12 月，著名营养学家，美国康奈尔大学教授柯林·坎贝尔在《中国健康调查报告》一书中公布了其历时 27 年的研究结果，给出了石破天惊的结论。他完成的动物实验表明，安全的蛋白质来自植物，包括小麦和豆类。这类蛋白质即使摄入量很高也不会诱发癌症，而酪蛋白含量占 87% 的牛奶蛋白质，长期食用能促发癌症，诱发心脏病、糖尿病、骨质疏松等慢性病。为此，他呼吁：中国以植物性食物为主的传统饮食结构才是健康的。为了健康，要控制牛奶和肉制品的摄入量。

柯林·坎贝尔教授在这本书里还写了一段话，核心意思是健康平衡的饮食，可以大大降低富贵病的危害。在中国的健康调查中，我们发现营养与富贵病关系密切。植物性食物加上积极的生活方式，不仅能维持正常的体重，而且能让人更加强壮和高大。柯林·坎贝尔教授说，我们的研究不仅在设计上是全面的，而且得到的研究结果也是全面的，所有的研究结果拼出了一幅清晰完整的图像，就是：只要选择正确的膳食结构，就能使患上那些“富贵病”的危险降至最小的程度。这就是被称为“营养学界的爱因斯坦”的柯林·坎贝尔教授对中国饮食结构所做出的非常中肯的评价。

中华民族的传统膳食，古人用一首诗进行了生动描述。

五谷宜为养，失豆则不良；

五畜适为益，过则害非浅；

五菜常为充，新鲜绿黄红；

五果当为助，力求少而数。

诗中第一句话，“五谷宜为养，失豆则不良”是说五谷杂粮非常有营养。根据现代营养学研究，五谷杂粮非常有营养，但五谷杂粮缺赖氨酸，而赖氨酸是少年儿童发育时候的一个限制性氨基酸。什么是限制性氨基酸呢？比如说做一个木桶，这个木桶是由很多竖着的木条构成的，如果其中有一根木条很短，那么这个木桶所装的水量就被这根短的木条限制了，所以称为限制性氨基酸。恰恰在豆类里，赖氨酸含量非常丰富，故古人说“失豆则不良”。这就是为什么提倡多吃豆粥、豆包、豆类蔬菜的原因。

第二句“五畜适为益，过则害非浅”，是说各种各样的肉类等动物性食物对我们有益，但一定要适量。因为一旦过量了就有害，且危害很大。汉语中的“荤”字是个会意字，其繁体为草字头，下面一个“晕”字，意思是什么肉类吃多了，脑袋都会发晕。根据英国营养学界的观点，一个人一天食用的肉类最好不要超过 85 克，就是一两半左右。

第三句“五菜常为充，新鲜绿黄红”，是说蔬菜是充饥用的，要充饥就得吃很多。一个人一天吃多少蔬菜呢？要吃 500 克，就是一斤蔬菜。我们不仅要吃新鲜的菜，还要选择各种颜色的菜，比如绿色的蔬菜。绿色蔬菜富含叶绿素和叶酸，叶绿素有很强的消炎作用；多年前，美国发现很多孕妇生的孩子患有先天性脊柱裂，原因就是妈妈怀孕中日常膳食缺乏叶酸。除了孕妇需要叶酸外，人体造血系统也需要叶酸。黄色的蔬菜富含胡萝卜素和类胡萝卜素，而胡萝卜素是维生素 A 的前体；红色的蔬菜富含番茄红素，番茄红素是非常好的抗氧化剂，对很多疾病都具有预防作用。

第四句“五果当为助，力求少而数”，是说吃水果可以帮助人体维持健康。但是水果不能代替蔬菜。为什么呢？因为水果是享受性食物，而蔬菜是生存性食物。

以上这首诗言简意赅，精辟地勾画了中国传统饮食结构中的食物搭配原则。

近年来，国家陆续颁布了《健康中国行动（2019—2030 年）》《国民营养计划（2017—2030年）》及《全民健康生活方式行动方案（2017—2025年）》，标志着营养健康已上升为国家战略，并提出了具体可操作性目标：提倡人均每日食盐摄入量不高于5克，成人人均每日食用油摄入量不高于25~30克，人均每日添加糖摄入量不高于25克，蔬菜和水果每日摄入量不低于500克；倡导学习中国居民膳食科学知识，使用中国居民平衡膳食宝塔、平衡膳食餐盘等支持性工具，根据个人特点合理搭配食物。每天的膳食包括谷类、薯类、蔬菜水果类、畜禽鱼奶类、大豆坚果类等食物，平均每天摄入12种以上食物，每周25种以上（中国居民平衡膳食宝塔如图8-1所示）。

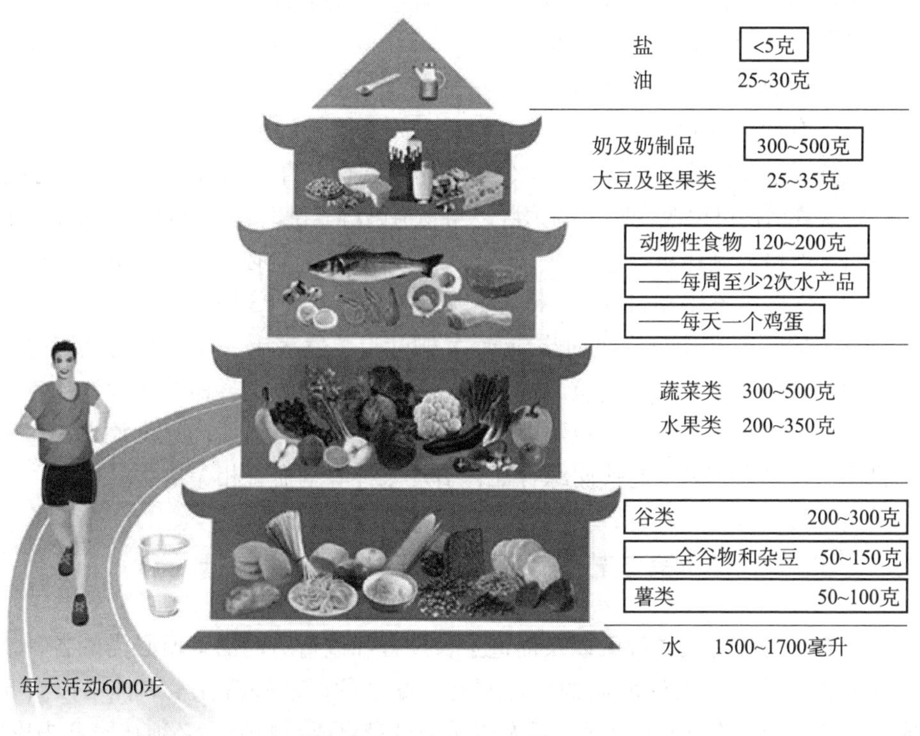

图8-1 中国居民平衡膳食宝塔（2022）

二、日本人长寿秘诀

据日本原生劳动省公布的数据，当前日本的百岁老人达86510人，百岁以上老人实现了51年连增，日本人的长寿秘诀之一是吃出健康。

一是热爱吃鱼。日本人喜欢吃鱼的程度，可以跟中国人喜欢吃米饭相类比。数据显示，日本每年人均吃鱼100多公斤，甚至超过大米的人均消耗量。鱼是一种对健康很有益的食物，2021 年发表在《欧洲临床营养学杂志》上的一项研究发现，每周食用鱼类 4~6 份（每份 50 克），可以降低 15% 的全因死亡风险、25% 的中风死亡风险。研究分析称，鱼类中含有多种不饱和脂肪酸（ω-3 脂肪酸、α 亚麻酸），维生素 D 和硒等，尤其是深海鱼类 DHA 和 EPA，对胆固醇及心脑血管疾病都有抑制作用。

二是饮食清淡。日本人饮食追求“原味”，怎么清淡怎么来，他们喜欢将生菜、胡萝卜、黄瓜等拌入调料汁生吃，或是用热水稍微烫一下，淋一点油，这样既减少高热油对营养素的破坏，又可减少油类摄入。清淡饮食更有利于健康，高盐饮食会导致高血压、骨质疏松、胃癌等多种疾病，尤其是高浓度的氯化钠，直接破坏胃部黏液，间接使致癌物质进入胃黏膜上皮细胞。

三是饮食少量而精致。早在 1985 年，日本就提倡：民众一天尽量吃 30 种食材，才能达到营养全面。此后，日本一直将少量多样当成每日的饮食准则。少量而精致，有助于饮食平衡。《柳叶刀》一项涉及饮食均衡的研究发现，全球每年因高盐分、膳食缺乏、水果摄入量低等不均衡饮食，直接或间接造成 1000 多万人死亡。饮食结构可以改变肠道的菌群，当肠道菌群紊乱时，很容易引起相关疾病。

四是严格控制体重。在日本，法律规定，一般企业必须每年对员工进行腰围检查，男性腰围不得超过 90 厘米，女性腰围不得超过 85 厘米。如果企业没有管理好员工的腰围和体重，将面临罚款。《柳叶刀》发表了一项肥胖与预期寿命关系的相关研究，发现体重过重或过轻，都可能使人的预期寿命缩短大约 4 年。对于老年人而言，不能过瘦，也不能过胖。老人体重过轻，肌肉过度流失，易引起少肌症；过胖则容易引起代谢综合征，引发多种心脑血管相关疾病。

第二节　认识人体所必需的营养素

营养素是维持人体健康以及促进生长发育和进行劳动活动所必需的各种饮食所含的营养成分。人体所需的营养素有 100 多种，有些营养素人体可以自身合成、制造，但还有 40 多种营养素人体无法自身合成、制造，必须从膳食中摄取，故称为“必需营养素”。这些必需营养素可分为六大类：水、碳水化合物、脂肪、蛋白质、维生素和矿物质。这些营养素在代谢过程中既有各自的生理功能，又密切联系、共同参与和调节生命活动。

一、水

一般认为，人在断水的情况下只能存活 5~10 天，但在断食不断水的情况下可存活数周。

水是人体中含量最多的成分，随着年龄增长，人体含水量呈下降趋势。通常，新生儿体内的水总量约占体重的 80%；婴幼儿约占 70%；十几岁开始，身体含水量会逐渐下降并维持在 60% 左右；40 岁以后，由于肌肉组织减少，人体含水量逐渐减少。

水是构成细胞的基础，血液循环、消化吸收、输送营养、排泄废物、调节体温、润滑缓冲……每一项生命活动都离不开它。正常人每天体内水的来源和排出处于动态平衡状态，其中，来源主要有饮水约 1200 毫升、食物含水 1000 毫升，体内蛋白质、脂肪和碳水化合物代谢产生的内生水约 300 毫升。人体主要通过尿液排水，每天约 1500 毫升，其次通过呼吸、汗液和粪便排出，每天分别排水约 350 毫升、500 毫升和 150 毫升。一旦机体消耗流失大量水分，未能及时补充，就会出现脱水。

水在人体器官和组织中的分布是不均等的，其中血液中含水量最高，占 83% 左右，身体脱水时，血液最先“感应”到。这是因为，人体脱水后血液浓度上升，含有的电解质浓度也随之增加，刺激血液里的化学感受器，并通过神经传递给大脑，进而产生“渴感”。通常，当水分丢失量占体重的 2%~3% 时，人就会有口干舌燥的感觉。

身体意识到脱水时，就会开启“干旱管理机制”，“开源”不成，就得“节流”。身体重新分配体内储备的水，以保证重要器官的正常运转。因此，有的组织器官被夺走了水分“份额”，功能受到限制，如出现皮肤干燥、声音嘶哑、烦躁不安、头晕头痛、注意力下降，全身无力的症状。与此同时，肾脏、肠道则开始重新吸收代谢废物中的水分，导致尿少、尿液发黄、便秘等情况。如果脱水情况仍得不到缓解，重要器官也将面临缺水的境地，不仅上述症状会加重，还可能出现休克、昏迷，当失水量达到体重的 15%，将危及生命。这就是为什么人在断食不断水的情况下能生存数周，但断水只能生存 5~10 天的原因。

若身体长期“慢性缺水”，则会增加慢病风险，如心血管病、慢性肾病、痛风甚至癌症。美国的一项研究表明，与每天喝少于 2 杯水的女性相比，喝 5 杯水的女性患结肠癌的概率降低 45%；男性每天喝 4 杯水的比少喝 1 杯水的，患癌概率降低 32%。此外，还有研究表明，作为预防措施，每天饮用 5 杯水能使患乳腺癌的概率降低 79%，而膀胱癌的罹患风险减少 50%。英国伦敦大学国王学院研究发现，持续出汗 90 分钟导致大脑萎缩的严重程度相当于大脑早衰 1 年。

值得注意的是，人们都知道“口干”是身体缺乏水的表现，进而想当然地推断，只要口不干就说明体内水分充足，这就大错特错了。因此，普通成年人都应该保证每天饮水 1500~1700 毫升，可以早晚各喝一杯，其他时间均匀分配；遵循“少量多次”，原则上以每次 100~150 毫升为宜。天气炎热出汗较多时，应及时补水。

要尽量避免用餐时饮水，否则，胃中的化学物质会因水的稀释而作用变小，且会导致很多有价值的营养物被水带走。

二、碳水化合物

在六大营养素中，只有碳水化合物（每克含 4 卡路里）、脂肪（每克含 9 卡路里）和蛋白质（每克含 4 卡路里）提供能量。机体能量来源于营养物质，而机体进行各种活动都需要消耗能量。健康成人，能量摄入与消耗要保持动态平衡；而未成年人，能量的摄入量须大于消耗量，才能保持其生长和发育。能量消耗因机体活动强度不同而有显著差别：活动强度越大，消耗越大，需要营养物质越多。

《黄帝内经》强调“五谷为养”，就是说谷类是养育人体的主食，是人体必需的碳水化合物与热量的主要来源。谷类一般是指黍、秫、麦、稻、豆五种。当然，古人所称的“五谷”是一种泛指，并不局限于五种，各种粗细杂粮，均属“五豆”之类。五谷为什么能营养全身呢，因为人体既需要蛋白质这个主要原料，也要靠碳水化合物（旧称“糖”）做辅助材料。细胞、组织的构成需要糖，肌肉也需要糖。人体的生命活动，需要源源不断的能量供应，虽然蛋白质和脂肪可以提供部分能量，但人体生命活动所需要能量的主要来源却是糖，人体所耗能量的60%~70% 来自糖。五谷所含蛋白质和脂肪虽然不多，但却含有大量的淀粉，淀粉在消化道中被水解，产生大量的糖以供人体需要。它既可以充实脏腑肌肉，又为人体的新陈代谢提供充分的能量，使脏腑功能正常运转，使肌肉的收缩强而有力。

但碳水化合物摄入过量，易造成龋齿、牙周病，增加糖尿病、冠心病、肥胖病等的发病率。清淡饮食的一个原则是少糖，提倡人均每日添加糖摄入量不高于25 克。糖有很多种类，最常见的有白糖、红糖和冰糖。但不管哪种糖，只是一种调味品，营养价值不高，应尽量少吃。另外，含糖饼干、面包、果脯、蜜饯、蛋糕、各种饮料和糖果，糖分含量很高，建议少吃。

三、脂肪

脂肪，亦称“真脂”，学名“三酰甘油”“甘油三酯”，是人体的储能物质，每克提供的能量超过蛋白质或糖类的两倍。当每天摄入的热量超过身体所需时，多余的热量就会转化为脂肪。人体正常需要的脂肪占身体总重量的 15%~25%，这些脂肪对机体的正常运转十分重要。这些机体的运转包括保持体温以便身体吸收消融脂肪的维生素，对极度重要的器官起缓冲作用，等等。如果机体内脂肪很少，为了满足获取能量的需要，机体就会破坏性地分解肌肉和内部器官来维持所需的能量。

然而，如果一段时间内所摄入的热量远远超过身体所需时，就会产生多余的脂肪，这些脂肪会被堆积到身体各处。对男性来讲，会首先堆积到腹部；对女性来说，则会出现在大腿上。多余脂肪会导致疲劳、心脏病、癌症、糖尿病等数百种疾病。

现代人困惑的是，不是脂肪过少，而是过多，为什么脂肪难以消除。理论上，储存的多余脂肪在机体需要更多的热量时，会重新转换为能量。但由于种种原因这种情况不太容易发生。

首先，就像饥不择食的人会摄入大量食物一样，机体首先会消耗易于转换的能量。高热量食物的分子结构最简单，因此最容易被转换为能量。这就是为什么一些人很长时间没进食或者在进行艰苦的训练之后渴望进食碳水化合物的原因。与此对应，脂肪的分子结构十分复杂，且需要额外的能量和时间来重新转化为能量。机体总是在分解储存的脂肪之前先消耗可利用的碳水化合物以补充能量。

其次，当一个人需要能量时，在多余的脂肪被转换之前早已饥肠辘辘。人体的生物设定是要求每次进餐尽量多吃食物。一般来说，就餐时，从饥饿感到产生饱足感需要 10~15 分钟时间，这就是当主菜上得比较晚时，我们已不再感到饥饿的原因。

再次，当一个人的脂肪增加，如他在度假时大吃大喝，体重增加 15 公斤，其日常基本的新陈代谢对热量的需求就会增加。以前，假设他每天对热量的需求是 2500 卡路里，而现在为了消除饥饿感他每天则可能需要 3000 卡路里热量的食物，以使其身体和食欲达到一种新的平衡，这种新平衡增加了额外的 15 公斤负担。如果食物充足并且听从其胃口的指挥而纵情吃喝，他的体重将会有增无减。一旦超重，他大多会采取积极措施（如调整食谱、增加营养补充品）来减肥。

囤积的多余脂肪较难转化为能量的主要原因是，人体内储存能量的生物设定大部分是以低脂肪的蔬菜类食物（偶尔有一些猎获的肉食）为主。现如今，人们日常饮食中脂肪的含量比达到 35%。

这个 35% 的平均数不能掩盖涉及健康的一个事实：一般人们的日常饮食热量的 50% 以上来自脂肪，正是这些脂肪，对生命健康构成潜在威胁。人体所需热量的生物设定大约 20% 来自脂肪，脂肪摄入过量，易引起肥胖、脂肪肝、血脂增高，增加罹患冠心病和癌症的危险。

四、蛋白质

蛋白质是由多种氨基酸结合而成的长链多肽高分子化合物，它是生物体的主要组成物质之一，是生命活动的基础。例如，具有催化作用的酶，具有免疫功能的抗体，起运输作用的血液蛋白，有运动功能的肌肉蛋白、生物膜蛋白、某些激素和毒素等。

蛋白质按组成成分可分为简单蛋白质和复合蛋白质。简单蛋白质除氨基酸外不含其他物质；复合蛋白质由简单蛋白质与其他物质结合而成。蛋白质以所含物质不同分为磷（酸）蛋白、糖蛋白、脂蛋白、色素蛋白、核酸蛋白等。含有人体必需全部氨基酸的蛋白质，称为“完全蛋白质”，如酪蛋白、卵白蛋白、大豆球蛋白；组成成分中缺乏一种或几种氨基酸的，称“不完全蛋白质”，如明胶，用其作为唯一蛋白质来源会引起营养缺乏症。女性每天需要 46 克蛋白质，而男性每天需要 58 克。

组成人体器官的各个单一细胞需以一天到一个月的时间来更新。人体每天生产 2000 亿个细胞，以为 120 天内更新血液中红细胞之用。皮肤的组织细胞更新期是 1 到 3 个月，而新骨骼取代断裂的旧骨骼需要 90 天时间。这些更新旧器官的细胞含有超过 10 万种不同的蛋白质，这些蛋白质由 20 种氨基酸构成，其中 11 种可以在人体内生成，其他 9 种必须从食物中获得。植物和动物蛋白质都含有氨基酸，是人体构成组织活动之必需。蛋白质的食物来源主要有肉类、鱼类、蛋类、奶类、豆类及豆制品、谷类、坚果等。但蛋白质摄入过量会对肾、肝、脑造成损害，导致钙质流失，引发痛风性关节炎。

五、维生素（旧称“维他命”）

维生素是人体生长和代谢所必需的微量有机物，有 20 余种，大致可分为脂溶性和水溶性维生素两类。前者包括维生素 A、D、E、K 等，后者有维生素 B、维生素 C、烟酸、叶酸、泛酸、生物素、胆碱等，大多是某些“辅酶”的组成部分。缺乏维生素人和动物不能正常生长，并发生特异性病变。

维生素是人体成长及健康不可或缺的营养素，它虽然不像碳水化合物、脂肪、蛋白质三大营养素直接提供生命能量，也无法制造人体所必需的肌肉和血液，但却可以协助三大营养素在人体内产生各种各样的化学反应。

如果我们把人体构造假设为一座工厂，维生素所扮演的角色正是促进机械顺利运转的润滑油。但是，润滑油所占比重很低，所以称为微量营养素。维生素所占的比重虽然很低，但一旦不足就会引起缺乏症，导致各种不同的疾病。

维生素 A 缺乏症。维生素 A 的主要生理功能是促进人体生长发育，维持上皮组织的健康及生殖、视觉及免疫功能。缺乏维生素 A 会引发干眼症、夜盲、食欲下降、皮肤瘙痒、脱皮、头发枯干、脱发、反复感冒、支气管肺炎等。防治的方法是服用鱼肝油或多食富含 β－胡萝卜素和维生素 A 的食物，如蔬菜、水果等。但维生素 A 不能摄入过量，否则会对人体产生危害，如急性中毒可引发头晕恶心、嘴唇开裂、脸部脱皮、双手十指长、面积大且形状不规则的乳白色水疱。慢性中毒可出现恶心、呕吐、腹泻、乏力、食欲不振、视物模糊、脱发、皮肤瘙痒、肌肉僵硬等症状。

维生素 C 缺乏症。维生素 C 的主要生理功能有：参与体内多种化学反应，维持牙齿、骨骼、血管、肌肉的正常功能和促进伤口愈合等。缺乏维生素 C，可致“坏血病”。病状有牙龈、黏膜、皮肤以及身体其他部位出血和渗血，主要是血管壁受损害所致。防治可多食用新鲜蔬菜和富含维生素 C 的水果，或服用维生素 C 片剂。但不可摄入过量维生素 C，摄入过量可引起腹胀、胃酸过多或泌尿系统结石，严重者可导致溶血，甚至致命；如果长期大剂量服用而突然停药，可能会导致坏血病。

维生素 D 缺乏症。维生素 D 的主要生理功能有：促进钙、磷的吸收和利用，利于骨骼和牙齿的发育。近年来，维生素 D 备受研究者青睐，维生素 D 在防治心血管疾病等方面均有新进展：血液中维生素 D 代谢产物 25 羟维生素 D（25［OH］D）的浓度较低与冠心病、卒中及全因死亡风险升高相关；习惯服用维生素 D 补充剂可降低新型冠状病毒的感染风险，充足的维生素 D 水平可以减少中度、重度新型冠状病毒感染者的住院时间。缺乏维生素 D，易导致婴幼儿出现佝偻病，成人患软骨症。多晒太阳有预防作用，治疗以服用鱼肝油为主，多吃富含维生素 D 的食物（如蛋黄、动物肝等）或服用维生素 D_3 胶囊。

维生素 B_1（磺胺素）缺乏症。维生素 B_1 的主要生理功能为参与糖类的代谢，维持正常食欲及神经、肌肉和循环系统的功能。缺乏维生素 B_1 会引起“脚气病”、脚气病性心脏病、心力衰竭、肥胖症、糖尿病、干眼症等。有手足麻木、软弱无力、疼痛、腱反射消失，甚至瘫痪以及下肢局部或全身性水肿等症状，严重者可导致心力衰竭。预防方法有多食糙米和标准面粉、改良烹饪方法，不舍弃米汤和菜汤，以及多食富含维生素 B_1 的食物，治疗手段为服维生素 B_1 片或多食富含维生素 B_1 的各种食物。

人体每天需要摄入 13 种重要的维生素，其中多数是人体无法自行供给的，这些维生素和矿物质是维持人体每天数百万种化学反应不可或缺的要素。因此，我们要注意从食物中摄取维生素，摄取维生素的最佳方法是均衡饮食。

六、矿物质（亦称无机盐）

食物当中含有许多人体必需的矿物质，是修补和再生人体组织所必需。目前已知有 15 种元素为人体所必需，含量大于人体体重 0.01% 的称“常量元素”，有钙、磷、钾、钠、硫、氯、镁共七种；含量小于人体体重 0.01% 的称“微量元素”，有碘、锌、硒、铜、钼、铬、钴、铁 8 种。

微量元素是构成机体组织、酶或激活剂的成分，或有特殊生理功能的重要材料，在特殊生理和病理情况或地方性缺失时会引起缺乏病，摄入过量会引起中毒。1973 年，世界卫生组织认为铁、碘、锌、硒、钴、铜、钼、铬、锰、硅、镍、钒、氟与锡共 14 种元素是人或动物生理必需的微量元素。1990 年，联合国粮农组织、世界卫生组织等联合专家委员会将已确定的“必需微量元素”重新分为三类：第一类为人体必需的，有碘、锌、硒、铜、钼、铬、钴、铁 8 种；第二类为人体可能必需的，有锰、硅、镍、硼、钒 5 种；第三类为具有潜在毒性，但在低剂量时对人体可能具有必需功能的，包括氟、铅、镉、汞、砷、铝、锂、锡。我们常说的“微量元素”，是人体必需的 8 种微量元素。

人体矿物质长期摄入不足可引起相应的营养缺乏症，引发相关疾病；摄入过量则有损机体健康，甚至引起中毒。

常量元素钙，是构成骨骼和牙齿的主要成分，促进骨、牙正常成长。人体如果缺乏钙，会引起佝偻病、软骨病和骨质疏松，若摄入过量，易导致乳—碱综合征，增加患肾结石的危险，并影响人体对锌、磷、镁的利用。

微量元素铁，主要生理功能有构成血红蛋白，参与体内氧与二氧化碳运转、交换和组织呼吸过程。人体若缺乏铁，会致缺铁性贫血。若摄入过量，急性中毒会引起呕吐、血性腹泻、代谢性酸中毒和休克；慢性中毒引起血色素沉着症，表现为器官纤维化等。

微量元素锌，主要生理功能为参与体内酶的组成及 DNA、RNA 的合成，维持免疫、代谢和生殖功能。人体若缺乏，会引起食欲不振、厌食、反复口腔溃疡、胃肠道功能紊乱、贫血、性器官发育不良、男性不育、胎儿畸形或流产等。若摄入过量，急性中毒表现为腹痛、腹泻、恶心、呕吐，慢性中毒可导致贫血、免疫功能下降、高密度脂蛋白胆固醇降低等。

人体所需要的 15 种矿物质（7 种常量元素和 8 种微量元素）富含于新鲜食物中，如谷类、薯类、杂豆、蔬菜水果和大豆类。

第三节　有关食物的商机

一、豆类食品

中国种植大豆及制造豆类饮料（豆浆）已有几千年历史。对人类来说，大豆是低脂肪和高蛋白的最好来源。大豆含有很高的医药价值，能预防多种疾病，如骨质疏松症、心脏病和癌症。

大豆的钙含量高，且和牛奶不同，不包括使骨骼中钙流失的酪蛋白。大豆能够预防骨质疏松症，因为大豆中的异黄酮能够增加骨骼中矿物质的含量和提高骨的密度。异黄酮是在人体器官内合成的无色有机化合物，会影响人体的内分泌系统。一种名为金雀异黄素的大豆异黄酮，如果添加到有活癌细胞实验试管中，能够阻止癌细胞的生长。其他种类的异黄酮可以降低女性更年期内潮热病发的强度和频率，类似于女性荷尔蒙补充剂。此外，因为大豆中的蛋白质对心脏病有明显的预防作用，美国奶牛协会通知大豆生产者可以声明：消费者如果每天摄入 25 克豆类蛋白质，就可以降低（有害的）胆固醇量，减少发生心脏病的危险。美国心脏病协会也支持同样的说法。

与同量的牛肉、鱼肉或者鸡肉相比，大豆含有的蛋白质更高，而且大豆中几乎不含胆固醇和饱和脂肪酸，对那些想限制或者不想摄入肉类蛋白质的人来说，豆类蛋白质当属唯一高含量的植物性蛋白。人体需要的 20 种基本氨基酸都来自蛋白质，其中 11 种可以在人体中合成，其余 9 种必须从食物中获得。豆类蛋白质能够提供身体不能生成的 9 种氨基酸，使得豆类蛋白质和牛奶或肉类蛋白质一样完美，不仅不会有激素、饱和脂肪、热量之忧，也不会对环境产生污染。

1999 年，FDA（美国国家食品和药品管理局）的第 11 个公告正式推荐豆类产品，如果每天每个人摄入 25 克大豆蛋白（25 克大豆蛋白什么概念呢？就是一两豆腐），就可以降低患冠心病的风险。中医认为，大豆性味甘平，不凉不燥，益气养血，清热解毒，宽中下气，健脾，利水消积，通便定痛，在很多方面都具有优秀的保健功能。可以说，大豆是中医药食同源的一个典型代表。

曾有一位专家到长寿县广西巴马去考察，其访问了两位 109 岁、一位 106 岁的老人，询问他们每天早餐吃什么。三位老人异口同声地回答说，每天都在喝豆浆，从来没有喝过牛奶。巴马当地有一个叫作“合渣”的食物，很值得推广，就是把豆子粗粗地磨一磨，磨碎了之后连豆浆和豆渣放在锅里，加上各种蔬菜一起煮了吃，极有营养。

中国制造豆类食品已有几千年历史。豆浆是谁发明的呢？是汉朝的淮南王刘安。当时，刘安的母亲病了，久治不愈，后来采用食疗，就是每天喝豆浆，才逐渐康复了。传说豆腐也是刘安发明创造，至今安徽淮南年年还举办豆腐文化节，展示豆制食品。在德国生态食品商店里，出售纸盒包装的豆浆和米浆，一纸盒豆浆的价值是同体积牛奶的两倍，外包装上还印有“绝无胆固醇”等字样。

在中国，豆类食品越来越受到青睐。众多商家聚焦豆类食品，并开发出多种多样的豆类食品，豆类食品成为城乡居民不可或缺的膳食。

二、药食同源食品

中医学中自古以来就有“药食同源”的理论，认为医药与饮食为同一起源，许多食物可以药用，许多药物也可以食用，在此基础上，逐渐形成了药膳食疗学。药膳就是“寓医于食”，既将药物作为食物，又将食物赋以药用。食用者在享受美食的同时，使身体得到滋补，疾病得到调理。

“食药一体，膳药同功。”东汉时期的药典《神农本草经》收藏的药物有 365 种，分为上、中、下三品。上品是指副作用最少的中药，这里边就有许多食物，一共 18 种，包括大枣、枸杞子、山药、胡麻子、薏苡仁等。

“神农尝百草”的故事在中国可谓家喻户晓。炎帝神农氏将人们从渔牧社会带入了农耕社会，神农在“尝百草”的过程中，发现不少植物既是食物又是能治疗疾病的药物，即“药食同源”。食疗在我国至少有三千年的历史，从西周到明、清，历朝历代都有大量的食疗著作，论述十分精辟，形成了完善的食疗理论。

食疗在中医学中占有十分重要的地位，历代医家都非常重视药膳、食疗在防病、治病中的应用。孙思邈就强调凡遇疾病，当先施以食治。中国人自古以来讲究“药补不如食补”的养生保健原则，“寓医于食”。这与现代医学之父的希波克拉底的名言“让食物成为你的药，让药成为你的食物”如出一辙。

“药食同源”“寓医于食”，是几千年中国人民饮食文化和医疗实践的经验成果，下面以日常所见所食的红枣、绿豆、栗子、花生和西红柿为例来说明。

1. 五谷加红枣，胜似灵芝草

古代有许多有关红枣的民谚，“一日吃三枣，百岁不显老”，“门前一棵枣，红颜直到老”，“五谷加红枣，胜似灵芝草”，“要想皮肤好，粥里加红枣”。这些都是古人得出的食用枣的功效。

我国第一部农耕专著《齐民要术》记录有“五果”，枣居五果之首。

2.“济世之谷”绿豆

绿豆里含有一种解毒蛋白，中国古代先人称之为“济世之谷”，就是能够救黎民百姓的谷物。有一位老先生住院，患老年皮肤瘙痒症，受不了，医生用了一个很简单的方法，就是拿水煮绿豆，但是别煮开花，以绿豆汤擦身体，很快就见效了。有一个医学专家到欧洲做访问学者，遇到一个德国女博士牙疼得受不了，拔了两颗牙都不行。她问中国的访问学者有什么办法？中国医生告诉她一个简单的办法，用水泡发绿豆，把绿豆捣烂，用纱布敷在足底涌泉穴上。敷了一夜，第二天这位博士牙就不疼了。

《本草纲目》里有这样的记载：绿豆煮食可消肿下起、清热解毒、消暑止渴、调和五脏、安精神、补元气、滋润皮肤；绿豆粉可解诸毒、治疱肿、疗烫伤；绿豆皮能解热毒、退目翳；绿豆芽可解酒、解毒。李时珍称绿豆为“真济世之良谷也”。大自然提供给人类如此丰富的天然食物，其中有强身健体功效的远不止这些！

3.“肾之果也，肾病宜食之”的栗子

人老腿先老，好多老年人腰腿疼。腰腿疼怎么治呢？有一个很简单的办法，就是早晚各吃两个生栗子。古代的燕赵之地有木本粮食，一个是枣，另一个是栗子。板栗对燕赵之地民众的健康发挥了重要的作用。早晚各吃两个生栗子，怎么吃？这个有讲究，要仔细地嚼，把它嚼成浆，再咽下去。栗子能治肾虚，腰腿无力，能够通肾益气，厚胃肠。有一首诗，前两句“老去日添腰脚病，山翁服栗旧传方”，意思是人老了，腰腿都有毛病，山上碰见一个老头给了一个方子，吃栗子。后两句“客来为说晨兴晚，三咽徐收白玉浆”，意思是必须要把栗子嚼成浆，慢慢地咽下去，还得咽三回。这首诗形象地描述了吃生栗子来解决腰腿疼的食疗方法。

唐代大医学家孙思邈称栗子为“肾之果也，肾病宜食之”。明代李时珍则另有一番见解，他说栗子有驱寒、止泻之功效。栗子可谓全身是宝，不仅果实能食用充饥，而且其内果皮、外果皮、树叶、树皮及花皆可入药。板栗的药用功能自古就受到人们的重视，尤其是栗子对人体的滋补功能，堪与人参、黄芪、当归等名贵中药相媲美，且价格低廉，因此备受历代医家推荐。但栗子生吃难消化，熟食又易滞气，所以不宜多吃。

4.“生用清火润肺、炒用健脾胃”的花生

中国人称花生为长生果。中医认为，“花生性和平而味美香，生用清火润肺，炒用能健脾胃”。炒花生要少加油。应该尽量吃煮的花生，或者轻炒，炒的花生能健脾胃。从营养学角度看，花生所含的脂肪，有一半是不饱和脂肪酸——油酸。油酸最大的特点是在代谢过程中“不聚脂性”，就是油酸不转化为脂肪，而是转化成热量。

生吃花生可以清火润肺，炒花生健脾胃。有一个得了慢性肾炎的病人，尿里有蛋白，总是好不了。后来他就住院接受中医治疗，大夫会诊后，给了一个食疗方：把带着红皮的花生仁放砂锅里搁上水，用文火煮烂。每天早上起床，空腹吃一两花生仁（大约 50 粒小花生），40 天为一疗程。病人按这个食疗方子，配合中医治疗，40 天尿蛋白就控制住了。另外，花生含有白藜芦醇。

5. 含番茄红素的食物

西红柿里含有很高的番茄红素，尤其是中国新疆的西红柿，是世界上番茄红素含量最高的，因为新疆地区的日照时间长。哈佛大学用 4 年时间，跟踪了近 5 万名成年男性，发现大量食用番茄或含番茄红素的食物，可以降低前列腺癌的发生率。哪些食物含有番茄红素呢？红瓤西瓜里面含有番茄红素，红色的葡萄柚也有番茄红素，还有李子、木瓜等，但是西红柿番茄红素含量最丰富。

三、保健食品

保健食品是指具有特定保健功能或以补充维生素、矿物质为目的的食品，即适用特定人群，具有调整机体功能，不以治疗疾病为目的，且对人体不产生任何急性、亚急性或慢性危害的食品。

随着居民人均可支配收入的增长和养生保健观念的普及，我国保健品行业迎来了快速发展的机遇期。中国行业研究网分析数据显示，2016 年，中国保健食品行业市场规模为 1370 亿元，截至 2021 年已达 3248.5 亿元，预计 2025 年可超过 4000 亿元。2021 年，我国占全球保健品行业的份额达 17.76%（全球规模

18288 亿元），为美国之后的第二大保健品市场。目前，在中国保健品市场，国产品牌、外资品牌、国际品牌三足鼎立。

国际品牌“安利”很值得研究，尤其是其直销模式已为众多保健品公司模仿。

安利的创始人，卡尔·宏邦（CarF.Renhnbory）来到中国做高露洁经销商（1915—1927 年）时，发现一些城市居民有严重的营养缺乏症，但是在农村即使是最为贫穷的人也并不常见。他开始研究健康和营养的关系，并发现很多植物性物质对人们日常饮食至关重要。他设想制作一种以植物为基础的营养品来补充人们的日常饮食。于是，1927 年他返回美国后，在加利福尼亚州建立了实验室，力图用一个简单的方案解决日常饮食中补充营养的问题。

经过数年研究，卡尔·宏邦提出了具有革命性的理念——把人们每天需要的矿物质和维生素合成一种产品。他把其公司命名为“加利福尼亚维生素公司”，并于 1934 年生产出世界上第一颗综合了多种维生素和矿物质的营养产品。1939 年，卡尔·宏邦将公司和产品的名称改为“纽崔莱”。那时，推广一种包含不同维生素和矿物质的营养补充品需要向消费者详加说明，特别是让消费者相信维生素确实存在。此外，这种含有多种维生素和矿物质的产品兼具食品和药物的双重特性。因此，它的推广和销售不是通过传统的店铺。为了销售产品，卡尔·宏邦的妻子建议他成立自己的销售团队，而销售团队成员必须是营养物产品的拥趸。这种策略衍生出持续需求：公司在拓展业务时不断招募新的销售人员，并对之进行培训。1945 年，卡尔·宏邦提出另一种新的营销模式，不仅使其营养补养品市场产生革命性变化，而且还催生了一个全新价值数亿美元的零售业态。

卡尔·宏邦第二个革命性创意是奖励制度，即让销售人员在销售纽崔莱产品的同时招募和培训新的销售人员，业务员一部分收入来自产品销售，而另外一部分则来自其新招募和培训的销售人员的销售。每个独立的销售人员（现在称为经销商），以他的销售量和招募的销售人员的销量被公司考核。当其销售额达到一定量的，就可以脱离当初招募他的销售团队，而成为公司直属的经销商。

1949 年，两位来自密歇根州大急流市的年轻企业家杰·温安洛和理查·狄维士从纽崔莱公司批发了一套产品，没多久他们就成为公司中销售额最高的销售人员。10 年之后，在继续经销纽崔莱公司产品的基础上，杰·温安洛和理查·狄维士基于相似的市场策略，又开了一家新的公司以销售日用品。他们给这个公司起名“安利”，意为“美国路”（Amway）。1972 年，82 岁的卡尔·宏邦过世，安利公司收购了纽崔莱公司。如今，纽崔莱每年收入数十亿美元，是世界上最大的维生素和矿物质营养补品公司之一。卡尔·宏邦成功地运用技术解决由另外一项技术（食品加工技术）导致的问题——供应链中维生素和矿物质的流失。今天的食品加工和快餐业面临着同样的问题，如何解决同样蕴藏巨大的商机。

目前，中国保健食品越来越受到追捧，“青年一族”和“银发一族”逐渐成为保健品市场的主力军。生活不规律、工作压力大的年轻人把保健品视为“自救法宝”。速途研究院发布的《“90后”养生报告》显示，国内长时期使用保健品的“90后”占比达21.9%，近半数偶尔使用。老年人对保健品的热情高涨，2020年我国老年保健品市场规模占整个保健品市场的50%以上，其中褪黑素、纤维素、复合维生素等是最受老年人欢迎的品类。此外，中国的多维元素片（维生素+矿物质）受市场青睐。

国内对维生素和矿物质等保健食品研究和开发的力度很大，很多商家聚焦于这个领域。如中国科学技术大学天然有硒项目研究就引起当地政府的高度重视，随着项目研发的加快，正在形成富硒功能农业、富硒功能食品等系列富硒产业。

这个项目的研发思路主要来自一个乡村。安徽石台县有一个仙寓村，村里的人鲜有患癌症的。调查研究发现，除了这里青山绿水、空气清新没有污染外，这里的土壤还富含硒。人们吃的是自己种植的富硒米、富硒菜，自己养殖的富硒畜禽肉，饮用的是达到国家一级优质饮用水标准的山泉水。

因此，这个小山村名满周边，当地的农家乐一床难求，大批江浙沪居民来此长期康养（包括不少疾病康复者）。来这里，住农户家，吃富含硒的食物。每天可以漫步在美景里，苍松翠柏，鸟语花香，瀑布飞流直下，小溪潺潺而过，空气中负氧离子含量很高。人们在这里，既养生又养心。如今，当地政府以仙寓山区域为重点，发展富硒疗养、富硒康体、富硒食品等业态，力争建成全国知名的“富硒养生谷”。

中国已是世界第二大保健食品市场，但仍有一些基础性问题亟待解决，如科学研究较滞后，主要表现为“三无”，即无科学体系、无专门学科、无高端人才；行业形象偏负面，我国消费者对保健产品既迷信又恐惧，不客观、不理性，由此产生了“不敢买、不会买、买不到”的心理，保健品市场消费认可度不高，市场秩序较乱。

但是，我们也要看到，随着人们保健、养生意识大幅度提高，刚性需求进一步释放，保健品消费潜力将得到极大释放。尤其是保健行业市场环境不断规范，法律法规不断完善，营养健康行业将迎来整体淘洗，未来趋势向好，特别是养生/抗衰老类产品、老年病术后康复/保健药品、保健食品/药食同源类等产品需求将进一步扩大，具有很好的发展前景。

四、特医食品

特医食品是特殊医学用途配方食品的简称，是针对进食受限、消化吸收障碍、代谢紊乱或其他特殊疾病状态人群营养需要专门加工配制而成的配方食品。

最早的特医食品是作为药品开发出来的，但由于更接近食品，各国逐渐将其从“药品”过渡为“食品”。从 20 世纪 80 年代末开始，特医食品以肠内营养剂的形式进入我国，经药品注册后上市销售。后来，特医食品被纳入《中华人民共和国食品安全法》，归属特殊膳食用食品的范围。

特医食品通过充分发挥人体自身的修复机能，将身体调养到最佳状态，在改善病人营养状况、促进病人康复、缩短住院时间、节省医疗费用等方面发挥了巨大作用。目前，科学论证充分、应用成熟的全营养配方食品主要涉及糖尿病、慢性阻塞性肺疾病（COPD）、肾病、恶性肿瘤（恶性质状态）、炎性肠病、食物蛋白过敏、难治性癫痫、肥胖和减重手术、肝病、肌肉衰减综合征、创伤、感染、手术及其他应激状态、胃肠道吸收障碍等。

国际经验显示，经济越发达的地方，特医食品应用意识越强。据统计，全球每年消费特医食品为 560 亿 ~640 亿美元，市场以 6% 的速度增长，其中欧美国家年消费量全球占比较大，为 400 亿 ~500 亿美元，增速为 4.5%；日本和韩国的市场规模为 150 亿 ~220 亿美元，增速为 4.8%；我国消费特医食品市场规模只占全球的 1%，市场总量为 6 亿美元，与欧美国家形成明显反差。

由于特医食品食用人群的特殊性和敏感性，20 世纪 80 年代末，特医食品以肠内营养制剂的形式进入中国，按照药品进行监管，经药品注册后上市销售。国外品牌产品由于介入早、起点高，占据国内 90% 以上市场份额，而国内企业仅分得 10% 左右的市场份额。结合国外特医食品的使用状况、中国社会老龄化带来的医疗费用和医保压力，以及人们对营养知识和营养状况的日益关注，越来越多的营养学家、医生、临床营养师和患者开始重视特医食品在临床上的使用。同时，随着相关法规标准的逐步完善，中国特医食品市场必定将迎来新的发展机遇，未来有望成为国民经济新的增长点，有望达到 1000 亿元的市场规模。

五、植物基食品

植物基食品是健康食品的创新产品，南京农业大学赵立艳教授团队研制的“植物肉”，就是植物基食品的标志性产品。

“植物肉”是健康、绿色、可持续的传统肉类替代品，通过科学配方和技术创新，可以生产色、香、味、形和营养素都与肉制品相似的植物基食品，是有效挖掘生物资源潜力，全方位向植物微生物要热量、要蛋白的生动案例。

在 2021 年底召开的第四届进口博览会上，已有多家企业推出植物肉新品。有厂家更是现场制作植物肉新品“小酥肉”“鳕鱼柳”，吸引了大批等待试吃的观众，排起了长队，成为进口博览会的一景。

近年来，从概念到产品植物肉日趋成熟，屡屡登上新闻热榜。美国杜邦公司

2020年的一项调查指出，中国是全球植物蛋白市场增长最快的国家之一，并预测：受更加关注健康和可持续发展因素的驱动，未来5年替代肉食的需求将增长200%。

中国千百年前便有“仿荤”菜肴的概念，用豆类、花生、面筋等原料做出类似荤菜的质感。现代植物肉则兴起于20世纪60年代，用植物蛋白（大豆蛋白、花生蛋白、小麦面筋等）为原料加工形成类似于肉的风味和组织口感的素食。

制作植物肉的原料有很多种。我国作为农业大国，大豆、小麦和食用菌的年产量都居于世界前列，都可以用来制作植物肉。随着食品工业技术的进步，植物类蛋白通过挤压组织化、酶法改性、风味控制等技术，已经能模拟出类似动物蛋白的纤维状结构、颜色、气味、咀嚼感，且仿真程度越来越高。

微生物蛋白将是植物基因食品的一片蓝海。目前，中国已成为全球最大的食用菌生产国、消费国和出口国。科学研究表明，食用菌干物质蛋白含量通常在19%~40%，如平菇干品蛋白质含量为30%，是面粉的3倍，是大白菜的27倍。食用菌氨基酸种类齐全，能提供8种必需氨基酸，是理想的植物肉原料。此外，与其他谷物相比，更容易模拟动物肉的风味。目前，我国已率先利用香菇、杏鲍菇、平菇等食用菌，复合豆类、谷类开发出风味独特的植物肉产品，并依靠科技创新，开发出多元化植物基产品，使中国的植物肉产业立于世界潮头。

植物基食品开发昭示着食物资源多途径开发的广阔前景。根据联合国粮农组织预测，到2050年全球肉类消费水平将达到4.5亿吨。随着肉制品消耗量快速增长，带来越来越多的环境与资源问题，占用和消耗了大量土地、自然资源和饲养成本，并产生废水、废气，加剧了温室效应。据联合国粮农组织统计，农业用地释放出来的温室效应超过全球人为温室气体排放量的30%。我国作为世界第二大农业国，排放量约占全球农业总排放量的12%，农业农村节能减碳空间巨大。

为缓解环境与资源压力，人们逐渐将目光投向植物蛋白，旨在通过植物补充人体所需蛋白。但我国人多地少，可用于生产粮食的耕地更少。为此要树立起大食物观，可以向草原、森林、海洋要热量、要蛋白。食物资源的多元供给、多元开发、多元消费，将是未来的发展方向。

六、健康食品未来发展赛道

一是依靠科技创新，大力发展健康方便食品、功能性食品、有机食品、绿色食品等各类健康食品，以及天然、绿色、环保、安全的健康食品。

二是开发适合不同人群的营养强化食品，孕妇、婴幼儿及儿童、老人、军人、运动员、临床病人特殊膳食食品、特医食品，以及补充人体维生素、矿物质的营养补充剂。

三是加强药食同源中药材种植，以及产品研发与应用，开发适合当地环境和生活习惯的保健养生食品。

四是发展营养导向型农业和食品加工业。推动低糖或无糖食品的生产和消费。倡导食品企业使用安全标准允许使用的天然甜味物质和甜味剂代替蔗糖。提倡城市人群减少使用蔗糖饮料和甜食，选择天然甜味物质和甜味剂替代蔗糖生产的饮料和食品。鼓励生产、销售低价盐，并在专家指导下推广和使用。

五是研究制定实施营养师制度。在幼儿园、学校、养老机构、医院等集体供餐单位配备营养师，在社区配备营养指导员。强化临床营养工作，不断规范营养筛查、评估和治疗。加强营养保健基础研究，建立营养保健学科体系，培养营养保健高端人才。

第九章

不可懈怠的运动健身

第一节　适量运动

一、运动必须适量

适量运动是保持人体健康的一大根本因素，长期不运动是健康的大敌。世界卫生组织指出，身体活动不足已成为影响全球人口死亡率的危险因子。如今，全民健身理念深入人心，男女老少都积极投身运动。但需要注意的是，运动一定要适量，运动不足和过量运动都不利于人体健康。

从总体上来说，运动量有个合理范围，称为健身目标区间。区间下限是各年龄段人群维持健康水平需要的最低运动量，即运动的“阈值”。“阈值”以下的运动量虽然有益健康，但效果有限。当运动负荷和运动量超过最低标准时，才能达到促进健康和增进体能的目的。健身目标区间的上限是运动量超过身体承受能力，即过度运动。人体机能的提高是通过负荷、疲劳、恢复、提高这样一个循环往复的过程实现的。运动量不足，身体机能逐渐退化，如心肺功能下降；过度运动，会造成肌肉维持酸痛、食欲下降、情绪紧张烦躁、连续疲劳等，还会降低人体免疫力，增加骨关节损伤、横纹肌溶解综合征、贫血、心肌缺血、肝肾损伤等风险，得不偿失。

二、适量运动四要素

科学运动，运动量要适宜，可根据美国运动医学学会提出的 FITT 原则，即根据运动目的，按照运动频率、强度、时间和运动类型来制定运动方案。

频率（Frequency），指运动的间隔时间，最佳频率取决于运动类型和运动目的。例如：减肥，每周要进行 300 分钟中高强度的有氧运动，以便体重和体脂减轻得更多；保持身体健康，每周只要保持 150 分钟的有氧运动和 2~3 天的力量训练即可。

强度（Intensity），指运动花费的力气，取决于运动的类型和运动目的。强度有不同的衡量方法，快走、跑步等耐力运动，一般采用目标靶心率作为衡量强度的标准。以最大心率（220减去年龄）为基础，中高强度有氧运动靶心率范围为最大心率的60%~80%；力量训练一般用重量及可重复次数来确定运动强度。

时间（Time），指运动的持续时长，取决于运动类型、目前运动水平以及健身目的。例如：新手刚开始做有氧运动，时间控制在15~20分钟为宜，强度不要太高；增强柔韧性，每个肌肉群要拉伸维持至少15秒，重复3次；增强心肺耐力时，高强度运动至少持续20分钟。

运动类型（Type），广义上可分为有氧练习、抗阻练习、柔韧性练习、专项技术练习等，具体运动种类可细分为举重、跑步、骑车、游泳等。根据运动的目的，综合选择不同的运动类型。

三、运动健康金字塔模型

多少运动量合适呢？《中国全民健身指南》建议，人们应每天运动半小时至一小时，每周最好能够积累150~300分钟中等强度运动，或者每周积累75~150分钟高强度运动。运动量要达标，可参考运动健康金字塔模型，选择不同类型的运动。

第1级，中等强度日常运动，相当于每天快走30~60分钟。这类活动主要包括走路、园艺活动、打保龄球、做家务、逛街购物等。平时可多走路，最好每次能坚持30分钟以上。家务劳动中，擦窗、拖地、洗衣服都能起到不错的运动效果。

第2级，高强度有氧运动。包括慢跑、游泳、登山、有氧舞蹈、骑车上下班、爬楼梯等。每周3~5次，每次20分钟以上，运动心率要达到目标心率。

第3级，高强度竞技运动和休闲运动。运动类型包括网球、篮球、足球等球类运动，以及滑冰、滑雪、跳舞等休闲运动。这类运动不仅可以锻炼心肺功能，还能陶冶情操。体重较重的人，可以首选游泳，以减轻关节负重。

第4级，肌肉适能运动。每周2~3次，每次8~12个动作为1组，主要肌群做2~4组。运动类型有依靠器械的抗阻训练等，适合日常训练的有弹力带和哑铃负重练习。

第5级，柔韧性运动。这类运动主要包括动态拉伸、静态拉伸、瑜伽等，可在每次有氧运动或抗阻训练后进行，主要肌群做2~4次，每次持续15~30秒。相对而言，年纪越大，拉伸难度越大，老人忌用力过度，也不要突然做大幅度的拉伸动作。运动前建议适当热身，以动态拉伸为主；运动后要及时按摩肌肉组织，消除疲劳，帮助体能恢复。

四、世卫组织身体活动指南

● 身体活动对身体和精神都有好处，定期身体活动不仅可以预防和帮助控制心脏病、2 型糖尿病和癌症，还可以减轻抑郁和焦虑症状。

● 任何强度的身体活动都比没有活动好，且多多益善。所有成人每星期至少进行 150~300 分钟中等强度的有氧活动（或等量的剧烈活动），儿童和青少年每天平均进行 60 分钟的中等强度有氧活动。

● 所有身体活动都有益。身体活动包括工作、运动、休闲或交通（步行、轮滑和骑自行车），以及日常家务。

● 肌肉强化对人人都有好处。老年人（65 岁及以上）应该增加平衡和协调身体活动，以强化肌肉，防止跌倒并改善健康。

● 久坐不动不利于健康，会增加患上心脏病、癌症和 2 型糖尿病的风险。减少久坐时间，以锻炼身体，对健康有益。

● 人人都可以从增加身体活动和减少久坐中受益，包括孕妇、产后妇女以及慢性病患者和残疾人。

第二节　让运动促进心理健康

一、运动有利于心理健康

现代社会，生活和工作节奏加快，心理疾病有逐渐增多的趋势，不仅是白领阶层，包括退休老人和青年人群，患病比例都在增加，最常见的表现为抑郁症和焦虑症。

抑郁症是一种常见疾病，指情绪低落、兴趣丧失、精神缺乏持续 2 周以上，有显著情感、认知和自主神经功能改变并在发作间歇期症状缓解。2003 年美国抑郁症患病率为 6.6%、2002 年法国为 5.9%、2007 年巴西为 9.4%、2007 年澳大利亚为 4.1%。据统计，我国抑郁症患病率达到 2.1%（2014 年）。焦虑障碍是以焦虑综合征为主要临床表现的一组精神障碍。焦虑综合征包括精神症状和躯体症状两个方面。精神症状指提心吊胆、恐惧和抑郁的内心体验，常伴有紧张不安。躯体症状指心悸气短，胸闷，口干，出汗，肌肉紧张性震颤、颤抖或颜面潮红、苍白等。美国焦虑障碍患病率为 18.2%（2003 年）、澳大利亚为 14.4%（2007 年）、巴西为 19.9%（2007 年），我国为 4.98%（2014 年）。专家预测，我国抑郁症和焦虑障碍患病率呈现上升趋势。

心理咨询是一种预防和治疗心理疾病的好方式。如对焦虑症、抑郁强迫的患者，药物仅起到对症治疗的作用，心理咨询则是重头戏。但是尴尬的是，中国心理咨询人才奇缺，心理咨询业尚在起步阶段。一般三甲医院都有精神科或者心身科，但只有少部分医院可以开展心理咨询，且大都位于一线城市。较好的一线城市三甲医院，心理咨询预约时间通常需要 3 个月到半年，最长的甚至排到 2 年以后。心理咨询的潜在市场不言而喻，但培育尚需一个过程。

国家开展了多次心理健康促进行动，多管齐下，力争到 2030 年实现居民心理健康素养水平提升 20%～30%，失眠患病率、焦虑障碍患病率、抑郁症患病率上升趋势减缓。专项行动提出："培养科学运动的习惯，选择并培养适合自己的运动爱好，积极发挥运动对情绪的调节作用，在出现轻度情绪困扰时，可结合运动促进情绪缓解。"

我们不妨把眼光放在体育运动上：体育运动能降低罹患精神疾病的风险，如抑郁症、焦虑障碍等常见的心理疾病。已有证据表明，体育运动对其有一定的预防和治疗效果。

早在 2018 年，牛津大学等机构的研究人员就曾对体育运动在预防精神问题方面的作用进行研究，他们利用一组 120 万美国人的数据发现，无论什么类型的运动，都能降低人的精神健康负担。研究员通过详细了解人们的运动内容、持续时间、频率等信息，再关联他们一个月内的压力、抑郁和情绪问题等精神健康方面的状况描述了运动是如何有助于精神健康的。这项研究成果发表于《柳叶刀・精神病学》。

与不运动的人相比，运动的人在调查前一个月精神状况不佳的天数少 1.49 天，大约减少了 43%。对于患抑郁症的人，效果更明显，有精神健康负担的天数少 3.75 天。运动与精神健康的这种关系，不分年龄、性别、种族，甚至家庭收入，广泛存在。

相对来说，接受高等教育和拥有更高的家庭收入，在减少精神负担方面，效果均没有运动明显，甚至拥有正常 MBI 的人只比肥胖者精神健康负担少 4% 左右。

研究还发现，运动并不是越多越好，对精神健康方面而言，最佳的运动频率是每周 3～5 次，最佳持续时间是 30～60 分钟。单次运动超过 90 分钟后效果就不太明显了，超过 3 小时甚至与更差的精神健康状态相关。

在运动类型上，常见的团队运动项目与最低的精神健康负担相关。研究者分析，这与很多研究的结论一致，即这类运动所附带的社交活动有助于抵抗压力、抑郁等不良的精神健康负担。

这些数据为人们改善精神健康而进行运动提供了参考。从目前的科学认知来看，运动能影响精神健康，改善人的生命质量，既有生理机制，也有心理机制。研究表明，运动可以产生多巴胺、去甲肾上腺素和血清素，这三种神经传导物质都与精神健康有关。多巴胺能够传递"快乐与兴奋"的信号，使人们得到满足感、归属感、愉悦感等。去甲肾上腺素的分泌，能够让人精神高度集中，从而增强人的专注力。

“运动是世界上最好的安定剂。”运动可改善大脑细胞的氧气和营养供给，提高工作效率；缓解神经肌肉紧张，达到放松镇静、身心愉悦的效果。因此，结合自身的身体和环境条件，有针对性地进行运动非常重要。

二、促进心理健康的显效运动

各类运动都能不同程度地促进心理健康，但有几项运动对促进心理健康有着明显效果，值得推崇。

一是八段锦。一种保健功法，由八节连贯动作组成，要求肢体运动与吐纳（呼吸）、意念活动配合进行。这种运动要求精神上专一集中，意念活动贯穿始终，呼吸节奏与肢体运动相协调。八段锦对调节心理、促进精神健康、畅通气血、改善身体机能具有明显功效。八段锦源于南宋，已有1000多年历史。最早记载于南宋洪迈《夷坚志》，流行于宋、元、明、清各代。有文八段和武八段之分，前者为坐式，后者为立式。有歌诀流传于世，见南宋曾慥的《道枢》。

二是太极拳。一种武术拳种，是医疗体育的重要内容。太极拳动作柔和缓慢，连贯圆活。练习时要求思想集中，精神专一，呼吸和动作配合，做到深、长、匀、静。练习太极拳对调摄精神，促进气血流通，改善内脏器官的功能有着良好作用。是人们尤其是老年体弱者锻炼身体、调节心理、增强体质的有效手段。太极拳创始于清初，早期因其动作如长江之水滔滔不绝而称“长拳”，也有取绵绵不断之意别称“绵拳”，有陈（陈玉廷）、杨（杨露禅）、吴（吴鉴泉）、武（武禹襄）、孙（孙禄堂）等流派。各流派在手法（掤、捋、挤、按、采、挒、肘、靠）和步伐（前进、后退、左顾、右盼、中定）方面基本一致，但在架势和劲力上，各有特点。

三是瑜伽。梵语“Yoga”的音译，意为“结合”，指修行，来自印度的一种传统健身法。作为一种修行方法，为瑜伽行派所提倡，为其他哲学派别和婆罗门教、大乘佛教瑜伽行派等所奉行。瑜伽修习过程有八个阶段，称“八支瑜伽”：①克制，戒绝杀生、欺诳、偷盗、色欲和贪婪。②守规，意为“遵行”，包括洁身、知足、简朴、学习和信神。③坐姿，指一系列静坐姿态的练习。④调息，调整呼吸。⑤制感，指控制感觉，将注意力从外界收摄于心中。⑥执持，将注意力长时间固定在一个对象上。⑦“禅定”。⑧等待，意为专心，即沉思对象和沉思者合而为一，由此获得解脱。在大乘佛教瑜伽行派中，瑜伽指通过“现观”思悟真理的修行方法。“现观”意即通过禅定，不以语言或概念作中介，运用佛教的“智慧”，使真理直接呈现于胸前。从瑜伽的修行方法演化而来的瑜伽功，成为一种很好的健身方法，在中国得以推广。它主要有拉伸动作和坐姿冥想两个部分。拉伸动作有几十种，如大树式、勇士式、拜月式等，这些拉伸动作对强健肌肉群、疏通经络、改善筋骨功能都有着明显效果。俗话说，“筋长一寸，增寿十年”，说明拉筋对健康长寿的作用。坐姿冥想，通过静坐调整呼吸，将意念活动集中于身体某一部位（如丹田、涌泉、百会等）的状态，或将注意力长时间固定在一个对象上，或通过冥想大自然的美好画面，如青山绿水、草原牛羊、阳光海滩等，改善大脑细胞的氧气和营养供给，缓解神经肌肉紧张、缓和焦虑、消解抑郁、改善睡眠，达到放松镇静、身心愉悦的效果。

四是文体，文艺和体育相结合，对促进精神健康更有效果。科学研究表明，在有利健康的20多个因素中，唱歌排列第一，唱歌可以促进多巴胺产生，愉悦心情。另外，唱歌讲究腹式呼吸，可增大肺活量，增进身体健康。现在广场舞已被列入全运会项目，这种活动不仅能活动手脚肢体、娱悦心情、促进身体和精神健康，更重要的是使老年人走出孤独、融入社会、增强社会适应能力，对预防和治疗心理疾病都是大有裨益的。

世界级心理学大师理查德·怀斯曼在《正能量》中讲述了这样一项研究：海德堡大学的萨宾娜·科赫及其同事研究了舞蹈对于治疗抑郁的作用。科赫召集了一些患有抑郁症的人，让他们伴着音乐起舞。由于担心实验结果会受到音乐以及走动的影响，科赫让其他实验参与者同时听音乐，或者花同样的时间骑运动单车。三组实验参与者都在实验结束后感觉良好，但是那些跳舞的人情绪变化最大。这表明跳舞对治疗抑郁、放松心情效果最好。

北宋文学家欧阳修也曾患有抑郁症，后通过琴、棋、书、诗、画“五友”养生，得以根治。欧阳修由于不得志，心情郁闷不畅，久而久之患了“幽忧之疾”，“退而闲居”，多方求医，不见好转，痛苦之极。为解除病痛，他跟友人孙道滋学琴，终日醉心于幽雅动听的琴声之中，怡然自得，不知不觉病已痊愈。后来，他在《送杨寘序》一文中写道：“予尝有幽忧之疾，退而闲居，不能治也。既而学琴……久而乐之，不知其疾之在其体也。”他劝导人们以“五友”为伴，防病养生。

欧阳修在《秋声赋》中写道：“百忧感其心，万事劳其形。有动于中，必摇其精。而况思其力之所不及，忧其智之所不能。”人常有多忧多思之患，方壮遽衰。反此亦长生之法。他说：“然欲平其心以养其疾，于琴亦将有得焉。”事实证明，有些人，“内有忧思感愤郁积”，可能写出好的诗文，但于身体极为不利。性烈之士多招疾患，情抑之人甚少高龄，能以“五友”为伴者，则长寿者多。

现代医学证明，健康、优美、悦耳的歌声、琴语，对神经系统产生良好的刺激，并反射性地影响人体表现出兴奋、抑制、降压、镇痛、消除疲劳等功效。音乐能调节人的情绪、饮食，可防病、治病，已在临床应用。

琴、棋、诗、书、画素有“五友”之美称，练习音乐、书法、绘画，要聚精会神，排杂念、运元气、动筋骨。所谓“一身之力到毫端”，便是很好的健康锻炼，且能够陶冶人的情操。工作之余，以“五友”为伴，弹琴、下棋、吟诗、写字、作画，既富有情趣，又益于健康，何乐而不为?

第三节　运动健身新宠儿

中国体育在竞技体育、群众体育和社会体育三大动力驱动下呈现出蓬勃发展的态势。随着全民运动健康意识的增强，健康体育产业增长速度不断加快。在政策的鼓励支持下，社会力量积极参与体育场馆建设和运营管理，健康休闲、竞赛表演、场馆服务、体育中介等体育服务业方兴未艾，具有重要影响力的体育俱乐部和品牌体育赛事活动令人目不暇接。从标准研制、技术研发、市场推广等方面支持企业开发体育新产品，推动体育服装和体育器械装备发展，丰富了体育健身产品的市场供给。重点发展户外康体休闲等产业，建设了一批体育主题公园、体育特色小镇、山地户外（水上运动、冰雪运动）基地和城市体育服务综合体，满足了群众日益增长的运动健身需求。如此等等，催生了许多运动健身新业态、新职业，成为运动健身产业的新宠儿。

一、运动健身

亚健康已成为现代社会人们面临的普遍问题，世界卫生组织进行的全球性健康调查显示，75% 的样本人群处于亚健康状态，由此催生了人群的健康追求和健康消费。在中国，不仅老年群体的健康需求迅速扩大，而且中青年群体因生活压力不断加大促使健康需求更趋多样化，健身、保健、按摩、心理疏导等服务需求旺盛，仅在 2019 年我国运动保健服务业产值就超过 2000 亿元。

美国健身市场已发展几十年，最近的数据显示，美国健身人数大概 1.5 亿人，占总人口的 50% 左右。对美国健身人群进行市场细分：第一类是 App 类健身用户，8000 万人，占市场的 1%，这类人群利用视频网站等健身视频健身；第二类是健身房用户，5000 万人，占健身市场的 40% 左右；第三类是在健身房额外付费的用户，即参加私教和团课的人群，3000 万人，占整个市场的 60%。

美国健身市场细分表明，健身群体是头部市场，少部分人贡献了大部分市场价值，所以健身体验非常重要，高度定制化、需陪伴、实时互动，客单价值高，客户想得到更好的体验就需要花更多的钱。

吉尔·史蒂文斯·肯尼被《俱乐部新闻》誉为“美国第一位女性俱乐部企业家”，她的故事及其俱乐部的快速发展昭示了健身市场的发展潜力。

吉尔·史蒂文斯·肯尼从 6 岁起就和父亲一起练习慢跑，大学期间她成为一个杰出的运动员（滑雪运动员）。毕业后，她和杰克·伯克赛尔博士（一位成功的心脏病专家，治疗心脏病的经验丰富）联合创立了一家综合的自然健康中心，帮助人们提前预防心脏病。健康中心的主要受众是旧金山湾区的高阶主管们。健康中心推出一项为期三个月价值3000美元的健康计划，计划包括一个初始的评估、每周三次连续90分钟的锻炼、教育项目——从健康、烹饪到压力管理，以及完成计划后健康改善的评估。健康中心的成果让吉尔·史蒂文斯·肯尼出乎意料，“人们不止变得更健康”，她很兴奋地回忆说，“而且婚姻更美满，职业生涯获得提升，整个生活也因此变得更好，无论是从情感上还是从身体上都是如此”。

吉尔·史蒂文斯·肯尼当时20岁出头，就职于一家全国体育和健康连锁俱乐部，担任首席执行官，管理着大约800人的团队。1985年，几个不动产商想把体育和健康设施纳入他们项目当中，向她发出了邀请，吉尔·史蒂文斯·肯尼受聘筹设这家全美最高级俱乐部——洛杉矶体育俱乐部。该项目的成功使得美国一系列相似俱乐部如雨后春笋般出现，而吉尔·史蒂文斯·肯尼就成为城市开设和管理体育与健康俱乐部的最佳人选之一。

1990年，吉尔·史蒂文斯·肯尼和商人约翰·肯尼合作，撰写了第一俱乐部（Club One）公司运营计划，并在同年结婚。他们于1991年6月17日在旧金山的花旗中心设立首家第一俱乐部，同年又在安巴卡德罗中心开设了第二家。

吉尔·史蒂文斯·肯尼夫妇最早认为，应该推广面积约为1.2万平方英尺（约11000平方米）的健身机构，成为“健身俱乐部的星巴克”。但吉尔·史蒂文斯·肯尼旋即发现一个更大的兼并商机，收购现有地段良好的独立健身俱乐部，然后更新内部设备。这个策略不仅可以节省费用，还可以接收现有会员，排除地方性竞争对手。除了强调地利之便，第一俱乐部的另一亮点是招聘一流的保健专家（训练员、营养师、瑜伽教练、整脊治疗师）。这一策略果然奏效，第一俱乐部一下就发展到年营业额6000万美元，拥有71家分店，成为保健俱乐部行业中成长最快的一家。

1995年，吉尔·史蒂文斯·肯尼接到的一个意外电话成了夫妇俩事业的突破点。欧特克公司是世界上首屈一指的软件公司。一天，该公司打电话给第一俱乐部，问吉尔·史蒂文斯·肯尼是否愿意为欧特克公司设计、经营和管理一个专属的公司附设健身房。第一俱乐部认为欧特克公司真心实意关心员工的健康，当场便接受委托。一年后，第一俱乐部又为盖普服饰（The Gap）和伊莱克斯（Electronic Arts）开设了类似的附设健身房。到了2000年，吉尔·史蒂文斯·肯尼夫妇已经营着350家类似的公司健身设施。第一俱乐部原本对“便利”的设定目标是办公室到俱乐部只要5分钟，而这种附设在工作场所的私人健身俱乐部，远远超过当初的目标。这些公司的员工还需要进一步教育和动员。吉尔·史蒂文斯·肯尼说：“这让我们有机会服务真正需要的人——那些超重、有慢性、有不良嗜好或者饮食失调的人，我们可以从运动锻炼开始，帮助他们建立健康的生活方式。”

中国健身市场与美国非常相似，数据显示：中国 App 健身用户在三亿人左右，占市场价值的 10%；健身房用户约 3000 万人，占市场价值的 20% 左右；额外付费用户有近 4000 万人，占整个市场价值的近 70%。

中国健身市场爆发力很强，预计到 2030 年，经常参加体育锻炼的人数将达到或超过总人口的 40%（经常参加体育锻炼是指每周参加体育锻炼频度达 3 次以上，每次体育锻炼持续时间 30 分钟及以上，每次体育锻炼的运动强度达到中等及以上。中等运动强度是指在运动时心率达到最大心率的 64%~76%，最大心率等于 220 减去年龄）。根据国家体育总局 2014 年全民健身活动状况调查，我国城乡居民经常参加体育锻炼的比例为 33.9%，其中 20~69 岁居民经常锻炼率仅为 14.7%，成年人经常锻炼率处于较低水平，身体缺乏活动，成为发生慢性病的重要原因。2030 年，经常参加锻炼人数预计接近六亿人，这是一个庞大的健身人群。

从健身市场划分来看，健身市场的价值大部分来自头部市场，随着健身人群的加速增长，头部市场健身人群也将快速增长，趋势向好不会改变。未来，不论是高端市场，还是中低端市场，都值得关注。庞大的市场，不仅会催生更丰富的新态业，而且会催生更多的新职业。

催生的新职业有（共 17 类）：健身训练师；个人训练员；专业教练 / 运动调节师；运动医学医师；脊柱指压治疗专家；营养师；针灸师；按摩师；老年健身指导；青年健身指导；私人教练；团体健身操讲师；太极拳教练；瑜伽讲师；绩效训练指导员；皮拉提斯塑身术教练；理疗师。

二、运动处方

运动处方是一种通过“体医融合”来促进健康的运动新模式，是近年来的一种探索。2021 年，上海杨浦区率先探索了“运动处方”试点，使用上海体院附属伤骨科医院“智能步态训练与评估”“光学运动捕捉与解析”“传感器运动捕捉与解析”等以往服务于奥运冠军的技术，通过对医保大数据的筛查，首先确定了糖尿病早期、老年人脑卒中后遗症、老年腰疼、办公室（久坐）人群脊柱亚健康、运动损伤等五类试点人群，由社区（运动）健康师制定专业的健康运动干预方案，为 150 人开展了 1800 人次的持续性健康干预，效果十分明显。

试点短短半年，40 名试点居民中的 35 人血糖值稳步下降至正常范围，有关糖尿病的医药费用支出从原先每人月均 500 元下降至 100 元以内。30 名脑卒中患者参与的“老年人防跌倒”项目，通过精准的运动干预，30 人中的 23 人获得明显改善，每人月均用于康复的医保总费用从原先的 2000 元下降至 200 元。

2022 年，杨浦区为 230 名慢病居民职业人群提供持续社区（运动）健康师服务；同时，拓展非医疗性质的“运动处方”，覆盖更多的人群。社区（运动）

健康师试点项目将以精准干预的手段，推出“精准运动处方”，针对家庭医生筛查出的 8 类疾病或亚健康人群，通过科学运动帮助干预对象改善身心健康水平，预防和改善疾病。

运动处方的探索，推动了端口前移，是实现“以治病为中心”向“以健康为中心”转变的一个有效尝试，显示出体医融合的运动处方的发展前景。

实际上，以预防为主的慢病管理的探索，在 30 年前就有过成功的案例。我国一个一线城市的医疗机构曾实施了一个防治心血管疾病及脑卒中的研究项目。项目对象是干休所的一百多个老人，项目首先进行健康体检，对每个对象身体状况作出评价，根据每个人的情况提供运动处方、营养配方以及合理用药的综合方案。在研究人员的督导及家属的配合下，老人们按照综合方案实施。经过几年的实施干预，这个干休所老人无一人得脑卒中，心血管疾病也大大缓解，住院费和医疗费用大大降低。

美国经济学家保罗·皮泽尔讲述了两个故事，很有说服力，也给了我们深刻的启示。保罗·皮泽尔经常参加下坡道滑雪比赛，在 35 岁到 43 岁期间，他的左膝盖一直疼痛。他每次去看外科医生，都得到同样的结论：进行外科手术。一位年轻的骨外科医生甚至开玩笑说，日后他孙子的大学学费就靠保罗·皮泽尔的左膝盖了，因为即使进行手术，保罗·皮泽尔下半辈子也都是他的病人。43 岁时，保罗·皮泽尔终于考虑做手术了。

做手术前，保罗·皮泽尔开始服用葡萄糖胺，两个月后左膝盖的疼痛竟然消失了。一年后，同一个外科医生问他是谁做的手术。当他告诉医生是葡萄糖胺时，医生很惊讶，经济学家竟然能教外科医生关于葡萄糖胺的事。

另一个故事是有关弗兰克·亚努维齐的，他原是一个心脏病医生，但后来从治病转变为致力于预防和保健。

1971 年，弗兰克·亚努维齐进入位于得克萨斯州圣安东尼奥的美国空军航空学院工作，这里他第一次接触到“保健”概念。不同于其他心脏病专家，他在圣安东尼奥的医治对象健康状况都出奇的好。他们到弗兰克·亚努维齐那里做定期的检查，以确保飞行质量。“在那里我看到了心脏病的最早阶段”，弗兰克·亚努维齐回忆，“而这要比我在普通医院发现这些东西早很多”。这种经验让他领会到了很多有关日常饮食、锻炼和疾病之间关系的知识。

自空军退役后，弗兰克·亚努维齐获聘位于盐湖城的 LDS 医院心脏病医生，同时担任犹他大学医学院讲师。1980 年，他和三个同事设立了以恢复健康和运动医疗为宗旨的体能中心，旨在预防和保健，以及医治高危心脏病人。但在成立的第一年，完全以预防和保健为主。体能中心在头十年一直亏损，这迫使他们去学习如何直接和消费者打交道，在电台宣传且直接接触企业雇主和高层主管后，逐步打开了局面。

现在的体能中心，是富含高科技的现代化健身俱乐部。人们到这里不是为了治疗疾病，而是进行体能评估。这个体能中心可提供完善的内在医疗护理，但不提供慢性疾病治疗，它的主要市场是定期提供检查以及面向那些对健康不满意，而主治医生又无法满足其需要的消费者。

体能中心 6 个小时检查的标准项目（费用约 1500 美元）如下：

- 对身体各系统的检查，包括癌症筛查。
- 血液和尿样检测。以此评估患心血管疾病、糖尿病、感染以及贫血的概率。
- 心脏病学家做最大耐力心电图检测。据此检查心血管类疾病、评估健康水平。
- 书面检测。以评估患者的病史、个人压力因素和营养状况。
- 液体静力体重检测。检测身体脂肪的含量和理想体重（基于 BMI）。
- 肺部功能检测，筛选阻碍性肺疾病。
- 外科临床医学家进行体型检测。评估患者的身体强壮程度、灵活性和骨骼问题的危险。
- 一对一的健康咨询。探讨检测结果，提出新的日常饮食、锻炼和压力管理方案。
- 结肠癌和乳腺癌（女性）筛查。
- 附赠一本《健康手册》，这是由体能中心出版的综合性个人健康百科全书。

弗兰克·亚努维齐本人对保健别有一番体验。1978 年，37 岁时，一个学生来给他量血压，令他惊讶的是，血压很高。他没想到，一直致力于保健的他，超重、缺乏锻炼、身材走样，而且有很危险的高血压。他开始了一项日常饮食计划，吃降压药，锻炼身体。在一年内，他每周要跑 40~50 公里，并做 10 公里的负重跑步和半程马拉松。在弗兰克·亚努维齐 67 岁时，每周都要跑马拉松，每次 10~15 公里，同时骑山地车和公路自行车以及滑雪和溜冰也都是他经常涉猎的运动项目。他影响了数以万计病人的生活，最让他欣慰的是，许多医学院学生希望延续他的脚步，从事预防工作而不仅仅是治疗疾病。

三、运动医学

运动医学一时间被追捧，最大的动因来自北京冬奥会的成功申办。据国家统计局社情民意调查中心的调查数据，自 2015 年北京成功申办冬奥会以来，截至 2021 年 10 月，全国冰雪运动参加人数达到了 3.46 亿人。冰雪运动火热，伤病也在增加。网上流行一句话，“三亿人上冰雪，雪道尽头是骨科”。上海体育学院吴晓华对东北十处滑雪场 2018—2020 年滑雪季的运动损伤数据进行梳理发现，骨折仅占滑雪受伤的12.3%；膝盖、肘腕、肩和踝关节受损，占全部损伤的将近半数。

诊治这些损伤的，并非传统意义上的骨科创伤医生，而是体育与医学相结合的一门学科——运动医学。通俗地说，运动医学看的是运动系统的损伤，除了运动中崴了脚、扭了膝盖、抻着手腕导致的韧带断裂、半月板撕裂等，老年骨关节炎、肩肘损伤都属于运动医学的范畴。

在冬季雪上项目比赛中，膝关节韧带损伤比较常见。拥有一金两银三枚奥运奖牌的徐梦桃，就不止一次受过这样的损伤。温哥华冬奥会前，其右腿前叉韧带断裂；索契冬奥会前，其左腿内侧韧带撕裂；平昌冬奥会前，其左腿前叉韧带断裂。

对于这样的损伤，通常采用先进的微创技术。先打个重建“隧道”，再移植一段新的“韧带”，其可能是伤者自身的，也可能是同种异体的，甚至人工韧带。通过微创重建技术，医生只能在两个只有筷子粗细的关节镜小孔里进行精准操作。运动医学并不会做关节置换那样的“终极手术”，更多是肌韧带周围组织的“小修小补”。

虽然是“小修小补”，但“雪友”一旦受伤求助运动医学，花费却比骨折等手术只多不少。精细的手术、昂贵的耗材，此前却并未带动学科与行业的发展。关节镜手术，被视为衡量运动医学发展的主要指标。据中华医学会骨科分会的不完全统计，2009年我国完成关节镜手术11余万例，而美国同类数据在2007年就达到363万例。

近年来，我国运动医学发展很快，各省运动医学专家都能使用关节镜处理运动损伤。如以运动医学科出名的北京大学第三医院，平均每天要做近30例运动损伤相关手术。每名患者从医生开出住院单到手术，要经过短则一个月、长则三个月的“排队”期。

截至2020年，中国运动医学创伤方面的植入物耗材市场规模已达50多亿元，运动康复市场则达上百亿元。据复旦大学运动医学研究所长陈世益预测，未来中国运动医学市场总规模有望达到2000亿元，其中非器械收入占据半壁江山，这部分主要有运动康复、运动处方师的培训认证等服务。与植入物耗材相比，国内目前的运动康复医疗服务市场先行一步，争抢运动康复师成了市场的一个焦点。

与其他学科不同，运动医学中手术成功只能算完成了51%的诊疗，如果康复做得不好，疗效很难被患者认可。以膝盖部位关节镜手术为例，手术过程只需10~20分钟，有人术后一个月，膝盖就能90度弯曲；有人手术十个月后走路仍一瘸一拐，很多日常动作都不能做，甚至从此“瘸”了。运动医学需要从传统康复转向体医融合的康复运动，这需要一对一地指导患者主动锻炼，包括关节活动、心肺功能、肌肉锻炼、平衡能力四个方面都要协调。中国虽有3.6万名康复治疗师，但是经过系统医学教育、能做出专业医学判断的运动康复师非常稀缺。运动康复师需要兼有医学和运动两大学科背景，但开设此类专业的院校不多，医疗机构要招一名这样的本科或硕士应届毕业生，要在大三或研二学生中抢先“预定”。

能带团队的专家级康复治疗师，年薪 60 万元以上，有的还拥有企业股份。据估算，这种级别的康复师，市场最多 100 人。刚毕业的海外博士研究生，要经过半年左右的培训才能成为执行人员，独立接诊则需要两年。可即便如此，也需要“抢”，基本在其回国前就锁定了。应届毕业生月薪在 2 万 ~3 万元，可比肩互联网大公司。

民营医疗机构瞄准了这一市场，一边与运动医学专科医生联手，一边招揽运动康复治疗师，填补运动康复市场的空白。但患者运动系统损伤后，到公立医院接受手术治疗仍是其首选；而其手术后的系统性康复，给了民营医疗机构做大院外市场的机会。社会化康复诊所经过诚信经营，已由原先的十来家，发展到现在的几百家，每年增加 30% 左右。

民营康复诊所的主要客户群是拥有高端消费医疗保险的外企高管，以及有海外留学经历、对运动康复有所了解的自费客户。初诊客单价一般在 1000 元左右，长期、稳定康复训练每次收费 600 元上下，每人每周为 2~3 次。以此计算，一个定价居于行业中游水平的民营康复诊所，在每个稳定客户身上可以获取 1 万元以上的流水。

运动员收费更高，几乎所有有名气的诊所都与运动组织签订长期合作协议，如足球、篮球、网球俱乐部，以及马拉松、越野等赛事。运动员对康复和体能的要求更高，除了治疗师还要配备体能教练。每天上午下午各练一次，持续一个月，费用为十几万元。有些是俱乐部付费，也有很多个人自费的。

赵卿怡的康复诊所，拥有两位“顶级康复师”，其中一名是国家雪上运动队特聘的康复专家，拥有美国南加州大学的物理治疗专业博士学位。2020 年 10 月开诊，一年内营收已达 600 万元并实现盈利。2022 年 2 月，上海一家运动医学门诊获得了新一轮融资，金额数千万元，估值较半年前翻了一番。

北京成功申办冬奥会后，民众的冰上、雪上运动热情被激活，由此发生的伤痛诊疗、康复需求日增。在行业上下游，半年一轮融资、三个月内确定交易的事频频发生。

2022 年 1 月，运动医学器械企业天星博迈迪获得了数亿元 B 轮融资。2021 年，至少 7 家同类企业获得总额不低于 5 亿元的多轮融资，投资方包括高瓴资本、君联资本等知名机构。据一位完成融资的运动医学门诊创始人描述：“还有更多的投资方，正等着我们的下一轮融资。”

在二级市场，爱尔眼科医疗、通策医疗分别有“眼茅”“牙茅”之誉，皆为连锁民营消费医疗机构。与眼科和口腔诊所相比，运动康复是一片蓝海，这个领域完全有可能成为下一个“医茅”。

四、冰雪产业

根据《北京2022年冬季奥运会和冬残奥会经济遗产报告（2022）》，截至2019年底，中国冰雪产业规模约为4235亿元，比2015年的2700亿元增长56.86%。到2050年，中国冰雪产业的目标是突破万亿元。

奥运赛事场馆内外，全国冰场和雪场的数量都在直线增加。根据国家体育总局数据，2021年初，全国已有654块标准冰场，803个室内外各类滑雪场，较2015年同比分别增长656%和23%。基础设施的完善对推动大众参与冰雪运动起到了积极作用。国家统计局数据显示，全国参加冰雪运动人数达到了3.46亿人（截至2020年10月），完成了2013年申奥时提出的“三亿人上冰雪”的目标。

与冰雪相关的活动正成为许多年轻人的旅游度假选项，冬奥会吸引了全民的关注，进一步拉动了冰雪旅游。同程旅游大数据显示，2022年春节期间，全国冰雪类景区订单量较2021年春节上涨68%。其中，相比冰雪观光景区，室外滑冰场、滑雪场、冰雪主题乐园等能够体验到冰雪运动乐趣的景区和场馆更受游客关注。

实际上，南方人比人们想象中更爱滑雪。“去哪儿网”平台上，前十大滑雪客源地有五个是南方城市，分别是杭州、上海、广州、重庆和成都。南方人滑起雪来，比北方人更舍得花钱，包括机票、食宿、雪票、教练费用在内的一次滑雪之旅平均花费近7000元。

根据北京雪帮雪业企业管理有限公司创始人兼CEO伍斌撰写的《2020中国滑雪产业白皮书（暨2020—2021雪季财年报告）》，2020年，国内室内雪场数量已达36家，在全世界遥遥领先。融创、万达、佳兆业等房地产商纷纷入局，现阶段超过三分之二的室内雪场都在南方。

据中国旅游研究院发布的《中国冰雪旅游发展报告（2022）》，尽管受疫情影响，但是在北京冬奥会、冰雪出境旅游回流、旅游消费升级以及冰雪设施全国布局等因素的刺激下，全国冰雪休闲旅游人数从2016—2017年冰雪季的1.7亿人次增加至2020—2021年冰雪季的2.54亿人次。

五、健康体育未来发展赛道

- 依托山水资源优势，重点发展户外康体等运动休闲产业，建设一批体育主题公园、体育特色小镇、山地户外（水上运动、冰雪运动）基地和城市体育服务综合体。
- 鼓励引导社会力量参与体育场馆建设和运营管理，鼓励有条件的机关事业单位场馆向社会开放。积极培育健身休闲、竞赛表演、场馆服务、体育中介等体育服务业，打造一批具有重要影响力的体育俱乐部和品牌体育赛事活动。

- 举办各类全民健身赛事，实施群众冬季运动推广普及计划。发展中国特色健身项目，开展民族、民俗、民间体育活动。推广普及太极拳、健身气功等传统体育项目。
- 弘扬群众身边的健身文化，制作体育题材的影视、动漫作品，鼓励开展全民健身志愿者服务，普及体育健身文化知识，增强健身意识。
- 鼓励将国民体质测定纳入健康体育项目。各级医疗卫生机构开展运动风险评估，提供健身方案或运动促进健康的指导服务。
- 从标准研制、技术研发、市场推广等方面支持体育企业开发新产品，丰富体育健身市场供给。构建科学健身体系。制定针对不同人群、不同环境、不同身体状况的运动促进健康的指导方法，推动形成“体医结合”的疾病管理与健康服务模式。构建运动伤病预防、治疗与急救体系，提高运动伤病防治能力。鼓励引导社会体育指导人员在健身场所等地方为群众提供科学健身指导服务，提高健身效果，预防运动损伤。
- 制定实施特殊人群的体质健康干预计划。鼓励和支持新建工作场所建设适当的健身活动场所。强化对高校学生体质健康水平的监测和评估干预，把高校学生体质健康水平纳入对高校的考核评价。确保高校学生体育课时，丰富高校学生体育锻炼的形式和内容。

第五篇

再创辉煌的中医药产业

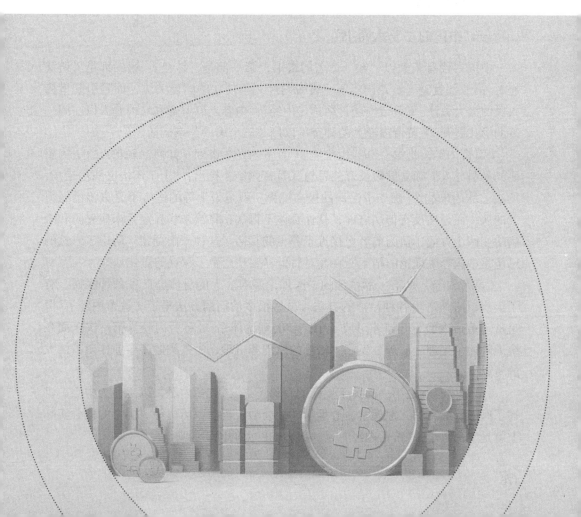

第十章

溯源中医理论

第一节　打开中医第一书

作为中医之源，《黄帝内经》不仅是世界最早最完整的古典医学著作，同时也是一部通达所有知识领域的哲学巨著。这本经典之作的魅力主要在于对生命智慧的总结，将人与自然和谐为一体，体现了天人合一的思想，在治病防病方面提出了很多精辟的理论与原则。

一、中国的“三大奇书”之一

中国古代有三大以“经”命名的奇书，第一部是《易经》，第二部是《道德经》，第三部就是《黄帝内经》。《黄帝内经》不仅在中国受关注，而且引起世界人民的极大关注。《黄帝内经》简称《内经》，内容上以黄帝和岐伯等人以一问一答的形式展开。《黄帝内经》的神奇可以用“三个第一”来概括。

《黄帝内经》是第一部养生宝典。《黄帝内经》讲到了如何治病救人，更为重要的是引导人们确立健康长寿的思想。《黄帝内经》提出：“上工不治已病治未病，不治已乱治未乱。”确立了治病的极高境界。就是说上等的医生不是去治已经得了的病，而是在没有得病之前，就让身体不得病；将治未病界定为未病先防和既病防变两个方面，认为前者更接近于养生的真谛。这种未雨绸缪、防患于未然的思想是中医养生理论的精华所在，对后世养生观产生了深远的影响。

《黄帝内经》是第一部系统的中医理论经典。人的身体会产生各种疾病，有了疾病就必然产生各种治疗的方法。虽然很多治病的方法早于《黄帝内经》，但是从《黄帝内经》开始才形成了中医学的理论体系。《黄帝内经》第一次全面系统地阐述了生理、病理、疾病、治疗的原理和机理，为人类健康事业作出了巨大的贡献。

《黄帝内经》是第一部关于生命的百科全书。《黄帝内经》以生命为中心，讲述了医学、天文学、地理学、心理学、社会学、哲学、历史等。国学的核心实际上就是生命哲学，《黄帝内经》是一部影响巨大的国学经典。

二、集大成的《黄帝内经》

有关《黄帝内经》的著作时代和作者说法不一，至今没有定论。从书籍内容来分析，《黄帝内经》并不是一个人所著，也不是于同一时期所著。一般认为，《黄帝内经》的内容主要反映了战国时期的医学理论水平，所以断定，其定稿时期大约在战国，但其中有些内容可能由后人所著。

《黄帝内经》对春秋战国时期的医学理论和医疗经验做了总结，同时吸收、融合了秦汉以前的各种学科理论，如天文学、生物学、人类学、阴阳五行学等，确立了中医学独特的理论体系，一直是中医学发展的理论基础。它在理论上建立了中医学的阴阳五行、脉象、藏象、经络、病因、病机、病症、诊法、论治、养生学、五运六气等学说，对人体的解剖、生理、病理以及疾病的诊断、治疗与预防，做了较全面的阐述。

《黄帝内经》引用的古医典籍很丰富，有线索查证的就有《上经》《下经》《阴阳》《奇恒》《揆度》《经脉》《脉经》《五色》等。战国时期，《黄帝内经》初完成可能有 20 余种单行本，如《黄帝脉书》《扁鹊脉书》等；到西汉后期，刘歆父子对其进行校正；到东汉初班固撰写《汉书》时，将这些保存完整的医籍载于《汉书・艺文志》。东汉张仲景撰写《伤寒杂病论》、魏晋时期皇甫谧撰写《针灸甲乙经》时，《汉书・艺文志》十八卷本《黄帝内经》的传本已被分割为《素问》《九卷》(或《针经》) 两书，而且可能有部分内容已丢失。

今天所见的《黄帝内经》包括《素问》和《灵枢》两部分。

《素问》在各朝代有不同的传本，主要有唐朝王冰的注本；到北宋时期，林乙等人在王冰注本的基础上进行校勘，其校勘本定名为《重广补注黄帝内经素问》。

由于长期传抄，《灵枢》出现了多种不同名称的传本，如《针经》《九卷》《九灵》《九墟》，是对一本书的不同称呼，内容大致相同。但与现存《灵枢》传本（南京史崧发现的《灵枢》传本）不尽相同。

在《黄帝内经》中，经络与针灸居于主体地位，在针刺治疗上有较大突破，远比《史记・扁鹊传》中所记载的治疗经验系统。《灵枢》对经络学、针灸器材的制备、持针法则及针刺禁忌等有完整系统的论述。《素问》对腧穴分布、针刺的补泻方法、针刺禁忌及各种疾病的针刺疗法有完整系统的论述。

《黄帝内经》在矛盾观、整体观、藏象学、经络学、养生和预防医学等方面为中医学奠定了坚定的理论基础，影响深远，对历代医学理论和实践影响很深。《黄帝内经》不仅在中国受到广泛推崇，在国外的影响也不容低估，部分内容先后被译成法、英、德等国家的文字。日本、朝鲜等国家，曾将其列为医生必读课本。

第二节 回看中医历史

一、远看千年历史

中华传统医学（中医）是囊括汉、藏、苗、羌、回等各民族智慧的一门传统医学，包括佛医与道医。它不仅是平衡身心阴阳、根除疾病的一种最普及方式，同时也是和谐宇宙自然万物、净化世人心灵、促进人类向高度精神文明进化发展的途径之一。

中国春秋时期，哲学已相当繁荣，各自然科学从哲学中分化出来，形成独立的学科，如天文历法、气象、音律、几何数学等。这些自然科学的成就丰富了传统中医学内容，在当时均居于世界领先地位。

当时的天文学认为，元气是自然界的本源，宇宙万物由气构成，是气的运动变化而形成的。这一观点被引用于医学，《黄帝内经》认为气是造化之器，人体是由精气构成的，人体之气的运动是生命的标志。

历法认为地球公转一周为 365 天，这是人体小宇宙与自然界的共同规律，故人体有 12 经脉、365 络脉、365 穴位，《神农本草经》记载有 365 种中药与此不谋而合。古人将宇宙定义为“古往今来谓之宙，四方上下谓之宇”，中医学十分注重时空合一观的应用。浮沉脉、迟沉脉等与历法的空间、时间观念息息相关，其中很多问诊方式将时空合一有关理论整合其中，主张将日、时的变化等用于治病时穴位的选取。

古代气象学中根据四季作物各自温寒程度，分别对应人体的凉寒温热，发明“用热远热、用寒远寒”等用药方法。其他诸如地理学、物理学、化学、书画、音乐等无一不与中医关系密切。

我们虽无法从科学的角度查找中医何时起源，不过古书献的记载和民间传说大体可以说明这些问题。《帝王世纪》记载：“伏羲氏……画八卦……乃尝味百药而制九针。以拯夭枉焉。”《史记·补三皇本纪》记载：“神农氏以赭鞭鞭之草本，始尝百草，始有医药。”管中窥豹可见一斑，古代劳动人民从上古时代便开始使用自然界中的草药、矿物质，对人类健康起到促进作用。

我们的祖先因饥饿采食植物，本能让他们一步步了解不同的植物及其特性，如酸、甜、苦、辣、细、粗等。为了减轻某种“不适”及“痛苦”，古人尝试食用身边的植物，以治疗不适。如此，他们逐步了解了某些植物（树、草等）对治疗“不适”有一定的效果。人类祖先通过试吃不同的植物，以缓解身体出现的各种“不适”，这便是传统医学的雏形。随后逐步发展出食疗、运动疗法、气功、指压、静坐，直至中医中药在春秋、秦汉、三国、两宋以及明清时期的集合大成。

在几千年前的古典医籍中，就有记载当时医药学家们对人体生理病理的认识和治疗疾病方法的研究。远在先秦时期，医药知识已经比较丰富，在周代医药学术已成为一种专业，春秋时期更是开始分科诊治，《黄帝内经》的问世则标志着中医理论的形成。到了汉代，我国医药学有了划时代的发展，如仓公精于脉术，《史记·本传》载有其医案 25 则；张仲景著有《伤寒杂病论》，反映了临证医学的发展，标志着中医学辩证论原则的确定；《神农本草经》则对战国以来药学发展做了全面系统的总结。隋代著名医学家巢元方等编著的《诸病源候论》，是世界上最早的病因、病机学专著；孙思邈的《千金方》也从基础理论到临床各科作了全面的论述，在医学史上占有重要的地位。

在与世界其他国家的交流过程中，集科学结晶与文化精神于一体的中医发挥了重要的作用。魏晋南北朝时期，风行一时的炼丹术在晋朝名医葛洪的努力下，传播于交趾（今越南北部）而轰动一时。隋唐时期，通过与东南亚各国的海上贸易传播中国文化思想与中医技术。据《历代名医蒙求》所记，唐人申光逊曾用胡椒、干姜等辛辣药物治好了安南人孙仲敖的脑痛病。此外，中国的《内经》《脉经》等医书传入东南亚，中医名家孙思邈还被越南人当作神医，在先医庙中供奉其塑像。

郑和下西洋，以及明末战乱逃至东南亚的医药人士都对中华医学的传播做出了贡献。除越南外，日本、印度尼西亚、马来西亚、新加坡等国的医学研究均受到中华传统医学的影响。

二、近观百年激荡

物理的事物贴得越近看得越清晰，而历史的事物却需要拉开一定距离才能看得清晰。

探寻中医的起伏，基于近代百年的时间才能看得相对清楚，且需要放在中国追寻现代化发展这样一个起点上。从某种程度而言，中医是在中西医之争中彰显特色的，可以说近百年的中医演进是在与西医的交流与审视中蹒跚而行。

然而复杂性还在于，中西医之争隐含着一个重要的价值判断——古今之争。

不得不说，目前各大型医院采用的主流医疗技术方法是西方医学。绵延数千年的中国传统医学，曾一直是中国的主导医学。然而在近现代西方医学的冲击下，中国传统医学不可避免地遭遇了巨大挑战。

明末清初，西方传教士在中国传教过程中把西方近现代医学带入中国，中西医文化冲突的大幕就此拉开……

鸦片战争后特别是洋务运动兴起后，西方医学大规模传入中国。以 1850 年英国传教士医生合信出版的中文著作《全体新论》为开端，陆续出版了一批中文西药著作，在社会上产生了不小影响，渐渐使人们对中医理论的可靠性和真实性产生了怀疑。1880年，在李鸿章的积极倡导下，创办了近代中国第一所规模完整的私立西医医院——北洋医学堂。北洋医学堂的开设，表明西医已经得到了部分国人的重视和认可，同时表明了西医确有明显疗效，有其生存发展的空间。

不论哪种医学，都应以为人类提供健康服务为出发点，因此两者在各自的道路上发展且又相互影响、密不可分。但文化根源的不同导致了中医在中西医融合过程中必然会受到伤害。在西方强大的军事与政治压力下，清政府的决定在很大程度上不免受到西方外在因素的影响。除武力外，西方的先进文明在农业及很多传统科学上的确有不少可取之处。因此，中国传统医学在面对先进、强势的西方近现代医学时，开始从以前那种高人一等的姿态慢慢向忍让、违和的方向发展，传统医学开始有了衰落的苗头。

中国传统医学的理论体系强调“整体主义”，而西方近现代医学强调“结构功能主义”。在认识事物的过程中，中医靠直觉、觉悟、理解与解释的方法，而西医依靠分析、解剖、实验与实证的方法。在西医传入之初，不少原本寄希望于融通中西的医学者、工作者发觉这是一件根本无法做到的事情。中西医对立的局面逐渐形成。

19世纪后的中国，坚守了成百上千年的传统医学界内部开始出现质疑的声音。1850年，英国传教士医生合信出版的由清代著名医家王清任所著的《医林改错》一书，详细记载了王清任重绘的脏腑图，修正了古人的错误。该书一出，在中国医学界引起巨大震动。这本《医林改错》不仅颠覆了中国传统医学理论，更重要的是改变了传统医学研究的思路与方法。

这一时期，中国传统医学的发展之路不仅在国内是曲折的，在海外也一度受阻。19世纪的日本曾“废止中医”。明治八年（1875）日本文部省医务局赴欧美考察医事后订立条例，决心废除汉医（即传统中医），规定一切医学从业者须通过物理、化学、解剖、生理、病理、内外科及药剂诸科的考试，这些科目都是西医科目，“汉医”自然是考不出来的。虽然条例补充规定了“原已执业者可以免试”的条款，但同时规定了“汉医”不可授徒，所以日本的“汉医”从此衰落了。

这一时期，中国知识分子留学东洋者较多，日本的思潮很快影响中国。在“师夷长技以制夷”思想的影响下，很多学者如郑观应、俞曲园、章太炎、梁启超乃至鲁迅、傅斯年等偶尔对中医文化的认识相对偏颇。但从历史的眼光看，均是希望国家强大，属于客观因素。

不幸的是，这些客观因素往往会起到非常重要的作用，特别是鸦片战争以后，西方文化的快速入侵对清朝政府产生了极大影响。清朝政府在“打—谈—打—降”的过程中，不断否定传统文化思想，以及由这些思想衍生出来的科学技术与价值观。

中国希望崛起、独立，开始向西方学习，很多传统文化被迅速打压。“五四运动”和“新文化运动”后，中医药被“打入”封建迷信的阵营。传统文化开始遭受全面批判和否定，传承数千年的中医自然难逃噩运。

在“废除中医案”的主角——余云岫看来：中医是落后的“封建医”，既不符合现代西医的标准，也没有可信的理论，与科学的西医相比，在治疗技术与方法上采用落后的经验性诊断。

其实，以余氏为代表的这种见解，在随处充斥着实证主义思想的欧美发达国家很受欢迎。实证主义的创始人孔德认为：人类的思维方式历经了“神话思维—形而上思维—实证思维”这样三个螺旋式上升阶段。依照这样的逻辑，浸润实证主义思想而成长，代表西方先进技术的现代西医理直气壮地宣布：中医为“落后医”。这样的宣判，在坚船利炮的打击和中国现代化的历史图景诱惑下，中国人是很难拒绝的。

然而中医并不会就此消亡，它具有顽强的生命力。几千年来，世界四大古医学，古印度医学早已毁灭；古埃及医学早已衰败；古希腊医学刚有萌芽就遭遗弃；唯有中国传统医学——中医学，延续至今，造福人类，成为世界四大传统医学之首。原因就在于其有一套独特的、完整的理论体系，具有西医不可替代的优势。

第三节 中华人民共和国成立以来的中医发展

中华人民共和国成立后，中医焕发了新生。毛泽东主席在一次中央政治局会议上说，“中国对世界是有大贡献的，我看中医是一项”，并在国家卫生部的一个文件上批示，明确地指出：中国医药学“包含着中国人民同疾病作斗争的丰富经验和理论知识，它是一个伟大的宝库，必须继续努力发掘，并加以提高”。但从1949年以来，中医还是走了一条“复兴发展—落寞困惑—再度崛起”的曲折发展道路。

一、复兴发展“三十年”（1950—1979年）

中华人民共和国成立后，党和国家对中医药事业给予高度重视。1949年9月，毛泽东主席在接见第一届全国卫生行政会议代表时指出：“只有很好地团结中医，提高技术，搞好中医工作，发挥中医力量，才能担负起几亿人口艰巨的卫生工作任务。”1953年4月4日，中共中央颁布《关于加强中医工作的指示（草案）》。毛泽东主席在修改中，突出强调了中医对保障城乡居民健康的重要性，以及中医在新中国医疗卫生体系中的重要地位和作用。截至1960年，全国中医院已发展到330所，床位数14119张；大部分综合医院和专科医院设立了中医科。

毛主席对中医情有独钟。他在杭州小憩时，谈道："中国对世界有三大贡献，第一是中医……"

毛主席始终关注中医。1958年，他作出批示，要求举办西医离职学习中医的学习班。几十年间，国家出台政策鼓励"西学中"，建立了一批中西医结合临床基地，开设了一批中西医结合专业，培养了一大批中西医贯通、善于创新发展的医学专家。例如，获得诺贝尔奖的屠呦呦研究员，就是中医研究院的第三届"西学中"班学员。此外，陈可冀、廖家桢、沈自尹、李连达、陈香美等都是"西学中"出身。这些专家正是通过"西学中"，基于临床问题，在中医中找到更好的方法，最终发展了中医药、创新了传统中医理论、推动了中西医学术的发展、提高了临床医学综合服务能力，为人类健康做出了重要贡献。

在这一历史时期，我国的医疗卫生事业面临的是人口众多底子薄、农村人口占80%以上、贫困人口众多、医疗卫生资源匮乏这样一个国情，要想保障人民的健康则压力巨大。但是我们发挥了中医的作用，取得了举世瞩目的伟大成就。遵循中医"治未病"的理念，在全国范围开展了大规模以预防为主的爱国卫生运动，并运用几千年来中医在治疗传染病上积累的丰富经验，辨证施治，协同西医取得了良好成效。我们消灭了霍乱、鼠疫、天花、疟疾、血吸虫等多种严重危害人民健康的传染病。

一段时间中医虽受到一定冲击，但基于国情提倡把医疗卫生的重点放到农村去。在农村的广阔天地，普遍推行"一根针、一把草"的中医诊疗方法，使中医药得到发展。在城乡，中医治病防病仍占有极其重要的地位，为人们所信赖，成为人们健康的"守护神"。我们的人均预期寿命，从新中国成立之初仅有的35岁，到1979年底超过了60岁，在世界人口第一的这样一个大国，这是一个非常了不起的伟大成就。在这三十年中，中医药在保障人民健康中发挥了不可替代的作用，在实践中得以不断丰富和发展。可以说，这一时期是我国中医药发展的重要时期。

二、落寞困惑"二十五年"（1980—2004年）

改革开放以来，我国发生了翻天覆地的变化，各项事业蓬勃发展，医疗卫生领域同样发展迅速。尤其是打开国门以后，引进了大量现代化医疗设备、先进的诊断技术和治疗方法，大大提高了疾病的诊断与治疗效果，使得民众对西医的疗效更有信心，逐步产生了依赖性。在迅猛的现代化浪潮中，中医却陷入落寞困惑之中。在现代医学的冲击下，一时间出现冰火两重天的场面，一边是西医的繁荣发展，一边是中医逐渐边缘化、不断萎缩。

西医所具有的优势，让大家更加关注西医发展体系，几十年来，西医医院制度与医生规培模式日臻完善。由此带来的政策倾斜，让中医既缺少了公共资源的帮扶，也失去了系统的发展战略。当时，很多身怀一技之长而闻名乡里的名医，只因执业医师的考试制度而不能取得行医执照，成了“江湖郎中”。令人扼腕痛惜的是，有很多非常好的治疗疑难杂症的祖传技艺和秘方，因没有传承而失传。《人民日报》有一篇文章发出惊叹：中医西化严重，后继不是乏人，是后继无人！

这一景象类似二百多年前，日本明治维新后中医在日本的衰落。明治维新后，西医传入日本，尤其是西医搭乘了“战争”的快车，发展迅猛。与中医的“望闻问切”相比，西医抗生素疗法的出现及影像学技术的革新，确实大大提高了疾病的诊断与治疗效率，能让战斗中的伤员以最快速度康复，这让日本人对西医顶礼膜拜。由此，中医逐步走向衰落。

但是到了 20 世纪 60 年代，随着日本人口老龄化浪潮到来，以预防为主的健康管理运动开始成为日本经常化、制度化、法律化的工作。中医药在预防疾病、慢病管理、疾病康复、养生养老方面的特色优势彰显，推动日本关注中医。在 20 世纪 80 年代，日本“健康管理法规”颁布，21 世纪，“新健康开拓战略”实施，进一步促进了中医药在日本的研究和发展。由此，日本在中医药很多领域的研究和开发居世界领先地位。有一篇文章，标题为《日本靠中药赚光了全世界的钱》。其中讲到中药膏方，日本占有世界份额的 90%，韩国占有超过 5% 的份额，中国仅占 3% 的份额，而日本中药的原材料 90% 来自中国。直到如今，日本的膏方不仅是中国游客的抢手货，而且受到国际游客青睐。而讽刺的是，这时中国人还在为中医药谁正宗打架。

在这一时期，有很多有识之士为拯救中医药奔走疾呼。原国家中医药管理局第一任局长、中医界泰斗吕炳奎 2003 年曾亲笔写下了《我对现今中医药学遭灭顶之灾的呼吁与建议》。他在信中说：“今天中医学在西医统治下，已到了灭顶的地步，如果中医界同人再不为此而斗争，中华民族文化的结晶中医药学及中医药界将不复存在。现在中医药学面临的状态是真正纯中医药师已经基本消灭，而有学历、有文凭的大多中青年医师已被教育成西医化的中医药师，实际上已不是真正意义上的中医药师了。我作为一名学徒出身的老中医师，作为新中国中医事业的奠基人之一，以及长期在中医药领导岗位上的离休干部，向全国的老中医药师们呼吁，挽救中医药学，让中医事业真正得以传承。”

2003 年，在抗击“非典”的战役中，人们惊奇地发现，中医药能有效对付“非典”。2003 年 10 月，大陆专家访问香港。见到香港卫生署的同行，对方介绍了一些情况很令人震惊。大家知道，香港回归前，香港的医院没有中医科。香港回归后，《中华人民共和国香港特别行政区基本法》专门列出了要提倡中西医结合的条款。在抗击“非典”期间，香港有关部门发现，广东省中医学院附属医院和广州市中医院治疗“非典”方法的效果非常好，每一个病人的花费只有 2500~5000 元，且没有副作用，患者痊愈；而纯西医方法治疗，内地每个病人的费用需要 10 万元，香港每个“非典”病人的治疗费用是 30 万 ~50 万港币。不到 700 万人口的香港，香港特区政府为了应对“非典”，总共花了 118 亿元！在治疗和预防“非典”中，中医药发挥的重要作用和显现的非常疗效，聚焦了世人的目光，引起了国家对中医药的高度重视，中医药发展迎来了希望的曙光。

三、再度崛起“十九年”（2005 年至今）

“非典”之后，党和国家越来越重视中医药发展。“十一五”期间顺利开启了中医药振兴计划，并加大政策的支持力度。经过“十二五”“十三五”，尤其是党中央、国务院颁发了《中医药发展战略规划纲要（2016—2030 年）》，标志着中医药发展走上了再度崛起、再度辉煌的快车道。中医药在“健康中国 2030”战略中的地位再确立，标志着中医药迎来发展新高峰。

国家给予公共资源上的倾斜，促进了中医药事业的发展。目前，中医药已融入基本医疗、基本公共卫生服务、基本药物和基本医疗保险。融入基本医疗，强调多发病、常见病和慢性病的中医药诊疗；融入基本公共卫生服务，为老年人和儿童提高中医药健康管理服务，发挥中医药在重点人群和慢性病人群健康管理中的作用；融入基本药物，最新版基药目录中成药占比 39%，将中药饮片作为基本药物对待；融入基本医疗保险，将包括针灸、推拿等在内的中医诊疗项目、符合条件的中药饮片、中成药纳入报销范围，2017 版国家医保目录占比达到 49%。

中医药特色优势发挥的政策机制逐步形成。探索建立差别化的公立中医医院运行新机制，从公立中医医院的功能定位，中医医学服务价格调整、医保支付以及政府投入政策等多方面体现中医药特点，反映中医药规律，特别是用好医疗价格和医保支付的杠杆作用，更好地鼓励中医药服务的提供和使用；推动中医医院探索建立现代医院管理制度，着力逐步实现中医医院治理体系和治理能力现代化。

截至 2018 年，中医类医院已达 4939 所，是 1960 年的十几倍，床位数 102 万张，是 1960 年的 60 多倍；中医类门诊部、诊所 54984 个；二级以上公立综合医院 84.4% 设有中医临床科室；98.5% 的社区卫生服务中心、87.2% 的社区卫生服务站、97% 的乡镇卫生院、69% 的村卫生室能够提供中医药服务；中医类别执业（助理）医师 57.5 万人；“中医馆”“国医堂”3 万多个；设置中医药类专业的高等院校 294 所，独立设置的高等中医药本科院校 25 所，在校生 69 万人。

坚持政府引导与市场开放相结合，充分发挥市场在资源配置中的决定性作用，提高中医药服务的活力和可及性，政府办好政府该办的基本服务，把其他交给市场，大力支持中医药产业发展。

中医药产业内容丰富，链条很长，如各地积极推进中医药健康养老、健康旅游、中医药特色小镇、中医药的健康产品、中药新药、诊疗设备等产业项目，都是健康产业发展的重要方面，不断为中医药工业发展输送新鲜血液。发展形势持续向好，消费者需求不断增加，推动了中医药工业总产值以超过 20% 的年度复合增长率递增，2020 年已超过 1 万亿元，成为中国经济发展新的增长点。

事业和产业两翼齐飞，实现了中医药的腾飞，加快其走上国际舞台的步伐。2015 年，发生了一个令世界对中医药刮目相看的重大事件：中国中医研究员屠呦呦因发明青蒿素而获得诺贝尔生理学或医学奖。她是我国第一位获得诺贝尔生理学或医学奖的女科学家。诺贝尔奖是国际顶级大奖，是多少大家名人梦寐以求的奖项。在科学技术领域，中国第一个问鼎诺贝尔奖的恰是中华传统医学，这是世界对长期争论和存疑的中医药最大的肯定。中医药终于以它的无限魅力，登上了国际顶级舞台，怎能不让中国人感到自豪。

当今世界，谁掌握标准，谁就站在高端，居于主导地位。我们欣喜地看到，中医药国际标准正在加速确立。原计划到 2020 年颁布 20 项中医药国际标准，事实上，截至 2020 年底，针灸针、板蓝根、枸杞等国际标准化组织（ISO）颁布的中医药国际标准已达 65 项，还不包括已立项在研的 30 个项目。

ISO 是世界上最大、最权威的非政府性国际标准化组织，其认证的标准对加强产品的质量安全，打破技术壁垒、促进国际贸易起到至关重要的作用。负责为中医药制定国际标准的是编号为 249 的技术委员会，这个包括中国在内的由 45 个成员体的专家组成的团队，为起源于古代的中医制定“现代语言”，从中药原材料和传统炮制质量和安全、中药制成品质量与安全、针灸针的质量与针灸安全使用、针灸针以外医疗器械的质量与安全、术语和信息学等方面开展工作，帮助中医药在全球范围安全、高质量发展。

目前，中医药在全球范围广泛传播，已有 183 个国家和地区使用中医药或针灸，部分国家已将中医立法，或是将中医药纳入各自的医疗卫生体系，中医药的市场潜力和医疗价值正逐渐被世界认可。根据世界卫生组织传统医学战略（2014—2023 年），目前共有 103 个会员国认可使用针灸，其中 29 个设立了传统医学的法律法规、18 个将针灸纳入养老保险体系。在现代医学高度发达的美国，针灸的接受度越来越高，针灸执照师多达 3.9 万多人，约 5000 名西医医师有针灸资格，50 个州中有 46 个颁布了独立的针灸相关法律法规。

2020 年以来，在抗击“新型冠状病毒感染疫情”中，中医药再次凸显了它的作用。世界卫生组织发布的相关报告，明确肯定了中医药的有效性和安全性。2022 年初，面对奥密克戎变异株感染，为有效指导疫情临床防治，世界中医药学会联合会急症专业委员会、上海中医药大学急危重症专业委员会等学术机构，组织国内外中医药领域临床防控一线专家，在参照中国国家卫生健康委员会、国家中医药管理局《新型冠状病毒诊疗方案（试行第九版）》基础上，结合奥密克戎变异株无症状感染者偏多、感染后以轻症为主等特点，就中医药如何防治奥密克戎展开调研和讨论，并最终形成共识，为防治奥密克戎变异株疫情发挥了重要作用。

战“疫”中的中医药力量，向世人展示出其不可限量的发展前景，在保障人类健康的事业中再度崛起、再创辉煌，已是不争的事实。

第六篇

井喷式发展的健康养老产业

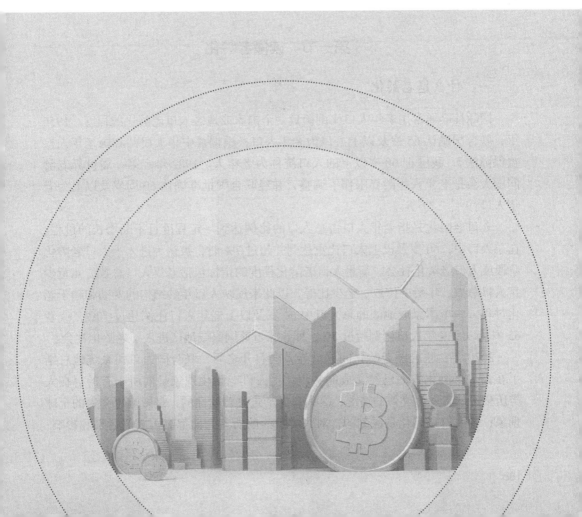

第十一章

扑面而来的“银发浪潮”

1949—1970年，我国经历了两次生育高峰，分别为1950—1958年，1962—1968年。特别是第二次人口生育高峰期，我国人口出生率达到40‰，7年间新生人口达1.9亿人。这一时期出生的人口将于“十四五”期间逐步进入老年期，与第一次生育高峰出生的人口叠加，形成了强大的“银发浪潮”。“银发浪潮”扑面而来、势不可当，既带来巨大的社会挑战，又为健康养老产业提供了难得的机遇。

第一节　读懂老龄化

一、什么是老龄化

国际社会通常用老年人口比例衡量一个国家或地区人口老龄化的程度。1956年，联合国确认65岁及以上人口为老年人口；根据《中华人民共和国老年人权益保障法》，我国把60岁以上的人口统称为老年人。1982年，第一届世界老龄问题大会把老年人年龄界限作了调整，并经联合国批准确认60周岁及以上为老年人口。

人口老龄化是指老年人口占总人口的比例达到一定程度且不断增长的过程。在总人口中，60岁及以上人口比重达到并超过7%时，被认为进入了人口老龄化阶段或人口老龄化社会。衡量人口老龄化程度的指标包括老年人口总数、儿童少年人口总数、年龄中位数、老少比等，以此来反映人口年龄结构的变动和趋于老化过程。一个国家或地区的总人口中60岁及以上老年人口比例超过10%，或者65岁及以上老年人口比例超过7%，即意味着该国家或地区进入了老龄化社会。

2020年，联合国老龄化问题世界大会召开之后，联合国人口司系统地总结了在人口老龄化方面已经达成的共识：①人口老龄化现象是前所未有的，在人类历史上从未发生类似的情况；②人口老龄化是普遍性的，是影响每个人的全球现象；③人口老龄化是深刻的，对人类生活的所有方向都有重大的后果和影响；

④人口老龄化将是长期的。

人口老龄化已成为全球社会、经济、人口的发展趋势，正影响着人类的生存与发展，正如科菲·安南在1998年10月1日国际老人节发起日的献词中所指出的："我们正在经历一场静悄悄的革命，它大大超过人口学的范围，给经济、社会、文化、心理和精神均带来重大影响。"相对而言，这一革命对发展中国家冲击更大，不仅是因为现有老年人主要生活在发展中国家，而且是因为这些国家的老龄化速度非常之快，且会持续下去。

二、追求健康老龄化

1990年9月，在哥本哈根会议上，世界卫生组织（WHO）第一次提出把健康老龄化作为一个战略目标，1993年，第15届布达佩斯国际老年学大会把科学要为健康的老龄化服务作为大会的主题，此后，"健康老龄化"这一概念被广泛采用。

老龄化有个体老龄化（Individual Aging）和人口（或群体）老龄化（Population Aging）之分，因此，健康老龄化也有个体老龄化和人口健康老龄化之别。个体健康老龄化是指一个人进入老年后，在生理、心理、社会适应能力等方面仍保持良好状态，做到老有所养、老有所依、老有所为、老有所乐，生活质量较高，成为一个健康老年人。人口（或群体）健康老龄化是指一个国家或地区进入老年社会后，健康老人、健康高龄老人和健康百岁老人比重日益上升，而病残和生活不能自理的老年人比重逐步下降，这样一个过程或一种状况。

人口健康老龄化与人口老龄化不同，人口老龄化是一个过程，而健康老龄化既可以是一个过程，也可以是一种状态。人口健康老龄化，必须以个体健康老龄化为基础，健康老龄化并不追求少数人寿命的显著增加，而是关心所有人寿命的增加幅度。实现健康老龄化，必须建立诸如老年经济保障制度、老年医疗保障制度、老年人力资源开发制度、老年生活照料制度、老年权益保障制度等一整套健全的老年社会保障制度。

2020年，我国人均预期寿命超过77.3岁，但人均健康预期寿命仅为69岁，有八年多时间处于带病生存状态。因此，追求健康老龄化是应对人口老龄化挑战的重大举措，其目标是实现老年人口群体中的大多数人健康长寿，体现在健康的预期寿命延长，亦即不仅寿命延长，而且是生命质量的提高。

要充分认识到，健康老龄化是建立在科学认知基础之上且人类经过努力可以做到的。生物学解释，人类衰老是个缓慢的过程，衰老规律虽不能改变，但是可以延缓。健康老龄化，就是使大多数老年人能按正常规律衰老，以实现身体健康、功能健康，生活能自理，把功能受损、生活不能自理的时间压缩到一个很短暂的时期。

追求健康老龄化，必须重视老年人群的疾病预防，有病早治，早日康复。为此要重视健康保健，采取如饮食平衡、适量运动、心理保健、环境保护、公共卫生、个人卫生、社会文明、健康行为方式等综合性措施。同时，健康老龄化把老年群体健康状况看作是其进入老年期之前的婴幼儿、青少年和成年后各阶段所有影响健康因素的综合和集中表现。由于许多老年期的慢性病是从中年甚至青少年时期发展而来的，因此，健康老龄化不仅强调老年人保健，而且强调老年期前人群的健康状况，因而健康老龄化是全民健康的最终体现。

三、实施积极老龄化

“十四五”规划把实施积极应对老龄化上升为国家战略，这表明，从消极老龄化到积极老龄化是中国应对加速老龄化的重大转变。

为应对 21 世纪人口老龄化给世界各国经济社会发展带来的问题，1999 年，世界卫生组织在“健康老龄化”基础上又提出了“积极老龄化”，并发起和开展了一场“积极老龄化”的全球运动。

2002 年 4 月，联合国在西班牙马德里召开第二届世界老龄大会，大会接受了世界卫生组织提交的“积极老龄化”书面建议书，并将其基本理念与主要观点写进大会的《政治宣言》和《老龄化问题国际行动计划》，使之成为人类社会应对和解决 21 世纪人口老龄化问题的发展战略，对世界各国的老龄事业发展具有重要的指导意义。

积极老龄化既包含了健康老龄化的基本元素及老年人口在生理、心理、智能等方面的良好状态，又在此基础上强调老年人口不仅不是社会的负担，而且是家庭和社会的宝贵资源，应主动参与社会的发展，即不断参与经济社会、文化精神和市民事务。积极老龄化，是建立在联合国提出的“独立、参与、照料、尊严和自我实现”原则基础上应对人口老龄化的政策理论。

世界卫生组织提出积极老龄化的三个政策支柱：①健康，即老年人在生理、心理、道德健康和社会适应能力等方面的完好状态。②参与，即劳务市场、就业、教育、卫生及社会政策和项目根据个人的基本人权、能力、需要和喜好，支持老年人参与社会、经济、文化和精神活动；人们在进入老年以后，还可以通过收入性的和非收入性的活动，为社会继续做出生产性贡献。老年人根据自身需要和健康状况，继续参与社会、经济、政治、文化等方面的活动和社会服务，使老年人继续融入主流社会。③保障，即政府、社会、家庭、依照法律规定，对退出劳动领域或无劳动能力的老年人实行的社会补助和社会救助措施，重点是对老年人的物质赡养、精神慰藉和社会扶持，包括在政治、社会、经济、医疗以及社会服务方面的社会救助和社会保障。

积极老龄化理论的提出，旨在调动与发挥每一个老年人在体力、智力、技术等方面的潜能，并积极参与社会活动与社会发展，在融入社会的同时获得自身的权益、需求及物质、精神方面的保障，在健康老龄化的基础上使老年人老有所为，且有尊严地安度晚年，使社会更加和谐。

四、百岁健康人生

加州大学伯克利分校的一项研究显示，“00 后”的孩子有 50%的概率能活到 100 岁，如果“00 后”的孩子出生在日本，那么他就有可能活到 107 岁。截至 2020 年，中国人均预期寿命已经突破 77.3 岁，百岁老人日益增多。如上海，1953 年百岁老人仅有 1 人；2000—2020 年，百岁老人增加了 39.1 倍，达到 3418 人。

每个人都有可能活到 100 岁，为了晚年幸福，使人生更充实、更美满，有必要围绕百岁健康人生规划未来人生。我们憧憬的百岁健康人生有什么样的愿景呢？主要有三个方面：

1. 生活节奏的变化

老人的预期寿命达到 100 岁，三段式人生将消逝，多段式人生将登场。简单来说就是，以往“上学—工作—退休”的三段式人生，将被多段式人生取代，生活更加丰富、更加多样性。

《重庆日报》曾报道过一位名叫杨旌宏的老人，他在 83 岁时决定重返校园，每天清晨 6 点，他穿戴整齐，开始晨读。抖音上也有一位白奶奶，每天和年轻人一起健身，心肺耐力指标甚至超过很多年轻人。

2. 终身成长

“铁饭碗”将不复存在，终身成长是必备技能。人活着，就要消费。日本作为世界上最长寿的国家，同时面临百岁人生引发的经济问题。日本教育研究所长野尻哲史指出：“假设退休后夫妇两人一起生活到 95 岁，即使生活费比退休前下降了 3 成，除养老金以外仍需要约 6000 万日元（约折合人民币 350 万元）来维持生活。”这表明退休后不工作，单靠养老保险金是不够生活的，所以日本政府鼓励人们退休后继续工作。

即使延迟到 70 岁退休，距离百岁人生还有 30 年。这就需要终身成长的必备技能。

3. 交流无障碍

那时，跨年龄交往将成为主流。在分工精细的现代社会，许多人或多或少都有点社交障碍，平时只和熟悉的人交往，朋友大多也是同龄人。在百岁人生里，这样的社交很难获得幸福感。多段式人生决定了人们接触的人必然属于多个年龄层，年龄不再是交往的标准。一个人 35 岁换工作时，发现上司比他小 10 岁，因为他中途辞职去读了个书，然后换行业了。40 岁去读书时，发现同学里有 70 岁的长者，都是很有可能的事情。

房、车等有形资产会贬值，而一个人的名声、人脉、信息渠道等无形资产则历久弥新。因为在多段式的人生里，个人品牌和人脉圈子，可以帮助我们成功向下一个人生阶段过渡。如果一个人不能跨年龄交往，就会缺乏一部分竞争力，会影响其获得幸福感。因为幸福感很大一部分来源于与他人的交往。

百岁健康人生单凭个人努力是不够的，还需要建立百岁人生健康社会。日本的福冈市就是全球百岁人生健康社会的活标本。

作为世界上老龄化最快的国家，日本 65 岁以上老年人口多达 3640 万人，占总人口的比例高达 29.1%，其中百岁老人超过 8 万人。如何创造一个从容变老的未来？这不仅是一道个人选择题，也是一道社会选择题。日本福冈市正在创建的“百岁人生”健康社会发展模式给出了一个很好的答案。

截至 2021 年 8 月，福冈市总人口超过 162 万人，其中老年人口 63 万人，100 岁以上老人 1500 多人。虽然这有令人鼓舞的一面，但也是老龄化社会的鲜明注脚。早在 2017 年 3 月，福冈市就制定“健康先进城市战略”，并提出“福冈100”具体行动计划，是日本第一个在应对老龄化问题上直接列出“挑战清单”的城市。

从老人的生活细节入手，清单上的“闯关任务”包括定期给高龄者举办上网培训、健康知识讲座、网络就诊指导、再就业支持、创造社交机会等一系列具体措施。经过几年努力，2021 年福冈市已完成清单上的 88 个任务。

围绕打造“100 岁社会”，福冈市提出要进行三大转变：从基于“经验”的养老到基于“定论”的养老，依靠科技和科学研究的专业性；从制定统一规则到尊重个体多样性，用更加柔软的方式兼顾每个人的需求；从养老资源分散到有机整合，以更加综合和融合的视角看待养老问题。

福冈市着眼 2025 年，建立让个人和社会都快乐的“100 岁社会”。

一是着力营造一种全民参与养老的社会氛围。“福冈 100”行动计划的参与者涵盖企业、普通市民、研究机构、医疗单位等大部分社会主体。这改变了为养老而养老，把养老当作社会整体的一份健康促进事业。

值得一提的是，大学和科研机构发挥了重要作用，为科学制定动态调整政策提供了重要参考。在近 40 页的福冈市“健康先进城市战略”中，最后几页列有战略制定和审阅者，几乎都来自大学和科研机构的专业人士。此外，不少大学为养老事业普及知识和培养人才。

二是打造跨年龄交往温暖纽带。福冈市政府与福冈大学建立合作机制，鼓励学生们住在社区而不是学校宿舍，要求学生邀请老人参加活动，并定期与他们交流。在闹市区天神商业区，老人只需象征性付一点费用，便可购买一杯咖啡坐下来休息的店铺也在增多，这样的细节设计增加了年轻人与老人的交集。

年轻人被福冈市视作“纽带”的重要一环。专家认为，年轻人可以在养老事业中发挥重要作用，不仅能促进城市经济发展，还能让城市充满活力。在创业加速器“福冈成长下一站”支持下，福冈市为促进创业创新推出一系列措施，吸引了来自国内外年轻人来福冈市定居和工作。“福冈成长下一站”拥有 100 多家初创公司，其中有 24 家已获得总计 71 亿日元的投资。综合支援中日创业创新加速器“匠新”的创始人兼 CEO 田中年一表示，福冈市对护理领域的创业支援非常积极，为医疗健康和护理领域的创业设置了“护理科技创业”，还创立了“护理科技推进协会”。

三是编织安心的“纽带”。对不少日本老人来说，安心的“纽带”来自工作。调查显示，2020 年，仍在工作的日本老人有 906 万人，连续 17 年增加并创历史新高。这些老人有各自的考虑，有的是为了寻找同伴和归属感。日本 2021 年正式实施修订后的《老年人雇用安定法》，要求企业确保 70 岁以内人员的就业机会。

福冈市早在 2012 年就成立了“70 岁在职应援中心”，据该中心 2021 年调查，整个福冈市能让老人工作到 70 岁的企业，2021 年已增加到 6495 家，以服务业、医疗看护领域为主。该服务中心负责人野田亮子认为，引导老人的角色意识转变很重要，“让他们从被帮助的人转变为帮助别人的人”。

第二节　加速中的中国老龄化

当前，中国已由快速老龄化进入加速老龄化阶段，这一阶段的显著特征是老年人口迎来总量高峰和高龄化现象日益凸显。

一、中国老年人口迎来总量高峰

21 世纪是人口老龄化的时代。目前，所有发达国家都已经进入老龄社会。据联合国估计，1950 年，全世界 68 岁及以上老年人口大约 2 亿人，1975 年，上升到 3.5 亿人，预计 2025 年可达 11 亿人。那时，全世界老年人口将占总人口的 13.7%。据分析，从 1950 年到 2025 年全世界总人口预计增长 2 倍多，从 25 亿人上升到 82 亿人；而老年人口却要增加 4 倍多，从 2 亿人增加到 11 亿人。

21 世纪的中国将是一个不可逆转的老龄化社会。2011 年至 2100 年，中国的人口老龄化发展可以划分为 3 个阶段。

第一阶段，从 2001 年到 2020 年，是快速老龄化阶段。这一阶段中国每年将平均增加 595 万老年人口，年均增速达 3.28%，大大超过总人口年均 0.66% 的增长速度。到 2020 年（第七次人口普查数据），老年人口达到 26402 万人，占 18.7%。其中 65 岁及以上人口为 19064 万人，占 13.05%。

第二阶段，从 2021 年到 2050 年，是加速老龄化阶段。从中华人民共和国成立至1970年，我国经历了两次明显的生育高峰，分别为1950年至1958年和1962年至1968年。特别是第二次生育高峰期，人口出生率达到40‰，7年间共出生1.9亿人。这批人将于“十四五”期间陆续进入老年期，推动人口老龄化进程的突然加速。据预测，“十四五”期间，中国老年人口年均增长约1000万人，远高于“十三五”年均增长700万人的增幅。到2050年，老年人口总量将接近5亿人，人口老龄化水平推进到30%以上。

第三阶段，从2051年到2100年，是稳定的重度老龄化阶段。这一阶段中国老年人口规模将稳定在4亿人左右，人口老龄化水平基本稳定在30%左右。进入一个高度老龄化的平台期。这个平台期，不是人口老龄化高峰，而是人口老龄化高原。届时，“三人行，必有一老人”，三分之一是65岁以上的老人。从现在开始一直到本世纪末，中国人口老龄化加速，2025年后持续人口老龄化高原状态，对我们来说是个挑战。

2025年，“十四五”规划完成时，60岁及以上老年人口将突破3亿人，占总人口数的比例超过22%，65岁及以上人口将突破2亿人，占总人口数超过15%。根据联合国的划分标准，当一国60岁及以上人口比例超过20%或65岁及以上人口比例超过14%的时候，则进入中度老龄化社会。在“十四五”期间，我国将从轻度老龄化社会迈入中度老龄化社会。

从世界范围看，中国属于较晚进入老龄化社会的国家。但从2000年步入老龄化社会后，人口老龄化速度加快。2000年，60岁及以上老年人口为1.3亿人，占总人口的10.3%，65岁及以上老年人口8827万人，占比为7%；2005年，中国65岁及以上老年人口破1亿人，超过多数发达国家的总人口；很快由老龄化社会进入老龄社会，这一过程中国仅用约22年，快于最早进入老龄社会的法国和瑞典（两国分别用了115年和85年），也快于其他发达国家。值得注意的是，发达国家是在人均GDP达到5000~10000美元时进入老龄化社会的，而中国进入老龄化社会时，人均GDP还不足1000美元。

二、日益凸显的高龄化

高龄化是中国人口老龄化的一个重要特征，统计数字显示，2000—2018年，低龄老人（60~69岁）、中龄老人（70~79岁）和高龄老人（80岁及以上）占总人口比例从6.16%、3.34%、0.96%左右上升到10.73%、5.03%、2.08%左右。其中，高龄人口的平均增长速度最快，随着二次生育高峰出生的人口相继进入高龄化，未来15年，80岁及以上的人口将翻番，从2500万人增加到5000万人，且从2037年起，80岁及以上人口将会超过20~24岁的人口。

中国人口的高龄化两个直接动因如下。

一是人口出生率大幅降低。当前，不仅育龄妇女在减少，更重要的是其生育愿望在不断降低，年轻人普遍不愿意多生育子女。据民政部发布的数据，2021年，中国结婚登记夫妻763.6万对。这是继2019年跌破1000万对、2020年跌破900万对后的新低，成为民政部自1986年开始公布结婚登记夫妻数据以来的历史新低。结婚人数逐步减少，直接压低了出生人口数量，这既有适婚人口总量减少的基础性因素，也有观念变化的关键因素。

少子化已经成为全球共同面临的危机，但相比之下，中国的少子化转变尤为迅速。第七次全国人口普查数据显示，2020年，育龄妇女总和生育率仅为1.3，已低于学界公认的1.5的低生育陷阱“红线”。总和生育率指每个妇女在育龄期生育的孩子数，一般把一对夫妇需要生育2.1个孩子作为实现人口更替的生育水平，即总和生育率为2.1，如果在2.1以上，下一代人口就会比上一代人口多，人口规模就会越来越大；如果在2.1以下，下一代人口就会比上一代人口少，出现人口萎缩。

中国的总和生育率从20世纪70年代初的5.8下降到2010年的1.8，再下降到目前的1.3，下降速度过快，陷入低生育陷阱，这需要引起警惕。

20世纪60年代第二次生育高峰时，人口出生率高达40‰，20世纪80年代后实施计划生育政策，逐渐降至20‰，再降至2010年的12‰，直至跌破10‰。在前两次生育高峰时期，多生育成为潮流，那时一对夫妇平均生育五个以上子女，超过十个的也不在少数。

人口均衡对于经济发展特别重要，正如美国经济学家曼昆在《经济学原理》中所言：“经济只不过是在生活中互相交易的一群人而已。”人口凋敝经济不可能繁荣，需要注意的是，互联网浪潮下成长起来的一代年轻人不愿意多生育子女，这是需要警惕的地方。

从人口结构变化看，因为人口出生率大幅下降，少儿占比不断下降，老年人口比重在不断上升，加快了高龄化进程。

二是中国人均预期寿命的延长，这是高龄化凸显的重要原因。中华人民共和国刚成立时，中国人均预期寿命仅有35岁。俗话说，“人到50半截土，人到70老来稀”。那时，50岁就是大寿了，确实是个老人模样，60岁就是高寿了，70岁就很少见了。中国人均寿命，已从2010年的74.8岁增长到2016年的76.5岁，2020年在2019年的77.3岁的基础上增加了0.63岁，到77.93岁，2021年再提高到78.2岁。预计到“十五五”期间，中国人均预期寿命将突破80岁。如今，上海人均预期寿命已接近世界第一的日本（84.28岁）。有报道，中国最长寿老人活到135岁，她叫阿丽米罕·色依提，是新疆喀什地区疏勒县居民，生于1886年6月25日（清光绪十二年），2021年12月16日去世，生前经历了三个世纪，一家六代同堂。可以预见，未来中国的健康高龄老人和健康百岁老人比重将大幅度提高。

第三节　国外养老的典型模式

一、瑞典的普惠性基本养老金制度

作为典型社会民主主义福利国家的瑞典，为避免出现国家与市场、工人阶级和中产阶级的二元结构，实施了以“普享、统一、高标准”为特征的一系列社会福利政策，社会各阶层都被容纳进统一的社会福利体系中，最大限度上实现了社会团结和公平。瑞典公共养老金制度被称为国民养老金（Folkpension）。总体看来，瑞典国民养老金实行的是现收现付（Pay As You Go）的确定给付型（Defind-Benefit，DB）养老金制度，简称 ATP；依据劳动合同协议确定的职业养老金（Negotiated Pension）。

二、美国的机构养老

美国的养老机构大体可以分为三类：第一类是以提供护理服务为主的养老机构，主要收养需全天精心照顾，但又不需长期医疗服务的老年人；第二类是护理和助养相结合的养老机构，主要收养未患严重疾病需要全天护理，但又不需要专业护理照顾的老年人；第三类是提供住养服务的养老机构，以收养需要多种生活服务、居住场所、个人帮助，但无须医疗服务及全天生活护理服务的老年人为主。目前，美国共有养老机构 2 万多家，类型有养老院、护理院、老年公寓、老年服务中心等，已经形成一套覆盖面广、内容丰富的养老服务体系，能够满足各类老年人的需求。

三、英国的社区照顾

社区照顾是指通过非制度性的方式对老年人进行照料和安置，其产生的初衷是由政府及非政府组织在社区里建立小型化、专业化的服务机构，发展以社区为基础的服务设施，提供更贴近人们正常生活的养老服务。它的起源可以追溯到 19 世纪 60 年代早期英国的“反院舍化”“去机构化”潮流。社区照顾的核心是“正常化”以及独立自主的自由选择，其内涵包括长期护理、去机构化、减少公共依赖、非正式照顾、选择与参与、需求导向的服务和成本效益七个方面。

Bayley（1981 年）将社区照顾分为“由社区照顾”（Care by The Coummunity）和“社区内照顾”（Care in The Coummunity），“由社区照顾”所采用的是非机构、非住宿、非隔离式的照顾方式，是老年人在家接受政府、社会、家人等社区内正规与非正规资源所组成的综合性照顾，是一系列支援性服务，它的服务对象主要是有一定自我生活照顾能力的老年人。

“社区内照顾”则包括机构形式的照顾，接受照顾的老年人需要依赖社区内的专业机构或专业人员维持日常生活，它的服务对象主要是生活难以自理的老年人。

19 世纪 80 年代后，社区照顾开始强调“由社区照顾”，即倡导老年人不脱离家庭与熟悉的社区环境而接受照顾服务，尽量使其过着正常的社会生活。“非正规照顾”资源和“正规照顾”资源共同构成老年人社区照顾的支持网络，通过充分发挥社区照顾中的决定性因素——家庭成员、亲朋好友、邻居及志愿者等“非正规照顾”资源的积极性，再由“正规照顾”资源中的专业人员，通过多样化的服务方案，形成对“非正规照顾”的必要补充和支援，在一定程度上既满足了老年人的照顾需求、增加了老年人对服务计划的参与和选择机会，又可以减少其公共依赖，降低长期护理的成本，从而达到老年人社区照顾的目的——“正常化”和积极老年生活。

四、日本的护理保险制度和日本型福利社会

老年人的护理是一个全方位、连续性过程，涉及老年人日常生活的方方面面。随着老年人年龄的增长、老化程度的加深以及对照料依赖程度不同，其护理的场所与内容也会发生变化，且这种护理需求具有一定的持续性和长期性，因此，针对老年人的护理被称为老年人的长期护理（Long Term Care）。

老年人的长期护理，具体来说就是指对身心功能有障碍、生活不能自理的老年人提供医疗、护理、生活照料与情绪支持等，长期的连续性的综合性照顾服务，使老年人保持自尊、自主，享有一定质量的晚年生活。其服务内容跨越医疗领域、个人日常生活领域以及社会服务领域等，包括预防、诊断、治疗、康复、社会支持与保护等各个方面的服务，服务对象不仅包括被照料的老年人也包括老年人的照顾者。

老年人护理的目标是界定和矫正老年人日常生活功能的缺失，并预防老年人日常生活功能的损害，“介护”是以社会福利学、家政学、康复学为基础的概念，是为了帮助人们实现自己的人生价值，而对其老年人日常的生活活动能力（Activities of Daily Living，ADL）和工具性日常生活能力（Instrumental Activities of Daily Living，IADL）进行援助，以维持其正常的社会生活和增进其社会参与的活动。

评定老年人的护理需求，基本上按照其日常生活的功能状态进行评定，评定的指标主要是 ADL 和 IADL。ADL 的评估一般是按照 katz 量表进行，评估的内容包括穿脱衣进餐活动、移位如厕、洗澡或梳洗等个人卫生照顾方面。IADL 一般是按照 Laruton 和 Bordy 量表进行，评估的内容包括购物、家务、打扫、理财、备餐、交通运输及电话使用、服药、梳洗等。

在日本，护理保险制度被界定为“针对瘫痪在床、痴呆等高龄者的日益增

加，以全社会相互扶持为目的，设有访问护理、定期入所护理、短期入所护理等服务的保险制度”。

面对老龄化程度的不断加深，日本政府以建立老年护理保险制度为突破口，开展了社会保险基础体制的改革，目的是解决因家庭护理照料功能缺失而造成的“护理地狱”的社会性问题，以及老年人“社会性入院”而造成的国民医疗保险制度的巨额财政赤字问题，将“明确国家责任原则、全面生活保障原则、无差别化平等原则”，作为战后日本社会福利和保险事业发展的三大要点。

早在1979年，日本经济企划厅发表的“新经济社会七年计划”，提出日本追求西方福利国家模式的社会保障制度时代已经结束，以后必将充分发挥自己的长处，开拓一条“在个人的自身努力与家庭及社会连带责任的基础上，加上适当的官方福利这样一种新型的日本式福利社会的道路。”

日本政府还在《国民生活的未来——日本型福利社会》中提出，创建日本型社会福利的关键是发展和培育民间团体，以及应用市场调节的手段，求得均衡发展和良好的福利领域不回避市场经济的观念。要实现均衡发展和良好的福利生活需要有五个要素相互补充，即个人的自主自助努力；各家族的自主自助和家庭成员的相互扶助；各区域社会的互相扶助；地方和中央政府的公共支持和扶助；市场经济的调节手段。支持和扶助的根本目的是减少政府财政支出负担，最大限度地发挥个人、家庭、社会的作用。为此，日本政府采取了强调家庭资助、降低社会保障费用，并且在社会福利谋求中引进市场原则等手段，以保持社会保障的公平和效率。

第十二章

打牢基本养老根基

目前，中国已迈入中度老龄化社会，在积极应对、打牢基础养老根基方面，基于政府主导、市场调节、全社会参与，基本形成了“建立多元养老模式、推进医养结合、发展养老金第三支柱、开展老年健康促进行动新格局”。

第一节　建立多元化养老模式

目前，国家持续推进“9073”多元化养老模式，即 90% 的老人在家养老、7% 的老人依托社区养老、3% 的老人在机构养老。这种多元化养老服务是以政府投入、社会投资、家庭和个人自愿支付的多元化投入体系为支撑，以社会化的方式推进，以产业化模式来实现。

一、居家、社区养老

居家养老是以普通住宅、老年公寓、老年住宅等为依托，安排老年人衣食住行等日常生活的养老方式，依托公共设施提供日常医疗保健、家政服务、文化娱乐、体育休闲、学习培训、送餐等服务。

社区养老是通过社区公共设施为未失能日托老人提高膳食供应、个人照顾、保健康复、娱乐和交通接送等日间服务，社区养老服务是居家养老服务的重要支撑，具有社区的日间照料和居家养老支持两类功能，主要面向家庭日间暂时无人或无力照护的社区老年人提供服务。

社区养老服务是由具有一定服务实力和管理水平的公司作为养老服务主运营商，建立企业化家政人员队伍，吸收志愿加入、具有良好信誉的社区经营户加盟，有利于将自发的、民间性的社会救助行为完善成有保障健全的社会服务事业；将分散的、社会化的社区服务网点整合成有保障、健全的社会服务网；将随意的，市场化的社会服务整体化引导成为有信用、品牌化的社区服务产业。

上海居家、社区养老服务方面的创新，展示了中国特色基本养老的方向，是社区养老服务的经典案例。

1. 推进“15 分钟养老服务圈”计划

上海在 2019 年实施“15 分钟养老服务圈”，让老人在家门口就能享受多元化养老服务。截至 2020 年底，上海在街、镇层面全面发展，社区养老服务综合体 320 家，实现了街、镇全覆盖，并向片区延伸。同时，新建各类功能型养老服务设施，包括 187 家以短期托养为主的长者照护之家、720 家老人日间服务中心、6150 家标准化老年活动室，逐步形成“15 分钟社区养老服务圈”。

2. 开展阶梯式“原居安老”服务

上海实际上有 97% 的老人在社区居家养老，在不少社区，80 岁老人才起步，90 岁老人一大片，100 岁老人也不止一两位。多数老人青睐熟悉的生活环境，开展阶梯式“原居安老”服务，正是老人十分期望的。

阶梯式“原居安老”服务可提供以下服务：老人做不了饭了，中心有助餐；洗不了澡了，中心有助浴；需要让照料老人的家人休息一下，放个短假，中心有喘息服务……老人到什么阶段就有什么样的专业服务，这种家门口的“原居安老”服务，让老人们更有安全感、归属感。

2020 年，五里桥为老服务中心改造后，多了一间特别的助洁室，以及一个辅具租赁展示平台。助洁室里有一套定制的淋浴设备，专供行动不便的老人使用，老人坐在椅子上就能安全淋浴。住在中心周边的老人，如有需要，可以预约淋浴。辅具租赁展示也很受居民欢迎。其中有张床，专为卧床老人特制，灵活好用，帮老人上床、翻身、起床，很省力。

3. 推广“家庭养老床位”

通过家庭适老化改造，建设“家庭养老床位”，让老人不离家就能得到养老院般的照护。

经过多年建设，上海养老“一床难求”问题虽已有所缓解，但与庞大的市场需求相比仍有很大差距，上海老龄化程度已经超过 36%。上海市民政部门数字显示：上海市中心新建一张机构养老床位，需投入数十万元成本，但若将这张床“搬”至居民家中，仅需花费 2 万 ~3 万元，就可建成家庭养老床位，是解决养老市场缺口问题的一个可操作性方案。

上海静安区试点“家庭养老床位”将长期护理保险、居民环境适老化改造、辅助器具租赁、“为老服务一键通”等现有政策整合起来，“一人一方案”，聚焦经济困难的失能以及部分老年人实施资金补贴，大大推动了适老化改造。截至 2021 年 9 月，共完成 1048 户适老化改造，改造后浴缸变成了淋浴间，改装了扶手，增加了地面摩擦力，还配备了淋浴座椅。除了洗澡，适老化改造还为老人配备了电动升降床、智能晾衣架，设置门铃提醒、安装煤气报警器等，极大地便利了老年人的生活。

上海经验已引起国家高度重视，“十四五”期间，国家将对 200 万名特殊困难老人进行家庭适老化改造。

二、机构养老

机构养老是通过集中供养老人为其提供住宿、照料、护理、娱乐等服务，按功能类型可分为养老院和养老护理院两类。

新时期我国养老机构迎来蓬勃发展，各类养老机构超过 4 万个，床位超 800 万张。2019 年“取消养老机构设立许可制度”，更大限度地激发了市场活力，养老机构发展从“床位增长”转变为“提高质量”，特别是随着政府扶持力度的加大，养老机构如何提高服务质量成为当前重点努力的方向。

虽然疫情防控期间养老机构内部管理和养老业务面临很大困难，如经营压力大、运营成本增加、护理人员流失严重等，但养老机构的发展速度却没有慢下来。据民政部数据，2020 年，中国养老服务机构数量达 3.8 万个，较 2019 年增长 0.4 万个，同比增长 11.76%；2021 年，再创新高，数量已达 4 万个。

支持养老机构健康发展具有长远的战略意义，根据 2022 年 1 月由中国老年学会和老年医学学会老龄金融分会等联合发布的《中国城市养老服务需求报告（2021）》，对养老方式的选择，过半数受访者（52.9%）愿意选择在家养老，希望有家人照顾或将家按照养老院的标准配置进行适老化改造，由专业机构提供上门服务。报告认为，在家养老相比社区养老和机构养老有更熟悉的环境，生活更舒适，在支出方面也更具优势。

随着社区治理与建设日益完善，60.5% 的居民愿意选择社区养老，根据自身健康状况，选择社区日托形式，即晚上住在家里，白天在社区照料中心；或选择全托形式及住到家附近的社区照料中心。

此项调查中，有 20.6% 的居民选择愿意到养老机构。养老从代际差异看，鉴于教育水平总体较高、养老观念有很大变化、认识到未来独生子女赡养四位老人负担沉重等因素，年轻人群（“70 后” / “80 后”）对机构养老接受程度更高。

值得关注的是，在老龄化、长寿化和人口出生率下降趋势下中国居民“9073”养老模式也在发生变化，机构养老在养老体系中相对成熟，未来需求将会大幅度增加。

但也要看到，当前的机构养老还存在诸多困难和挑战。从行业整体看，公立养老机构在前期投入、人员配备、位置设定、建设规划等方面有先发优势，相对而言，小型民营养老机构的资金不足、业务不成熟、人员流动大等，制约了其发展。

从结构看，养老机构内部结构不均衡，无论城市还是农村，普遍存在“一床难求”或部分床位闲置并存现象。也就是说，需求和供给的脱节导致养老资源的紧张和浪费。

从发展要求看，人们对养老机构的需求和服务都在增加，但养老机构向高龄、失能、失智老人提供的服务严重不足。

2021 年 11 月，国务院发布的《关于加强新时代老龄工作的意见》提出，健全养老服务体系，进一步规范发展机构养老。比如，加大对养老机构的支持和资金投入；建立健全养老服务标准和评价体系；加强对养老机构建设和运营的监管；鼓励医疗卫生机构与养老机构开展合作，提供医养结合、医疗救治、康复护理等服务。

未来的养老机构一定是“多元化”与“小而美”同步发展。

基于“需求多元化”原则，构建多层次的养老机构服务体系。在发展养老机构中应关注各年龄段、不同收入层次老人的生活需求，并有针对性地提供差异化、高质量的服务。基于多元化需求，可将养老机构分为“兜底保障型”“基本满足型”“终端服务型”“高端享受型”等，每一类都精准定位特殊的老年人群体，为其提供所需要的软硬件服务。同时，收取价值相匹配的费用，其中“兜底保障型”与“基本满足型”要以公益性为主，“终端服务型”和“高端享受型”则可适当盈利。

同时，要立足“小而美”织密基层网。城市社区有养老驿站，农村有养老服务中心，充分发挥城市养老中心的辐射作用，对农村养老机构提供技术支持，让更多小规模且优质的养老机构深入社区和基层。未来，城市和农村的养老机构应织密社区养老机构网络，提升辐射的广度和深度，帮助更多人解决养老问题。

第二节　推进医养结合

一、医养结合发展

多方面的调查显示，老年人排在第一位的需求是医疗。近十几年来，城市出现了一个有趣现象，“在哪里建优质医院，哪里的房价就高”。与学区房一样，“医区房”同样大热。

这反映出养老的核心要素是医疗保障。长期以来，我国“医养分离”的养老模式越来越不适应老年人的医疗健康需求，出现了“一床难求”与“多床闲置”并存的现象。2015 年，国务院办公厅转发《卫生计生委等部门关于推进医疗卫生与养老服务相结合指导意见的通知》，各类“医养结合”养老新模式应运而生，为完善中国养老服务体系注入了强大活力。

2019 年 5 月，国家卫生健康委、民政部、市场监督管理总局和国家中医药局共同出台《关于做好医养结合机构审批登记工作的通知》，实行“一个窗口”办理，简化了医养结合机构设立流程，优化了审批环境。

在支持养老机构设立医疗机构方面，养老机构申请内部设置医疗机构的，取消行政审批，实行备案管理；申请举办二级及以下医疗机构的，实行设立审批与执业登记“两证合一”。

在支持医疗机构设立养老机构方面，具备法人资格的医疗机构申请设立养老机构的，不需另行设立新的法人，不需另行法人登记；应当依法向民政部门备案并向其登记的部门申请增加“养老服务”等业务范围。

在支持新建医养结合机构涉及同层级卫生健康、民政或市场监管部门审批备案的，实行“一个窗口”办理，实现“前台综合受理、后台分类审批、综合窗口出件”。

这大大推动了医养结合机构的发展，截至 2020 年，全国共有医养结合机构超过 4000 家，医疗机构与养老机构建立签约合作关系的超过 2 万家。

二、医养结合模式

2015 年以来，随着医养结合的发展，出现了四种服务模式。

一是医疗机构拓展养老功能。医疗机构拓展养老功能，主要是指医疗机构通过开设老年病科、发展安宁疗护服务、建立养老机构等形式，完善医疗康复与长期护理的功能，为机构老年人提供安全舒适的养老环境和规范便捷的医疗卫生服务。例如，青岛南区人民医院即为“医院 + 医疗专护病房”模式；重庆医科大学附属第一医院开办青杠老年护养中心，探索康养教一体化模式。

合肥市滨湖医院利用当年新建内科病房大楼，依靠优质护理品牌及三甲医院优质医疗平台，开设无陪护老年科，形成医养结合工作模式。“医”和“养”两种模式可以根据患者病情相互转换，患者入住床位不变，但是床头卡及腕带、HIS 及医患系统均有区分，避免了一般养老院中老人出现病情变化时需要转送医院的麻烦，争取了抢救治疗的时间。但是这种模式针对的是以下老年人中的特殊群体：①需要长期不间断治疗的老年患者；②需要长期提供专业护理服务的老年患者；③各种疾病需要康复治疗的老年患者；④需进行高压氧舱治疗的患者；⑤病情稳定的大病恢复期患者或者复发病老人；⑥绝症晚期需提供临终关怀患者。

住院病人在接受三甲医院医疗服务的同时享受无陪护护理，除特殊情况外，无须家人或自请陪护。若老人出现病情加重或家属及时请求，相关科室进行会诊，必要时转科。主管医生在严格掌握住院指征前提下，及时与家属沟通并取得同意后，办理住院手续，无须搬离床位。这种医疗、护理、健康管理、慢病托老、临终关怀“六位一体”,“无陪护医疗住院”和“无陪护专业养老”相互融合、相互转换的医养结合模式，应该成为医疗机构办养老机构的一个发展方向。

“医办养”的优势在于，医院开办的养老院在老人护理方面更加专业，如护理中心插胃管、尿管，对老人压疮的护理等，经验也更加丰富；更重要的是，医院开办养老院，能有效地集医疗、护理、康复、健康教育、慢病托老、临终关怀于一体，使医养相互融合、相辅相成。因此，国家鼓励和支持有条件的二级以上综合医院开设老年医学科；鼓励医疗资源丰富地区的部分二级医院转型为康复、老年护理等接续性医疗机构或增设养老机构，依法依规开展养老服务，多种形式实现医疗卫生和养老服务融合发展。目前，全国医院总数约 3 万家，其中三级医院占 8%、二级医院占 28%、一级医院和未分级医院占 64%，但占 64%的一级和未分级医院诊疗人次仅占总数的 10%，“多床闲置”成为一级和未分级医院的普遍现象。鼓励支持二级以下综合医院转型为老年病专科医院，或开办养老院和护理院，是低等医院拓展医养结合、转型发展的一个方向。目前，在 3800 多家医养结合机构中提供养老服务的医疗机构有 1300 多家。

上述模式的优点是能够为老年人提供专业化和综合性的医疗服务，缺点是高等级医院开设老年病科或长期护理服务的内生动力不足，且长期护理保险制度尚未建立健全的情况下，老人往往依赖于住院治疗以解决部分医疗费用，导致压床现象严重，也存在套取医保资金风险。

二是养老机构建立医疗机构。养老机构建立医疗机构主要是指养老机构通过设置医务室、诊所或设立医院等形式，为老年人在生活照料之外补充提供医疗、康复、护理及慢病监测等医疗服务。目前，国家支持养老机构按规定申请开办老年病医院、康复医院、护理院等。全国现有 3800 多家医养结合机构，其中提供医疗服务的养老机构有 2500 多家。如河南省老年公寓即为“老年公寓 + 医疗中心”；青岛浮山老年公寓内设青岛福山康复医院。上述模式的优点是解决了养老机构老人的医疗问题，避免老人频繁往来医院和养老院之苦，也有利于降低医疗服务成本；缺点是养老机构提供医疗服务会增大其运营压力，且该类机构收费水平往往高于普通养老院，对老年人经济水平要求更高。

三是医疗机构与养老机构相结合。该模式主要有医疗与养老机构合作、新设立医养结合机构两类。第一类是指医疗机构和养老机构签订合作协议，为其提供巡诊、医疗技术支持等服务，并开通转诊绿色通道解决机构所住养老人的医疗需求。该模式的优点是既能满足住养老人对养老和医疗的需求，又能降低企业机构运营成本，大大提高了资源利用率，合作方式也灵活多样，如派往医护人员、定期巡诊、网上诊疗和双向转诊等。缺点是由于医疗机构和养老机构是签约式服务，导致医疗和养老的整合程度一般较低，医疗服务往往满足不了老年人的需求。同时，由于激励补偿机制不健全，导致医疗机构合作积极性不高。第二类是新设立的医养结合机构，其已成为社会资本进入医养结合领域的重要模式。随着国家对社会办医养结合机构审批登记文件的出台，加大了对社会办医养结合机构的支持力度，大大推动了医养结合机构的发展。这种模式避免了医疗与养老机构合作模式的缺点，整合度高、互补性强，因而很具稳定性。

四是社区医养结合服务。社区医养结合服务主要是指基层医疗卫生服务机构通过增设医养结合病房，开设养老床位或与养老院合作，为老年人在社区提供养老服务和基本的医疗服务，提高老年人的生活质量。如在城市促进医疗卫生资源进入社区和居民家庭，社区卫生中心与养老机构对接，签订“医养结合”服务协议，采取指导服务型、巡诊服务型、紧密结合三种模式，为老人提供卫生保健服务。通过建立健康管理档案，建立社区医院与老年人家庭医疗契约服务关系，开展上门诊视、健康查体，进行常见病、多发病诊治，开展慢性病综合干预、康复训练指导和健康宣教等，满足老人的养老和医疗需求。

在农村也有很多“医养结合”的创新，如广东佛山顺德均安镇的探索就富有成效。均安镇医院及社区卫生服务中心建起了四个社区卫生站，每站的临时观察房由政府装修改造成拥有 60 ~ 70 张床位的医养结合机构，由于成本不高，村里的失能、失智老人一下子住满了。这个模式，不仅有医疗方面的支持，而且是建在农村，成本较低，更重要的是建在百姓的家门口，因此获得了老人们的认可。

三、推进医养结合深入发展

在我国，医养结合发展不过七年，还远远满足不了养老的刚性需求，尚存服务规范、质量管理评价体系不健全，长效投资机制不完善，人才缺失等诸多问题。因此，要在解决这些问题的过程中推进医养结合深入发展。

一是加快完善医养结合专业服务标准。2019 年 12 月，国家卫生健康委办公厅、民政部办公厅等部门印发了《关于印发医养结合机构服务指南（试行）指导》，各地都在结合自身实际，制定切实可行的符合当地发展水平的政策措施，明确其服务内容、服务标准、服务流程和服务价格等，加快制定出台上门医疗服务和家庭病床服务规范。同时，文件要求继续强化行业监管，推动有关部门尽快制定出台监管和考核办法，完善医养结合服务对象的分级分类标准与评判工具，探索建立第三方医养结合服务评估机制，鼓励龙头企业、地方和行业协会参与制定服务标准，形成行业共识和行业规范。

二是探索建立多元化养老筹资机制。当前，中国正探索以推动老年长期护理保险制度为主的多元化养老筹资机制。长期护理保险是指被保险人伤残导致生活不能自理，在家中或养老机构由专人照护所产生的费用由保险人支付的政策保险。

如泰康养老北京石景山区长护险试点中，有 42.2 万人参保，参保对象主要是城镇职工和城乡居民，医保的参与者费用每年 180 元，其中个人承担 90 元、单位或政府补贴 90 元。目前享受待遇人员 3284 人，其中选择在家护理的有 2747 人，占 84%；选择机构护理的有 537 人，占 16%。

参保人员因年老、疾病、伤残经过不少于六个月的治疗（康复），且经失能等级评估达到重度失能即可获得长护险服务保障，保障内容为日常基本生活照料和与之密切相关的护理服务。参保人可以选择机构护理、上门护理、居家护理三种方式，方式不同，发放护理费用不同。除去自付部分，机构护理和居家护理每月可分别享受1890元以及1040元的护理费用补贴。

第四次中国城乡老年人生活状况抽样调查数据显示，我国失能、半失能老年人已超过4000万人，尽管长护险国家及试点城市已高达49个，社会参保人数已覆盖1.4亿人，但这与汹涌而来的老龄化以及市场需求相比，仍然是不足的，实现长护险保障全覆盖，迫在眉睫。

长期护理险，既是老龄化社会的一个解决方案，也是养老、保险行业重大的发展机遇。保险业要积极发挥参与社会管理的职能，协助政府积极引导养老服务产业规范良性发展，在妥善解决失能人员养老、照护问题的同时，推动整个社会养老服务水平的提高，以及人们养老理念的不断提升。

在“十四五”期间，国家将制定全国统一的长期护理保险失能等级评估标准，建立并完善长期护理保险需求认定、等级评定等标准体系和管理办法，明确长期护理险基本保障项目，以推动建立适合我国实际情况的长期护理保险制度。同时，鼓励商业健康保险公司加快开发适合老年人的健康险种，创新老年人参保方式，满足老年人群健康保险需要；还可针对“将老未老”人群提前布局，开发前瞻性健康保险产品。

三是加速养老服务专业化职业化。近年来，为推动养老服务发展，利好政策密集发布。但对于行业从业人员来说，利好背后存在很多困难，其中，人才培养和专业化成为最大压力，也是医养结合发展的最大瓶颈。如护理人员与2.6亿老年人、4000万失能半失能老年人这一庞大人群相比，缺口达200万人之巨。现有养老服务人员基本身处“三低两大”（经济收入、社会地位和职业声望低，劳动强度和担当责任大）状况，愿意从事这个职业的大多是没有专业技能的“4050”中年妇女，很多基层养老院都是60岁老人在照顾80岁以上老人，年轻的、经过专业化培训的护理毕业生情愿从事其他与卫生相关的专业，也不愿从事养老护理工作。因此，加速养老服务专业化职业化，营造专业人才愿意从事养老服务的氛围，提高养老护理员待遇、社会地位和职业声望势在必行。具体要求如下。

通过立法引导养老服务走向专业化、职业化，依法实施养老护理员职业技能等级认定，建立统一的养老护理员技能等级序列，综合考虑工作年限、技能等因素，合理制定养老护理员薪酬等级体系，设立养老护理基本工资分级指导标准，引导养老机构予以落实。

推动养老服务需求与专业人才队伍的有效衔接。不仅要解决养老服务组织中人才的职称和职业生涯上升通道问题，避免养老服务人才的严重流失和断层，还要通过高等院校及中等职业学校扩大人才培养规模，加快培养老年医学、康复、护理、营养、心理和社会工作等方面的专门人才，制定优惠政策，鼓励大中专院校对口专业毕业生从事养老服务。

为适应现代老人个性化、多层次的服务需求，不断提升养老服务质量，一方面要加大培训力度，提高一线养老服务者的素质和技能，如民政部 2020 年培养培训了万名养老院院长、200 万名养老护理员、10 万名专兼职老年社会工作者；另一方面，积极引导老年康复护理、社会工作等专业人才加入养老服务行业，以提高养老服务的专业化水平。

拓宽养老服务人才门类，依托高校尤其是医学院建立养老培训体系。不仅要培训老年服务管理和护理人才，还要拓宽门类培训一大批老年心理健康咨询师、老年人能力评估师、康复辅助技术咨询师、营养师等各类养老服务专业人才。

第三节　推动个人养老金发展

2022 年 4 月，国务院下发了《关于推动个人养老金发展的意见》(以下简称《意见》)，作为中国养老体系中第三支柱个人养老金制度，它的出台既是我国养老金体系建设的重大战略部署，也是积极应对老龄化社会的重大举措。

一、什么是“三支柱”养老保障体系

中国养老金体系主要有三大支柱，“第一支柱”指国家直接建立的基本养老保险制度，追求广覆盖、低水平、保基本；“第二支柱”是由企业主、单位发起，国家给予税收优惠支持的企业职业年金制度；“第三支柱”是由国家提供税收优惠支持、个人自愿建立的税延型商业养老保险。

目前，养老“第一支柱”承担的支付压力日趋严重、“第二支柱”职业年金覆盖面较窄且发展缓慢，大力发展“第三支柱”个人养老金迫在眉睫。

养老保障体系三大支柱各有各的功能。第一支柱，公共养老金由国家主导，保基本，有兜底。第二支柱为补充，企业主导。有两个作用，一是补充养老金，二是吸纳人才。但覆盖过低，全国 90% 的职工没有企业年金。第三支柱是个人主导的养老金，国家有税收优惠，由个人积累。按目前的制度设计，从理论上看，可将参加基本养老保险作为开设第三支柱个人账户的前提条件，故制度上是可以覆盖 10 亿多人的。

国家主导的公共养老金——第一支柱，基本是现收现支。现收现支，如同有一个水池，一根水管出水，一根水管注水。注水的管子是在职人员的缴费，出水的管子是退休人员的退休金。随着人口老龄化速度的加快，在职人员少了，退休

人员多了，注水的管子细了，出水的管子粗了，就会遇到供不应求的难题。

世界各国为解决这一难题尝试了很多方法，如用延迟退休的方法来解决第一支柱养老金的可持续问题。该方法虽有效果，但很难把退休年龄无限制顺延。

第二个方法是让年轻人多缴费，但同样有难度。尤其在中国，“80后”“90后”的压力很大，负担很重。除了养老保险，还有医疗、工伤、失业等五险一金，已经占到用人单位人力成本的5%了。

第三个方法是降低退休人员的退休金，退休金的适度增长，体现了社会主义制度的优越性，如果减少，几亿老人不会同意。

第四个方法是加大财政补贴，但是我国还是发展中国家，方方面面都需要开支，即使增加也十分有限。

综合以上，完善中国养老保障体系，可把目光聚焦在第三支柱的发展壮大上。

二、发展壮大第三支柱

第三支柱是个人养老金制度，个人主导主要通过自筹。目前来看，发展壮大第三支柱关键涉及以下四个方面。

1. 养老金个人账户

本次个人养老金制度的设计核心是个人养老金账户制，用账户制代替了产品制。在此制度下，个人账户作为记载个人权益的载体，能够明确直观地体现个人权益归属。

根据《意见》要求，参加个人养老金需要开设两个账户：一个是个人养老金信息管理服务平台，用于信息登记、查询和服务等，这是参加个人养老金制度、享受税收优惠的基础；另一个则是在银行开立或者指定的个人养老金资金账户用于缴费、购买产品、归集收益等。两个账户是相互对应的，通过商业银行渠道，可以一次性完成两个账户的开立。

用账户制代替产品制，是一大进步。比如开户者每个月扣除赡养老人费用1000元（抵税），这个钱给不给老人，没人管，但抵扣的税收1000元（养老金），要进入养老账户。

2. 优惠税收政策

2022年9月27日召开的国务院常务会议出台规定，对政策支持商业化运营的个人养老金，实行个人所得税优惠：对缴费者按每年12000元的限额予以税前扣除，投资收益暂不征税，领取收入实际税费由7.5%降为3%。

12000元抵扣上限，意味着每个月税前扣除上限为1000元，这个额度较符合当前的缴费现状。考虑目前个税税前扣除已经包括子女教育、赡养老人等项目，同时额度过高容易导致投机行为，可能引发其他风险，以保持合理的税收分配和保障格局。将领取阶段的实际税费降至3%，缴费者可得到实实在在的好处，大大推动了个人养老金发展。

税收优惠的形式有多种，第三支柱发展比较好的国家通常采用EET和TEE两种模式。EET是在保险购买阶段、资金运用阶段免税，在养老金领取阶段征税；TEE是在保险购买阶段征税，在资金运用和养老金领取阶段免税。

在税收优惠模式选择上，中国采用的是EET模式。TEE型是发达国家普遍采用的模式。

3. 重塑家庭资产

以账户为入口，资管机构所提供的服务产品可以触达中国庞大的养老客户群，第三支柱需求端得以疏通，背后是一场关于家庭资产配置的理念嬗变，即从储蓄到投资。

个人养老金制度不仅是建立一个具备储蓄功能的账户，更重要的是通过资产端制度，安排优化个人、家庭资产的配置结构，将部分预期收益率偏低的“预防性储蓄”转换为“有远见的投资”，实现金融资产的跨周期优化配置。

若居民储蓄顺利实现转化，能够为第三支柱养老行业带来巨大机遇。2000年以来，中国居民可支配收入不断增长，2002—2021年，居民人均可支配收入由5000元增长到35000元，增长了7倍，年均增速接近10%；家庭储蓄存款由6万亿元增加到100多万亿元，增长了16倍；年度存款净额年均增长10万亿元。

对存量及增量数据进行模拟测算，如果向前追溯十年，把个人储蓄率调降6%，合计每年约有10万亿元的养老金，五年后，中国养老金结存规模可达60万亿元，占GDP比重近50%，接近全球平均水平。虽然这一水平与发达国家仍有一定差距，但对国家财政和居民养老来说，负担会减轻许多，将给资管行业带来巨大的发展机遇。

4. 推出好的产品

个人养老金不同于第一支柱和第二支柱，由个人主导，个人使用个人养老金购买合格的养老金融产品、一个好的养老金融产品，是吸引公众参与的重要渠道。

需要明确的是，没有适应所有人养老需求的“最好的产品”，对个体而言只有最适合的产品。因受众年龄、财富状况、心理状况、风险承受能力等各种因素的影响，单个养老金融产品无法兼顾所有人的诉求。因此，在产品层面，应针对客户需求进行差异化设计，摸索富有中国特色养老金融产品的设计规律。

现在讨论养老产品已经不仅针对“50后”“60后”了，积累型养老产品针对的是“80后”“90后”甚至“00后”，如何设计出符合这些群体的养老产品非常重要。年青一代重点是尽早规划，积极参与；中年一代重点是积累期。当然，平衡好当期消费和未来消费的关系是关键，既要尽力而为，也要量力而行。这些问题，在产品设计中都应当予以考虑。

个人养老金政策清晰了，产品设计好了，如何触达客户是操作层面关键的问题，属于个人养老金“最后一公里”范畴。金融机构设计好了产品，客户也觉得可以购买了，但在“最后一公里”出现了问题，就可能功亏一篑。银行、基金、保险等机构可以考虑跨行业合作，搭建跨界平台，打通“最后一公里”的障碍。因为客户既对养老金融产品背后的设计原理不感兴趣，也不具备相应的专业知识，他们只需基于简单的信息判断购买哪种产品。

英国“自动加入”制度是中国第三支柱壮大发展的一个参考。英国经验显示，参保者在刚刚进入 NEST 平台时往往不知道怎么选择投资产品，平台则自动为参保者选择了不同年龄段人员的默认产品。参保者第二年发现收益率不错，达到了其预期因而长期维持默认状态，不再退出。看似偶然实则背后是跨行业合作的成果，将复杂的产品构造留给金融机构。这些经验值得借鉴，我们要发挥我国集中力量办大事的体制优势，搭建好有中国特色的第三支柱网络平台。

三、可借鉴的国际经验

多支柱养老金已成为国际主流做法。截至 2019 年，根据 OECD（经济合作与发展组织）提供的养老金替代率（养老金对退休前工资的替代情况）观察数据，可以发现，德国、意大利、西班牙、法国依然将第一支柱公共养老保险体系作为主支撑。美国、英国等国个人养老保险账户较为普及，第一支柱的替代率不高，公共养老保险体系的负担较轻。

德国在 19 世纪 80 年代建立了政府主导的公共养老保险体系。2001 年，德国启动李斯特多支柱养老改革，“在原有养老保险体系中引入个人储蓄养老金计划，大力发展第二及第三支柱保险”。但改革成效不佳，第二和第三支柱覆盖少，替代率低。截至 2019 年，德国公共养老保险的净替代率（养老金对于退休前净收的替代情况）约为 38.7%，而个人自愿养老保险净替代率仅为 13.5%。

由于多支柱养老体系发展较为缓慢，德国的公共养老金体系负担日渐加重。德国改革失效的原因在于：一方面，改革时期德国人口老龄化快速提升，全社会风险偏好较低，限制了养老体系的转换。另一方面，德国养老金的资产配置较为保守，养老金回报率较低，进一步降低了个人养老保险计划对居民的吸引力。2019 年，德国养老基金资产配置中股票仅占 6.1%，远低于绝大多数 OECD 成员；德国养老金主要投向了债券和票据，约占 47.3%。较低的股票投资比例，使得德国养老金回报率较低。2019 年，德国养老金回报率约 3.1%，明显低于爱尔兰（18.5%）、芬兰（10.5%）、美国（10.1%）、加拿大（6.7%）等国。

美国多支柱改革较成功。20 世纪 30 年代，美国开始制定第一支柱社会养老保险体系计划。1974 年，逐步完善第二支柱企业年金计划，并开始推动第三支柱个人养老保险（IRA）的发展。21世纪以来，美国个人养老保险规模增速远超年金计划。2000—2020年，IRA账户资金总额从2.6万亿美元增长至12.2万亿美元，绝大多数美国家庭参与了第二或者第三支柱养老金计划。截至2019年，美国公共养老保险和个人自愿养老保险净替代率分别为39.4%和30.9%，超过了绝大多数OECD成员。截至2020年末，64%的美国家庭都参与了第二或者第三支柱养老金计划，且31%的家庭是同时参加的。

参考美德改革经验，养老金改革、养老金回报率、资本市场发展等因素紧密相关，共同隐含的重要的变量是在人口高龄化下，选择高波动权益产品的积极性较低，多支柱养老金改革难以达到预期目标；居民财富无法转换为长期资金入市，不利于资本市场发展，资本市场也无法反哺经济增长。

中国养老金改革窗口期非常短暂，宜早不宜迟。“十四五”期间，我国将进入老龄化快速提升阶段，中国社会对多支柱养老体系发展的需求十分迫切。中国资本市场处于改革的关键时期，个人养老金制度可以作为居民金融资产搬家的重要载体，成为资本市场的“长线资金”，与养老金体系共同发展、互为支援。

2021年9月3日，中国人民银行发布了《2021年金融稳定报告》，以专题形式论述了如何规范发展第三支柱养老保险。报告提出：

第一，要推动建立以账户制度为基础的个人养老金制度，账户封闭运行，用于缴费。归集投资收益，缴纳个人所得税等，参与个人可自主选择投资的金融产品。

第二，研究探索多种形式的激励政策，有序扩大第三支柱投资的产品范围，将符合规定的银行理财、储蓄存款、商业养老保险、公募基金等金融产品都纳入第三支柱投资范围，引导养老金长期积累。

第三，稳步推进商业养老金融改革发展，开展业务创新试点，发展真正具备养老功能的专业养老产品。长期来看，第三支柱个人账户的建立有望为改革带来5.3万亿元的新增长线资金。据中国社会科学院测算，截至2019年，中国居民金融资产约为325万亿元，其中存款及通货约为118.45亿元，债券、基金和股票投资共计170万亿元，保险准备金13万亿元。

第十三章

发展健康养老产业

积极应对老龄化，中国走的是养老事业和养老产业相互促进、相互融通、共同发展的特色道路。养老事业是打牢基本养老根基，以满足人们的基本养老需求，而养老产业更多的则是面对活力老人，以满足其多样化、多层次需求。

第一节 颠覆性老年观

长期以来，人们普遍认为，老年人是疾病缠身的、贫穷的、没有工作能力的、需要照顾的，是索取者。随着社会经济发展对老年群体的深度研究，产生了与上述截然不同的老年观："夕阳红"也是美的，有活力的，既是消费者，也是创造者；在人生的最后阶段，也能闪闪发光。不同的老年观决定了养老产业发展的视野、思路和方向，因而会产生不同的结果。

一、旧有的老年观

美国著名老年问题研究专家库格林先生在《更好的老年：关于老年经济你必须知道的新观念》中，提出了一个核心观念，即老年观，也就是关于"老"的含义，具体包括老年个体的自我观、对老年这一生活阶段的理解以及对待老年人的态度等。他认为，当前的老年观并非固有的，而是由社会制度和医疗实践在一个多世纪以来构建而成的。它影响着人们度过自己老年期的方式，也影响其看待老年人的方式。旧有的老年观认为，老年人是疾病缠身的、贫穷的，他们没有工作能力，是需要照顾的，是索取者。此外，旧有的老年观将老年人视为单一、同质的群体，所有人会在同一时间进入老年期，并且只有一种度过老年期的正常方式。

这种不正确的老年观，不仅会导致决策的误差，而且会错失商业机会。

二、新的老年观

库格林先生给我们带来一个全新的老年观。他认为，事实上，老龄化是好事，它是社会保持其成员健康、远离危险，接受更多教育以及掌握生育权的自然结果，长寿是一个礼物而非一种负担。每个人都会变老，如果我们幸运的话。这个说法对于国家也适用：幸运，表现为国家的兴旺繁荣，老年人口一定会不断增加。今天，世界上大多数国家即将收获有史以来最大的一颗长寿果实：20 世纪下半叶，所有富裕、教育和技术进步的成果。

世界变老有三个原因，最直接的原因就是人们活得越来越长了。美国与大多数高收入国家相似：1900 年出生的美国人绝大多数活不到 50 岁，但是到 2015 年，美国的人均预期寿命已经达到 79 岁。西欧、东亚等地区的人均寿命增长甚至更多。在世界主要经济体中，日本以 84 岁的人均预期寿命领先世界，较接近的是西班牙、瑞士、意大利和新加坡。紧随其后的是其他西欧和南欧国家，以及世界其他地区的佼佼者，如韩国、智利、澳大利亚、新西兰、加拿大和以色列。中国 1949 年前人均预期寿命仅为 35 岁，2021 年，人均预期寿命已达到 78.2 岁，像中国这样一个人口大国，能取得这样的成就是很了不起的。

活得更长，只是世界变老的一个原因。最主要的原因是 20 世纪下半叶世界各地人口出生率的迅速下降，而这一趋势在世纪之交的许多国家中进一步加剧了，特别是在低收入国家。2015 年，除了非洲世界各个地区的生育率都接近或低于所谓的“更替水平”，大多数高收入国家徘徊在每个妇女生育 2.1 个孩子左右。保持人口稳定需要每个妇女生育超过两个孩子，因为并不是每个孩子都能活到生育年龄。

生育率低表现在两方面：一方面是高收入国家生育率的极大降低，日本是一个突出的例子。2015 年，日本每个妇女只生育 1.46 个孩子，比东欧之外的任何国家都缩减得快，而东欧是一个由于人口外迁导致人口大幅减少的低生育率地区。德国、意大利、新加坡和韩国等国的生育率也差不多和日本一样低甚至更低。西欧和南欧许多国家的生育率也处于更替水平之下已经几十年了，但是这些国家人口减少带来的影响一定程度上被移民的涌入抵消了。美国现在的生育率为 1.9，若不是大量移民和第一代移民家庭规模较大的双层保护，美国人口也一样会减少。

另一方面，低收入国家的生育率虽然仍高于更替水平，但相较过去的高点已有了大幅度下降，印度是个很好的例子。1960 年，印度女性平均生育 5.9 个孩子，2014 年已经降至 2.4 个，这是一个急剧的下降。类似的情况也出现在巴西、智利、南非、泰国、印度尼西亚、土耳其、墨西哥、菲律宾等国家，下降导致老年人口比例不断攀升。

中国的人口生育率也开始下降，1960 年，中国生育率高达 5.9；2020 年，生育率已降至 1.5 以下，老年人口在快速增长。

据联合国的统计，世界上 2/3 的老年人口生活在发展中国家，世界老年人口增长的最主要部分也来自发展中国家。

世界变老的第三个原因：婴儿潮一代。许多卷入第二次世界大战的国家，都经历了战后人口数量的激增，但程度上有差别（例如，日本的人口激增主要集中于 20 世纪 40 年代后半期，德国的人口激增比其他国家晚十年左右，接着又出现人口生育低谷）。婴儿潮一代现在都成了爷爷奶奶，甚至成了曾祖父母。

由于寿命延长和婴儿潮的共同影响，我们正处于一个老人的世界。2015 年，全世界有 6.17 亿 65 岁以上的老人，大约是美国人口总数的两倍。2030 年老年人的数量将增长到 10 亿人，并在 21 世纪前半叶一直持续增长，2050 年估计将达到 16 亿人。在这段时间里，低生育率同时产生影响：年轻人口数量将保持不变，劳动人口增长缓慢。其结果是，2050 年全球 65 岁以上人口的比例将从现在的 8.5% 翻倍增长到 16.7%。

与此相对应，消费需求在老年人消费（或者为老年人花费）飙升时出现改变。在与高收入国家未来人口结构最为相似的日本，消费经济已发生根本性变化，日本的人口老龄化还没有达到顶峰。高收入国家的老年人每年的人均花费是 3.9 万美元，而 30~40 岁人群受学生时代债务和经济衰退的残余影响，年人均消费只有 2.95 万美元。在老年人口最多的富裕国家美国，50 岁及以上人口年人均花费 2015 年达到 5.6 万美元，而 50 岁以下人口的年人均花费是 4.9 万美元。50 岁以上人口的花费，加上下游效应，产生了价值 8 万亿美元的经济活动——占美国当年国内生产总值（GDP）的近一半，数字令人惊叹。但它依旧无法说明未来将会发展到多么巨大的规模。

大多数国家的老年人口比例在迅速增长，未来全球范围内的消费水平将使现有水平相形见绌。波士顿咨询集团（Boston Consulting Group）估计，到 2030 年，55 岁以上人口的消费将占到美国消费者 2008 年以来消费的一半，日本为 67%，德国为 86%。毫不夸张地说，世界最发达经济体很快就会围着祖父母的所需、所想、所乐转了。

在中国，史上最大“退休潮”，“60 后”群体平均每年有 2000 万人退休。不同于“传统老人”，他们没有赶上物资短缺时代，工资性收入、财产性收入普遍增加，退休金、养老金逐年上涨，“新老人”消费意愿强烈，消费底气充足、消费能力强劲。据中国产业信息网发布的报告，2010 年，中国老年人口的消费规模达 1 万亿元；2020 年，达到 3.3 万亿元；预计 2030 年将达到 8.6 万亿元。据《中国社会科学院发布的中国养老产业发展白皮书》，预计到 2030 年，中国养老产业市场可达 13 万亿元；2040 年达到 17.5 万亿元；2050 年，中国老年人口的消费潜力将迅速增至 106 万亿元，在 GDP 中所占比重由 2014 年的 8% 增至 33%，中国将成为世界上最具潜力的老龄产业市场。

三、新老年观下的养老产业

影响养老产业发展的决定因素是老年人的需求，旧的老年观把老年人的需求看成是单一、同质的人口群体，主要集中于食物、住所和医疗照护等基本需求。新老年观认为老年人群与其他年龄人群，尤其是中青年人群的需求一样是多样化、多层次的。

马斯洛的需求层次理论是用来思考老年人需求的一种行之有效的方法，他按照优先顺序，将人类需求排列成金字塔形状，金字塔的底层是基本需求，如食物、住房和药品。根据推论，只有满足这些基本需求，需求才能提升至第二层次，开始考虑个人安全。第三层次需求包括爱情、归属感等社会需求。第四层次需求包含对自己和他人的尊重。第五层次需求是最高层次，是关于自我实现的需要，用马斯洛的话说："成为自己能够成为的人物。"马斯洛认为，这些幸运的、有能力的人自然会致力于获得一种他称为"自我实现"的东西：一种现实生活中的启蒙，去实现一个人的全部潜能。

中国人均预期寿命增长是历史发展的必然，到 2030 年，中国人均预期寿命预计可达 80 岁。需要强调的是，长寿是礼物而非负担。老年人不仅需要维持生存和健康的产品与服务，他们还具有对自由、社交、乐趣幸福、自我实现等更高层级的需求。

一个被佐证的事实是，越来越多的"新老人"回归内心，重视自身需求，用多彩的精神文化生活充实闲暇时光，提升晚年生活的质量与层次。他们或以文会友，或才艺交流，或运动健身。在《出彩中国人》《舞林大会》等电视节目中，不乏"新老人"的身影。

"新老人"消费需求结构更加丰富多元，与老一辈人明显不同。他们中相当一部分是高净值人群，学历高、收入高，对健康养生、休闲娱乐、教育旅游、参与社会发展有着浓厚兴趣；对美好生活充满期待，对养老品质要求更高，从生存型向参与型、发展型、享受型嬗变。新时代的老年经济，既包括衣、食、住、行、用等实物消费，也包括长期照护、健康管理、医疗保健、护理康复、家政服务、养老金融等服务消费，还有文化、艺术、体育、休闲、娱乐等"诗和远方"的新型消费，以及科技赋能下的智慧产品和服务等。

面对日益庞大的"新老人"群体，政府、企业和社会应当提前研判，回应关切，满足需求。针对"新老人"的特点和需求，中国养老产业需要进一步深耕、细分，提供有效供给、精确服务。比如创新老年康养模式，开发适老化产品，发展老年自驾旅游、老年新潮体育、老年在线教育、老年智慧娱乐、老年人力资源开发等消费新业态，为老年人追求幸福生活创造更多可能。

第二节　拓展教育养老服务

老年人早已不再满足于老有所养，开始追求"老有所学""老有所乐""老有所为”，老年教育成为许多老人的新需求。

一、教育养老供不应求

学习是最好的养老，与养老机构的“床位”相比，老年教育的“座位”是一种更积极、更主动、更经济的养老选择。但是当前我国老年大学“一位难求”。

据第七次人口普查数据，老年大学在校学员数仅占我国老年人的4%。很多调研数据均显示，中国老年人的学习教育需求十分强烈，供需之间存在巨大缺口。

如在上海，“上老年大学比高考还要难”。目前，60岁以上上海户籍老年人口已达500多万人。相比较，上海普通高中在校生总人数不到20万人。也就是说，即使有5%的老人想上学，人数也远超高中生总数。

因为老年大学一座难求，不少老年学生不愿毕业，甘做“留级生”。比如北京的快乐50老年兴趣学校，是北京市民政局的居家养老试点，该校的付费学员90%以上是老年人，学员年均课程消费在1000元以上，复购学员年均消费在2000元以上，复购率达到50%以上。

教育养老已成为一种潮流，让老人不畏老，活得更加充实。某日语学习班报名时，来了一位68岁的老人。老人跟工作人员说：“儿子找个日本媳妇，他们说话叽叽咕咕，我想听懂他们的话。”上海70岁的仇先生退休后想学点知识、技能，最近终于如愿报上了上海老年大学两门英语一门声乐共三门课程。对中国的老年人来说，不乏有一批活到老学到老的典范。浙江最近出了一个新学霸，上了“热搜”。他叫沈祖约，已经103岁，是丽水缙云中学英语教师，1978年退休。退休后，他自学了几门外语。为了学俄语，他买了唱片和字典；学日语也不马虎，尝试翻译了日本儿童小说《窗边的小豆豆》；同时学习西班牙语，因为其孙女有个去西班牙工作的机会，他想着自己先学会这门外语，再教孙女。在这段时间里，他还跟孙女学会了用电脑。

知识就是力量，知识能使老人更健康。中国老年大学协会发布的《中国老年教育发展报告（2019—2020）》显示，截至2019年末，我国约有7.6万所老年大学（学校），在校学员约1088万人，近五年老年大学数量和在校学员数快速增长。但与庞大的老年人群相比，显然是杯水车薪。因此，加大教育养老服务的供给迫在眉睫，刻不容缓。

二、教育使老年人更加健康

芬兰的一项研究发现，如今老年人的身体要比30年前同龄老人“年轻”很多。上述研究收集了1989—1990年500多名75~80岁老人日常生活能力的相关数据，以及2017—2018年同龄老人的数据；对比分析发现，当代老人相较30年前的同龄人，步速平均快 0.2~0.4 米 / 秒，握力强 5% ~ 25%，膝关节伸展强度高 20% ~47%，一秒内的强迫肺活量指标高 14%~21%，语言流畅性、推理能力、记忆力等表现也更佳。

英国《老年医学杂志》刊登的一项研究称，当代老年人的认知能力比 28 年前的同龄人更好，智商值年平均增长 0.3。当代老年人的身体和大脑更年轻的一个重要原因是教育养老让老人更健康。受教育程度高的老人年也常保持阅读、思考习惯，愿意学习新技能、接触新事物，因而可以延缓大脑认知功能衰退。

内华达大学拉斯维加斯分校心理学教授、推理与记忆研究室主任戴维·科普兰说，学习一门新的语言有助于保护认知能力。因为它是一个复杂的过程，刺激大脑的不同区域。逐步了解另一门语言的句法及语义学、形成新的语法结构并掌握词汇，这些都需要巨大而始终如一的脑力活动。

2019 年的一项研究发现，长达四个月的语言学习项目或许有助于保护大脑的可塑性，提高老年人的思维功能。此外，紧张的语言学习能够增加大脑的皮质厚度和海马体的体积。大脑皮质和海马体的体积及一般质量与陈述记忆功能相关。积极运用两门以上语言，有助于防止大脑认知退化。

教育养老中，阅读是一项具有特殊功能和益处的活动。

一是提高认知能力。“阅读水平低的人表现出较低的认知能力，处理事情的速度和能力也较差。”这是秘鲁科学家与马德里康普顿大学合作进行的一项研究得出的结论。这项研究分析了老年人的阅读水平和认知储备之间的关系。什么是认知储备？赫尔曼·桑切斯·鲁伊佩雷斯基金会在一份题为《从神经学角度认识阅读》的文献中指出，认知储备是“我们‘智力家当’的数量和质量”。

该文献称，认知储备是“大脑用于保护自己免受因时间流逝或退行性疾病引起的认知衰退的最佳资产”。它是贯穿一生的储备，并在 65 岁之后应该继续得到加强。为此，阅读是一种重要工具。

二是降低患阿尔茨海默病和痴呆症的风险。2018 年发表的一项研究发现，每天有阅读习惯的 65 岁以上的人患阿尔茨海默病和痴呆症的风险较低，或者至少有助于延缓其发病。这项研究是由中国专家进行的，他们分析了 15500 多份病例。结果发现，阅读在这个生命阶段产生的有益影响与其他健康习惯（如体育锻炼、均衡饮食和不吸烟）无关。

三是提高记忆力和语言表达流畅度。瑞典和意大利的科学家证实，老年人的阅读习惯有利于提高其情境记忆能力和语言表达流畅度，而这两种认知功能最容易受神经系统退化的影响。情境记忆可以让人清楚地记住生活中某些时刻的心情、地点和其他背景细节，因此有助于让新知识建立在以往经历的基础上。

四是减轻压力，改善心理健康。与其他放松方法（如听音乐以及喝咖啡、茶或其他饮品）相比，阅读可以更快、更有效地减轻压力，这是英国萨塞克斯大学专家进行的一项研究得出的结论。此外，阅读或聆听他人阅读（如听有声读物）能使有焦虑、抑郁、恐惧症、强迫症、偏执等心理问题的老年人“显著改善”症状。伊朗科学家进行的一项研究证实了这一点。

五是对抗孤独感。影响着发达国家三分之一的人口，在老年人群中尤为常见。然而，大量研究表明，与不读书的人相比，为快乐而读书的人孤独感要少得多。“我并不孤独，读书使整个世界都陪在我身边”，这是一位 86 岁妇女的回答，她因健康问题几乎无法走出家门。

六是改善睡眠。阅读可以帮助你入睡，最适合睡前阅读的是小说，因为它能让人放松。著名科学家弗兰西斯·培根说道：读书使人的头脑充实，讨论使人明辨是非，做笔记则能使知识精确……读史使人明智，读诗使人聪慧，演算使人精密，推理使人深刻，伦理学使人有修养，逻辑修辞使人善变。总之，知识能塑造人的性格，能使老年人更健康。

三、多渠道拓展教育养老服务

近年来，中国对老年教育越来越重视，2021 年 11 月 24 日发布的《中共中央 国务院关于加强新时代老龄工作的意见》强调，要促进老年人社会参与，扩大老年教育资源供给，将老年教育纳入终身教育体系，依托国家开放大学，筹建国家老年大学，搭建全国老年教育资源共享和公共服务平台。创新机制，推动部门、行业、企业、高校筹办的老年大学面向社会开放办学。

面对我国老年教育发展不充分、不平衡等问题，要多渠道多形式发展老年教育，把老年教育融入老年人生活场景。一是重点向基层社区、农村延伸，把老年大学办到家门口。二是融合发展，把老年教育融入、嵌入社区生活场景，比如社区学院、社区服务中心、文化馆站、养老机构、老年活动中心、基层老年协会等，将老年教育送到老年人身边。三是大力发展远程教育，让更多人共享老年教育发展成果。四是充分挖掘现有普通学校、职业学校、成人学校等各类学校和文化馆、体育场、活动中心等单位潜在的教育资源，采取联合办班、委托办班、设立分校等多种教育形式，开展适合老年人特点的多样化教育。

在低龄老年人中，很多人不满足于传统老年教育的文化娱乐、休闲养生，渴望参与社会发展，继续做贡献。因此，要增加创新创造、就业创业、社会参与、社会管理、社会服务等老年教育内容，让老年群体在新时代发挥更大作用。

值得重视的是，老年教育一方面要注重培训学习；另一方面要注重倡导阅读，引导老年人养成阅读习惯，不断提高自身的学习能力。

老年人求学的欲望越来越强，求学的需求越来越多，但课堂资源和教学资源十分有限。为解决这个矛盾，要大力鼓励和支持社会多元化办学；尤其是制定优惠政策，鼓励和支持全国一万多家校外培训机构转型为老年教育培训机构，探索一条面向市场的创新机制加快发展老年教育的路子。

第三节　深耕快乐养老服务

随着中华人民共和国第二次“婴儿潮”出生的人步入老年，这部分老年人学历高、收入高，对健康养生、休闲娱乐、教育旅游拥有浓厚兴趣。可见，新时代老年人对美好老年生活充满期待，对老年生活品质的要求也更高。

一、从单一养老到快乐享老

享老，成为新时期老年人的普遍追求。老年人的精神文化需求呈现蓬勃发展态势，特别是城市低龄健康老年群体，对包括旅游、出行、健身、养生、兴趣爱好、休闲娱乐、电子娱乐等方面的需求日益旺盛。

可以佐证这一转变的新鲜事层出不穷，包括一度被置于风口浪尖的广场舞成功“转正”，被确认为全运会的比赛项目。老年合唱团遍布大江南北，成为亮丽的风景线。八十多岁的老人一曲“我的太阳”冲入央视《金光大道》总决赛，与少男少女们同台竞技。宁波市宁海县的一个普通山村里，98 岁的“功夫奶奶”张荷仙成了网红——习武长达 94 年的她，近百岁高龄依然坚持练武，《人民日报》曾为她做了网络直播，海外知名媒体也慕名而来。外交部发言人在个人推特账号上为“功夫奶奶”张荷仙“点赞”“Kungfu Spirit never gets old！”（“功夫精神永不老”），海内外网友纷纷“点赞”和转发。

旅居养老已成为养老的主要选项。调查显示，我国老年人旅游总人数的比重超过 20%，仅次于中年旅游市场。业内人士分析，10 年内老年人将成为我国旅游市场的主要推动力，他们当中每年将有 500 万人出境旅游，到 2030 年将翻番。目前，老年自驾游已成为一种时尚。新闻报道，一位 83 岁的老太太穿着红色上衣，拿着黄围巾，带着伙伴们自驾游，一车老人的年龄超过了 300 岁。老太太退休前是律师，年轻时因为忙，没时间考驾照，老了突然有了同游全国的愿望。于是她报名参加驾考，通过努力，在她 70 岁生日前两个月如愿拿到了驾照。

社交网络老年网民快速增长。根据中国互联网信息中心（CNNIC）发布的第 46 次统计报告，截至 2020 年 6 月，中国 9.4 亿网民中 60 岁及以上的老年人有 9700 万人。

二、快乐养老让老年人更长寿

多项研究表明，文化娱乐、体育休闲、社交活动等能使老年人更长寿。

从文化娱乐方面看，合唱是最有益身心的“文化养老”活动。一是唱歌要记忆歌词，可锻炼语言能力，增强记忆力，改善大脑功能。发表在《柳叶刀·健康长寿》上的一项研究成果显示，老人多参加合唱，可显著改善老年痴呆和抑郁。二是唱歌时面部、咽喉部肌肉和呼吸肌都能得到锻炼，不仅有助于提高肺活量，还能延缓衰老、减轻睡眠打鼾。有研究显示，普通人肺活量3500毫升，歌唱演员肺活量大于4000毫升。肺活量增大可增强心肺功能，减轻支气管炎、哮喘、肺气肿等疾病症状。三是唱歌能促进人体血液循环、增强大肠蠕动，可缓解腹胀、便秘等消化道问题。四是歌唱有利于舒缓情绪。《国际内分泌杂志》刊登的一项研究成果表明，歌唱40分钟后，体内皮质醇等压力激素明显减少，大脑释放多巴胺、内啡肽等神经递质，让人感到轻松、愉悦和满足，可提升免疫力。

从体育休闲方面看，运动为什么能够影响精神健康、改善人的生命质量，可能既有生理机制，也有心理机制。比如减少身体的炎症，促进神经可塑性的进程，或者运动使人获得满足感、归属感、愉悦感。

经常锻炼不仅能够强身健体、预防慢性病，而且能够促进大脑健康。2011年的一项研究发现，锻炼可能有助于改善记忆力，因为可扩大海马体（即大脑负责形成储存新记忆的区域）的体积。此外，2017年的一项研究证明，体育活动还能增加大脑负责学习和记忆功能的脑葡萄糖代谢，或许有助于防治阿尔茨海默病。韦克福里斯特医学院内科学、神经学的公共卫生学教授劳拉·贝克认为，锻炼带来的好处或许能够提供神经元可塑性、改善血管健康（这是影响认知功能的一个因素），以及刺激涉及保护或促进神经元健康的大脑发育。《柳叶刀》发表的一项涉及120万人、75种不同运动的大型研究成果发现，最长寿的运动是挥拍类运动，包括羽毛球、网球等，能降低47%的死亡率；排名第二的是游泳，能降低28%的死亡率；而排名第三的是有氧运动，能降低27%的死亡率。

从社交活动、休闲旅游等方面看，社交活动（休闲旅游可以看作社交活动的一种有效方式）可以破解老年孤独症、预防失能失智、提高心理健康素质，从而达到长寿的目标。很多百岁长寿老人的一个重要特征是开朗、豁达、善于交际。专家认为，社交互动对大脑健康与认知刺激非常重要，是能够使负责记忆和专注力的大脑区域活跃的另一种强化形式。研究表明：老年人保持积极的社交活动可以延缓记忆衰退，预防痴呆症和阿尔茨海默病。社交和感情支持得到加强，能增强心理健康，提高晚年生活质量。

社交范围小、社会互动少，即孤独社交，则与认知功能退化和记忆衰退加重有关，还加大了抑郁风险。因此，与社会关系网保持经常互动，对健康长寿非常重要。

库格林先生对佛罗里达州的退休村和波士顿的比肯村的对比研究，引发了我们对不同养老居住方式的社交范围向代际和谐发展的思考。

佛罗里达太阳城退休村，以阳光普照、休闲导向为特征，作为一种产品在一定程度上可实现让老年人快乐这一目标。在退休村几十年发展过程中，“免费高尔夫”的承诺始终根植在退休村的服务理念中。现有 36 个 9 洞“小型高尔夫球场”，对于居民来说是“免费”的（实际上由每月 145 美元的“设施维护费”覆盖，由村里的所有住户支付），11 个 18 洞或 27 洞的“锦标赛”球场向居民收取草坪折旧费。除了吸引运动爱好者，高尔夫在退休村中的中心地位，还体现在另一件事上：高尔夫球车无处不在，解决了社区老年人的交通问题。

如今，当退休村居民不去打高尔夫球时，他们可以去附近的游泳池和健身中心玩网球、匹克球、地掷球和其他项目。娱乐部门每周会组织 1000 多项活动，向退休村的居民开放。晚上，家庭聚会热火朝天，酒吧和夜总会让这里像大学城一样，葡萄酒像啤酒一样普遍，啤酒则像水一样廉价。事实上，一个中央微型啤酒厂利用地下管道把酒直接输送到一些餐馆，在这里你用三美元就可以买到一杯马提尼酒。

但是退休村背后蕴含的老年观是老年人应当集中住在与其他年龄群体隔绝的地方，休闲享乐。这种隔离居住的退休社区模式，社交范围单一，不利于代际和谐。与之相对比，比肯村的老年成员仍然与其他年轻群体生活在一起，在不失身份、家人、朋友和历史的同时，选择其喜欢的生活方式。

比肯村并不是一个真正的村庄；相反，它似乎是一个松散的老年人联盟。他们不想搬去一个专门为老年人服务的社区或机构，而是住在自己家里，与老朋友打交道，在最喜欢的餐馆吃饭，并像普通人一样尽可能多地参加喜欢的文化活动。

杜塞特是一位来自英国的移民，在美国没有任何直系亲属。退休时“我以为自己会变得孤独”，当收到加入比肯村的邀请时，杜塞特觉得该村能满足自己的社交需求，而非医疗或照料需求。

2002 年，比肯村首次向公众开放时，杜塞特和丈夫就加入了。在那时，比肯村还只是十几个退休人员的幻想，但该村很快就建立起会员体系并与当地值得信赖的商家、供应商和承包商建立关系。杜塞特也开始了自己的规划，现在她的社交活动日程安排得满满当当。

“每个星期有一个电影小组来我家一起喝茶、看一部电影，大约有十个人；每个月有两个星期二，我会和另一个小组在一家舒适的比肯山餐厅‘75 号栗子’碰面，聊些我们想谈的事情，大都是关于戏剧和电影的，别人管这叫‘可怕的星期二’。每周三都有一群人在查尔斯街举行餐会，主要谈论全球时事……星期四我让我的丈夫去参加‘第一杯’活动，因为那是为男人准备的……他不是成员，所以我会设法让他参加。”

比肯村模式拥抱了复杂性。会员不仅可以自由地追求以休闲为导向的退休理念，还可以追求其他的抱负和动机，包括照顾他人、与其他代际互动、文化保护、志愿服务等。

三、深耕细作快乐养老服务

目前，面对养老需求迅速增长，快乐养老服务供应仍严重不足，存在老年文化娱乐项目单调、老年旅游业态单一、老年人社交活动有限等问题。未来，必须深耕快乐享老服务，满足日益增长的老年人文化、休闲娱乐等方面的需求。

一是发展老年文体活动。政府需把老年文化和体育纳入全民文化和体育健身发展规划，制定更加优惠的政策，引导和支持社会资本加大投入，发展方便老年人参与的体育文化设施、适合老年人身体特点的体育活动和健身项目，丰富老年人精神文化的产品与服务。举办各类体育健身运动会、老年合唱节、老年文艺会演、老年才艺展演。推动基层老年文体活动，组建老年人书法绘画小组、爱鸟小组、养花护绿小组、京剧票友小组、健身健美小组、摄影小组、舞蹈小组、曲艺小组、老年秧歌队等老年活动组织。

二是丰富老年旅游业态。要整合养生、文化、健身等优势资源，促进旅游业与中医药、体育、养老等相关产业融合发展，培育发展多种形式的老年健康休闲与旅游产品。大力发展老年运动休闲游、养生文化游、山水休闲游等老年健康休闲旅游服务。促进老年养生旅游和观光旅游、度假旅游、生态旅游、乡村旅游等旅游业态的融合，提高老年休闲旅游在旅游业中的份额。

三是拓展老年社交活动空间。让老年人在家门口就能实现从“养老”到“享老”的转变，如上海市打造“社区养老15分钟服务圈”，倡导“积极老龄化”理念，通过引入购买人身安全保险等方式，为老年人参与社会活动做出制度性安排，解除老年人参与社会活动的后顾之忧。细化老年文娱服务项目，拓展老年教育服务，帮助老年人不断学习新理念、接触新事物，促进了老年人融入社会与代际和谐。

目前，传统家庭赡养功能的弱化、网络社交的快速发展，扩展了老年人社交活动的空间，便捷、有效地满足了老年人群体对网络社交、娱乐、陪伴和精神慰藉的强烈需求。但也要看到随着智能设备进一步渗透日常生活，出行难、就医难、社交难等致使老年人生活空间被一再挤压，面临着“数字鸿沟”问题。为破解这一难题，国务院办公厅2020年11月24日发布了《关于切实解决老年人运用智能技术困难的实施方案》（以下简称《实施方案》），聚焦老年人日常生活涉及的出行、就医、消费、娱乐、办事等7类高频事项和服务场景，提出了20条具体措施要求。

《实施方案》实施几年来，取得明显成效，推动了老年人互联网产品创新。如兴起的短视频平台，成为老年人社交、社会参与的新工具，该平台以老年人“会用”“好用”“有用”为目标，打造老年友好型产品，深受老年人拥趸。2021年底，中国人民大学人口与发展研究中心发布的《中老年人短视频使用情况调查报告》显示，抖音等短视频产品，作为老年人与家人、朋友交流的工具，强化了老年人的代际关系，降低了老年人的孤独感；作为老年人获取技艺、分享知识的平台，有助于老年人实现原职业以外的自我认同。

抖音在降低老年人社会连接门槛，满足老年人情感需求层面发挥的积极作用，可以概括为以下几点：①短视频成为老年人与子女、朋友保持互动的新形式，满足老年人的陪伴需求；②短视频丰富有趣、轻松减压、舒缓情绪；③自我价值的实现。老年人不仅需要被照料，还需要被尊重、被需要、被认可。

腾讯微信团队与《新民晚报》联合推出“银龄学堂”，作为“银龄计划”的线下公益课，为众多老年朋友讲解了微信还要用“新”玩、便捷生活样样通、上网安全要牢记、主体服务不能少等四方面内容，向“银龄网民”普及了关怀模式、电子医保、二维码甄别、视频号玩转等实际操作技能，助力老年人用好互联网通信产品，以积极、轻松的姿态融入互联网生活。

目前，腾讯微信“银龄学堂”在北京、上海、广州、深圳四大城市的居民社区同时开班。中国老龄协会联合腾讯微信发起的“银龄计划”还将进一步搭建老年人展示新风采、学习新技能、焕发新面貌的平台，满足其对美好生活的向往。预计到 2025 年，可帮助 1000 万名老年人掌握数字化技能、融入数字化生活。

第四节　探索工作养老服务

世界卫生组织从“健康、参与、保障”三大维度提出“积极老龄化”理念。研究表明，老年人主动参与和健康正相关，越是参与经济社会发展活动、活跃在社区的老年人健康状况越好；越不参与社会活动，整天在家里养生养老的，健康状况反而越差。

一、老年人向往继续工作

中华人民共和国成立后的第二次“婴儿潮”出生的一代人正以每年 2000 万人的速度跨入退休行列，很多高净值“新老人”退休后还希望继续工作，成为老年人的普遍心态。如今不少老年人继续工作，并不是为了收入，而是为了充实自己。

2022 年 8 月 24 日正式上线的中国老年人才网，发出了 62 条不同类型的招聘信息，受到了老年人的关注。与年青一代梦想“实现财务自由，30 岁退休”相反，盼望着重回工作岗位的老年人却在增加。智联招聘的报告显示，2020 年 2—9 月，50 岁及以上提交简历的求职者同比增加 32.4%，增速是 35 岁以下求职者的 4 倍多。中国人民大学人口学教授宋月萍表示，目前中国超过法定退休年龄的人口有意愿留在劳务市场的比例在 40% 左右。

根据 2015 年人口抽样调查的统计数据，60~70 岁老年人口仍在从事可获取收入的劳动的比例在 30% 左右，其中，农村和城市无固定工作人群占据了主力。

这些人过去没有稳定的工作，所以也就没有所谓的“法定退休年龄”概念，能工作多久就工作多久。同时，他们普遍经济压力大，继续工作的动力更强。也有一些经济条件较好的退休人员“闲不住”，选择继续就业为家庭、为社会做更多贡献，具有实现自我价值的强烈需求，渴望参与到社会进程中去。不少“60后”，尽管已经领取退休金，但仍然继续担任着重要职务。

美国斯坦福长寿研究中心 2021 年底发布一份报告，报告开篇公布了一条令人鼓舞的消息：“人口统计学家预测，在美国如今的五岁儿童中，可能有一半活到 100 岁。”之后又是一个令人难忘的预言：“在 100 年的生命中，我们可能会工作 60 年或更长时间。”也就是说，未来，人们可以健康工作 60 年。据美国的一项专业调查，自认为已经退休的人中有 90% 的人更愿意继续工作，30% 的人选择如果有合适的工作机会，会立刻重返职场。

当下，韩国老年人就业率居世界第一。在韩国，不管是出租车司机、快递、保安还是餐馆服务员，随处可见头发苍白的劳动者。经济合作与发展组织（OECD）发布的最新统计数据显示，韩国 65 岁以上老人的就业率高达 34.1%，创下历史新高，位居全球第一；与之形成对比的是，年轻的就业人口越来越少。一组数据显示，至少有 420 万韩国老人退休后仍继续工作，比 20 岁就业人口还要多 20 多万人。

日本 65 岁以上老年人的就业率持续上升，由 2008 年的 19.7% 增至 2018 年的 24.3%。这意味着，日本有将近 1/4 的 65 岁以上老年人进入了劳动力市场。

二、老年人也是创造者

老年人的消费需求，甚至超过其他年龄群体，老年人也是创造者。

长期以来，经济学家认为，人口老龄化只是简单地降低了劳动力占比进而影响人均产值。但事实证明，这种认识甚至不能解释一半问题，2016 年一份由美国国家经济研究局（the National Bureau of Economic）发布的具有里程碑意义的研究报告推翻了上述假设。该报告指出，在老龄化对 GDP 造成的损失中，只有 1/3 是由老龄化带来的劳动力规模缩减造成的。高达 2/3 的损失是因为随着人口老龄化，年轻和年长工人的生产力似乎都在下降。

与之前的研究不同，这份报告不是通过预测未来而是通过已经发生的事情来得出结论，它利用美国各州自 1980 年以来人口老龄化趋势。在控制各州间的移民等因素后，研究人员得出结论：60 岁以上的人口规模增长 10%，年度人均产值会降低 5.5%，这是一个令人震惊的损失。根据这一估计，在 1980—2010 年，如果没有人口老龄化，美国人均 GDP 将以每年 2.1% 的增长率增长；而事实是，在这 30 年间，美国人均 GDP 平均每年只增长 1.8%。

如今，人口老龄化的速度相比以往快得多。库格林先生估计，2010—2022

年 GDP 增长仅为没有老龄化情况下的 1/3 多一点。2020—2030 年人口老龄化的影响将有所减弱，但预计人口老龄化仍将 GDP 增长限制在其潜力的 2/3。这仅仅是在美国，在许多人口老龄化速度更快的国家，生产力将会受到更严重的限制。

在媒体上，有关人口老龄化可能导致生产力下降的原因有两种解释。一种解释正如所预见的那样可悲，把错误怪在老工人身上。正如经济学家马特·伊格莱西斯（Matt Yglesisas）在大受欢迎的播客节目《杂草之声》（Vox`The Weeds）中所说："如果你从不那么专业的角度以偷懒的方式思考的话，一个老龄化程度很高的国家可能会不那么有活力，不那么有创造力，到处都是我行我素的暴躁工人……工作能力不行，无法接受新鲜事物，甚至都不健康。"他认为，美国国家经济研究局报告的最重要结论是："我们考虑到了我们的劳动效率下降的事实，但我们没有考虑到我们的劳动力正在老化，而且每况愈下。"

但同时有一个对这一研究结果更加合理的解释：并不是老年人的工作能力不足拖慢了企业的发展，而是老年人中有一些优秀的员工退休，这才是人口老龄化打击产业发展的重要原因。

该研究的主要主持人妮可·迈斯塔斯（Nicole Maestas）说，这项研究并不是为了区分两种相互竞争的解释，事实上，这两种解释都是正确的。

应该看到的是，在一些行业和一些工人的身上，年老确实会损害生产力。当然，在劳动密集型行业中，比如贸易和一些制造业的工作，年老确实会造成损失。但是，考虑到年长的工作者思考和解决问题的能力，就会推翻以往的观点，即认知能力下降是衰老过程不可避免的一部分。

通过对不同年龄段人群进行调查，研究人员发现，认知能力的某些方面随着年龄增长而自然衰退，即使是没有患上失智症的老年人也是如此。2011 年，科学家开展了一项具有突破性的大型纵向研究，该研究不仅对人口的截面数据进行抽样调查，还对 2000 多人的衰老过程进行了为期 16 年的追踪调查。研究结果显示，那些在老年早期表现出认知能力衰退的人，通常会被诊断为老年失智，这项发现具有深远的意义。几十年来，在试图理解健康老年人认知能力的研究中，研究人员意外纳入有早期老年失智症状的样本。这意味着正常的、无失智症的衰老所造成的认知能力损失，很可能要比早先预期的小得多。

如果与年龄相关的认知损失无法解释人口老龄化对生产力造成的损失，那么毫无疑问，退休的影响非常大。退休是从劳动力中剔除了最优秀的工人，就像割草机割掉了那些生长最快的草一样。受教育程度高的老年工人，也是最有经济效率的人，表示他们在过了退休年龄后继续工作。然而，恰恰相反，妮可·迈斯塔斯和她的同事发现，相较于其他低生产率的同龄工人，生产效率高的工人更有可能退休。

无论如何，当生产率最高的成员退出时，整体生产率会受到影响，GDP 增长将放缓。

退休筛除了经济效率更高的年长员工，为此一些企业和行业采用了一套普遍适用的解决方案，让那些优秀的年长员工保持愉悦，从而留住他们。一些企业发现，留住年长员工会受益更多。一项关于戴姆勒装配线的大型研究显示，虽然年龄较大的员工比年轻员工犯错误的可能性略高，但在有重大显著影响的错误上，他们极少犯错。结果很简单，为了让老员工继续工作，宝马、大众、戴姆勒（其他生产汽车零部件的公司，如西门子和博世等更不用说）应该尽力做使他们愉悦的事情。

再如 Your Encore 是礼来公司（Eli Lillr）和宝洁公司（Proctor&Gramble）于 2003 年成立的一家合资企业，是一家为办理退休事宜提供咨询服务的高级职业介绍机构，为消费品、食物、生命科学行业甚至航空领域的 120 多家公司提供服务。该公司 9500 名专家中有 1000 多名是宝洁公司前高级管理人员。

三、挖掘老年人力资源

挖掘老年人力资源，不仅是工作养老的需要，而且是拓展劳动力队伍、延长人口红利的战略性举措。

1. 建立老年职业引导目录

2022 年 9 月 28 日，人力资源和社会保障部发布了《中华人民共和国职业分类大典（2022 年版）》，新版职业分类大典包括 8 个大类、79 个中类、449 个小类、1639 个细类职业。与 2015 年版职业分类大典相比，增加了法律事务及辅助人员等 4 个中类，数字技术工程技术人员等 15 个小类，碳汇计量评估师等 158 个职业。新版职业分类大典的一个亮点，是首次标注了共 97 个数字职业。数字职业是从数字产业化和产业数字化两个视角，基于数字语言表达、数字信息传输、数字内容生产三个维度指标综合论证得出。

依据新版职业分类大典可以通过筛选出适合老年人的职业，制定老年职业引导目录，可在开展老年劳动力需求预测和规划、统计分析老年职业结构和趋势、开展老年教育培训和就业指导等工作中发挥基础性和导向性作用。

2. 挖掘老年劳动力市场潜力

目前，中国已进入中度老年化社会，结婚人数悄然减少，出生人口大幅减少，进一步加深老龄化程度。为应对这一挑战，一方面需要采用多种措施鼓励生育；另一方面需要不断挖掘老年劳动力市场潜力，让更多的老年人参与到经济活动中来。

在挖掘老年劳动力市场潜力方面，可借鉴日本的经验。日本从劳动力界定入手，大大扩展了劳动年龄的范围。比如日本老年学会在 2017 年提出了新定义，把 65~74 岁定义为“准老年人”，75~89 岁定义为“老年人”，90 岁及以上定义为“超老年人”。日本从2021年4月1日开始实施修订后的《老年人雇佣安定法》，为有意愿的老年人提供就业机会，鼓励企业雇佣老人至70岁。早在2020年2月，日本国会就通过了《70岁就业法案》，允许企业雇佣“老龄员工”直到70岁。2020年7月，历史悠久的家用电器零售商野岛公司宣布将员工的退休年龄上调到80岁。“活到老，劳到老”成为日本劳工阶层的普遍共识。

为了让更多的老年人适应劳动力市场的变化，日本高度重视对老年劳动力的再培训，以提高他们的知识技能。改革养老金和工薪税制度，大力开发更多灵活就业岗位，使老年人能够根据自己的实际情况实现就业。事实上，日本65岁以上老年人的就业率持续上升，已有1/4的65岁以上老年人进入了劳动力市场。其结果是尽管日本的人口数量仍在下降，但受益于更多老年人参加经济活动，就业人数不降反升，劳动力队伍不断扩大。目前，日本就业人数达到6800万人左右，是自20世纪50年代以来的最高值。

眼下，中国老年人再就业存在三大主要问题。一是法律法规不健全，如一旦超出法定退休年龄，便不属于劳动合同法适用范围，权益保障存在空白。要满足老年人的再就业需求，迫切需要完善法律法规，退休制度可以向更灵活的方向调整。二是老年人才市场不健全。如老年人的再就业需求与岗位供给之间存在屏障，一方面，全国离退休人才网中注册求职老人数量众多，持续攀升；另一方面，人才市场不提供专门的老年人求职服务。为此，要加快开发和培育老年人才市场，要根据市场需求和老年人的意愿，积极搭建老年人才服务平台，尤其是互联网平台，开拓老年人特别是老年专业技术人员和老专家参与经济社会活动的渠道；要把老年人才纳入各类人才市场、人才中介机构服务范围，定期举办各种形式的老年人才交流活动；要建立国家老年人才信息数据库，把老年人才开发和利用纳入人才市场建设的总体规划之中，凡符合条件的老年人，都可以参加专业技术人员职业资格考试，考试合格取得证书者可按规定登记注册。三是老年人就业渠道还不多。为此，要广辟老年人就业渠道。要注重老年人再就业的特殊性，尽可能为有再就业意愿的老年人提供便利，让他们在公正、公平的前提下参与一些适合老年人再就业的岗位竞争，优胜者上岗；开辟社会公益性岗位，积极组织由低龄老人和中龄健康老人为高龄失能半失能老人服务，可建立“时间储蓄银行”，将养老服务活动作为“养老储蓄”记载下来，待本人到一定年龄后，可以免费享受相同的服务时间，形成一种“人人付出、人人享有”的良性养老服务循环机制；聘请一批德高望重的老同志参加社区管理服务工作。随着老年人口增加，鼓励和支持老年人再就业，设计出更加适老化的产品，有利于满足老年人的精神和物质需求。

3. 鼓励支持老年人创业创造

新的老年观告诉我们，老年人不仅是消费者，还是创造者。至2022年末，中国60岁及以上老年人接近3亿人，除去4000多万失能半失能老年人，85%的活力老人中相当一部分人是高净值者，有知识、有技能、有才智。要根据社会经济发展情况，制定开发利用老年人力资源、鼓励和支持老年人创业创造的法规、政策和配套制度，让老年人充分参与社会经济活动，既满足其“自我实现”高层次需求，也使他们成为创造世界的一支力量。

84岁的钟南山，依然在热爱的工作岗位上奋斗。其实，人真正老去，不是因为年龄大，而是心态变老。因此，老人不要用年龄定义自身，无论活到什么年纪，都要保持自己的爱好，不给自己设限。

有不少老人退休了才迸发出自身的潜能，创造出别样的人生，迎来人生的第二春。82岁的杨本芬，2001年从铜鼓县汽车运输公司退休，在帮女儿带孩子期间，提笔创作，经过十几年的努力，她以每年一本的速度出版作品，2020年出版了第一本书《秋园》，2021年出版了《浮木》，2022年出版了第三本书《我本芬芳》。其中仅《秋园》就印刷了83.8万册。

能想象近百岁的学术“大咖”触网直播吗？2022年，已98岁的中国人民大学荣誉一级教授，我国人口学、老年学的开拓者和奠基者邬沧萍，也玩起了直播。他分享健康长寿之道、谈论学术观点，“实力圈粉”1.3万在线观看；同时他在当年组织团队编写了《社会老龄学》。作为健康老龄化的提倡者和践行者，已近期颐之年的邬沧萍定了不少小目标，“我还有人生的价值，我还要发挥正能量！”

91岁的盛瑞玲，1988年从中国矿业大学校医岗位上退休，70岁进入广告模特圈，拍摄了600多部广告作品，是中国年龄最大的广告模特，被网友称为“神仙奶奶”。偶然一次，摄影师儿子对盛奶奶说：“老妈您越来越漂亮了，给你拍组照片去投投稿吧！”果真盛奶奶的照片获了奖，还上了老年杂志封面。就这样，70岁“出道”的盛奶奶从封面模特、广告模特，到品牌形象代言人、影视剧拍摄，再到如今的走秀、直播带货，老龄人生更精彩、更有价值。正如其微信个人签名所言：“因为忙着美丽，所以没时间变老。”

不仅城市老人有创造力，农村老人同样富有创造精神。“孙子唉，我饿了嘞！”视频开始，一位老人戴着时尚的圆框墨镜、穿着红褂子、脚踩稻草鞋，手拿红纸糊的话筒站在梯田田垄上，对着远处大喊。这位年过八旬的老人叫谭顺恒，是湖南省益阳市安化县平口镇金辉村的一位村民，他在“快手”和“抖音”两个平台上拥有165万“粉丝”。2020年10月，他到北京参加了由联合国世界粮食计划署与网络平台“快手”共同举办的“幸福乡村、携手共筑”主题活动。

在看到这些老年人创业创新的绚丽画卷后，我们不禁深刻地认识到，老年人不仅是消费者，也是创造者，消费者和生产者是双向的。

要大力鼓励和支持老年人创业创新，建设一个让老年人追逐梦想、享受快乐、做出贡献、收获意义的未来。

第七篇

行走在市场和政府间的健康保险产业

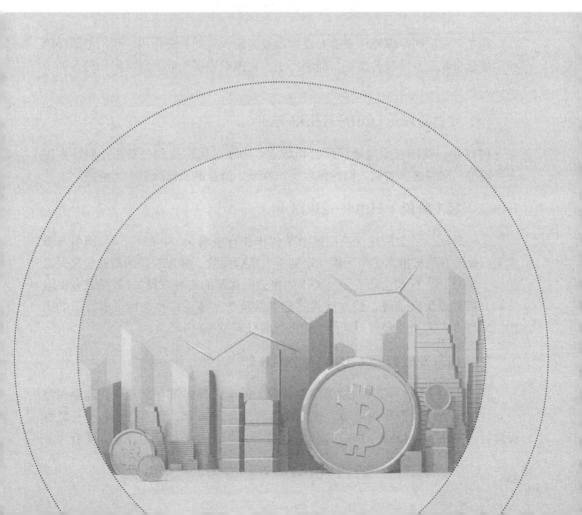

第十四章

从百亿元到万亿元的跨越

随着我国社会保障体系和医疗体制改革的不断深入，健康保险的发展环境不断优化，健康保险的需求越来越旺盛，健康保险业发展越来越快。尤其自 2011 年以来，健康保险业进入高速增长阶段，实现从百亿元到千亿元再到万亿元的跨越式发展。

第一节　健康保险在中国

建立多层次医疗保障体系需要发挥商业健康保险的补充作用。我国健康保险业呈现起步晚、发展快的态势，回顾历史，我国健康保险业发展可以划分为四个阶段。

一、空白阶段（1949—1993 年）

1949 年，我国首家商业保险公司成立。由于劳保医疗和公费医疗制度占据主导地位，同时这一时期人们的保险意识低下，商业健康保险基本为空白。

二、起步阶段（1994—2003 年）

这一阶段，社会医疗保险制度改革起步并有效增长。1995 年，我国引入重大疾病保险并首次推出了个人附加定期重大疾病保险，标志着我国商业健康保险起步。2002 年，保监会印发了《关于加快健康保险的指导意见》，鼓励商业保险公司开展健康保险业务，建立完善的健康保险产品体系，并进行了多方面的探索。2003 年，有资格经营短期健康险的保险公司达 60 多家。

三、规范发展阶段（2004—2015 年）

2005 年 4 月，中国人民健康保险有限公司成为我国第一家专业性健康保险公司，标志着商业健康保险步入规范发展阶段。2006 年，保监会颁布了《健康保险管理办法》，这是我国第一部专门规范健康保险业务的部门规章。随着《关于保险业发展的若干意见》等文件出台，国家积极鼓励发展商业健康保险，其在医疗保障体系中的定位得到进一步明确，服务领域不断扩展。2010 年后，随着《中共中央 国务院关于深化医疗卫生体制改革的意见》颁布，商业健康保险进入快速发展阶段。

四、快速发展阶段（2016—2021 年）

2016 年，《中国保险业发展“十三五”规划纲要》《“健康中国 2030”规划纲要》提出，要把商业健康保险建成社会保障体系的重要支撑。2017 年，保监会颁布《健康保险管理办法》，提出要进一步促进商业健康保险业务发展，商业健康保险个人税收优惠改革落地实施。2019 年，新版《健康保险管理办法》颁布，对健康保险定义分类、产品监管、销售经营等方面做了全面修订，并首次将健康管理以专章写入。

2020 年 1 月，银保监会等 13 部门联合发布《关于促进社会服务领域商业保险发展的意见》，提出推动健康保险和健康管理结合发展。力争到 2025 年，商业健康保险市场规模超过 2 万亿元。一系列重要文件的出台，推动了商业健康保险的快速发展，仅 2011—2021 年 10 年间，健康保险市场规模就由百亿元跃升至万亿元。2020 年 3 月出台的《中共中央 国务院关于深化医疗保障制度改革的意见》，进一步明确了商业健康保险在中国多层次保障体系中占据的重要地位，健康保险业获得了史无前例的发展机遇。

我国商业健康保险在发展过程中，其产品种类日益丰富，覆盖范围不断扩大。但在实践中尚存在健康保险产品创新能力和有效供给不足的问题，主要表现在三个方面：一是市场细分不够，保险公司没有根据消费者不同年龄、不同性别和不同职业进行市场细分，针对性不强。二是险种结构严重失衡，主要集中于重大疾病保险、住院医疗费用补偿性保险和住院津贴等几大类。从保费收入看，疾病保险占比过半，医疗保险次之，而长期护理保险所占份额不足 1%，失能收入损失险几乎是空白。三是健康保险产品的期限结构与消费者的需求结构不匹配，长期性医疗保险供给严重不足。目前，国家正采取各种有效措施着力解决这些问题，不断探索推动健康保险的发展。

第二节 从百亿元到万亿元

一、从百亿元到万亿元

健康险是健康保险的简称，是指由保险公司对被保人因健康原因或者医疗行为的发生给付保险金的保险，主要包括医疗保险、疾病保险、失能收入损失保险、护理保险以及医疗意外保险等。2011 年之前，健康保险市场发展缓慢，整体规模较小；2011 年之后，健康保险突然发力，实现了跨越式发展。根据银保监会的数据，2011 年，健康保险保费收入仅 691.72 亿元，之后进入高速增长时期。除受外部环境及监管改革影响的 2017 年之外，其余年份健康保险保费年均增长率是人身险保费增长率的两倍。2020 年疫情防控期间，人身险增速受到较大影响，不过健康险保费收入仍然保持了 15.67% 的两位数增长。

经过近 10 年的发展，2020 年健康险保费已达 8173 亿元，是 2011 年的 11.82 倍，年均增长率 31.57%，2021 年健康险保费收入突破万亿元大关。

2020 年 1 月，中国银保监会等 13 部门联合发布的《关于促进社会服务领域商业保险发展的意见》对健康保险发展定下了一个中期目标，即力争到 2025 年商业健康保险市场规模超过 2 万亿元。

从纵向上来看，健康保险保费增速长期高于人身保险整体增速，意味着健康保险保费在人身险保费中的占比逐年升高，从 2011 年的 7.12% 上升至 2021 年的接近 25%，占据人身险市场近 1/4 的份额。

二、三个发展时期

纵观健康保险近年来的发展历史，大致可以分成三个阶段。

1. 1.0 时代（2010—2016 年）：从探索期进入成长期

2010 年以前，随着中国医保制度的建立和改革，以及商业保险公司的纷纷建立，经过早期的探索期，健康保险进入成长期。2014 年，《国务院关于加快发展现代保险服务业的若干意见》提出，要发展多样化健康保险服务；2010—2016 年，健康保险的增速从个位数迅速攀升至 2015 年的 51.87%，健康保险保费收入从百亿元上升到了千亿元级。

2. 2.0 时代（2016—2020 年）：百万医疗险出现后的“百家争鸣”

2016 年，对于商业健康保险来说，是个里程碑式的重要时间节点。这一年，《“健康中国 2030”规划纲要》发布，这份纲要明确了要建立以基本医疗保障为主体，保险和商业健康保险为补充的多层次医疗保障体系。

2016 年，国务院发布《“十三五”卫生与健康规划》。规划明确要加快发展商业健康保险，鼓励企业和个人参加商业保险及多种形式的补充保险，解决基本医保之外的需求，鼓励商业保险机构积极开发与健康管理服务相关的健康保险产品，加强健康风险评估和干预，加快发展医疗责任保险、医疗意外保险，探索发展多种形式的医疗执业保险。

2016 年，商业健康保险个人所得税优惠改革（税收型商业健康保险）以及被称为社保“第六险”的长期护理保险制度先后开始试点。尽管试点过程中仍有不少问题，但这预示着商业健康保险向前迈进了一大步。

2016 年前后，以平安 e 生保为代表的首批“百万医疗险”问世。以几百元的保费撬动上百万元的保额，是这一类报销型医疗险的初衷。“百万医疗险”填补了过去终端医疗险的空白，因此横扫健康保险市场。

由于百万医疗保险的推动，2016 年健康保险保费收入增长达 67.71%，是健康保险市场近十年来同比最高增速。尽管 2017 年健康保险由于理财型护理险受到监管政策影响，保费收入增速明显下滑，但剔除该因素，当年其增速依然超过 45%，百万医疗险的推动不言而喻。

从百万医疗险近几年的发展来看，尽管随着基数的增长，其 2020 年保费收入增长率已从前一年的 104.55%下降至 50.89%，但其在医疗险中的比重 2020 年提升到近 24%。目前，市场上绝大多数保险公司已涉足百万医疗险，“百家争鸣”的局面出现。

3. 3.0 时代（2020 年开始）：开启专业化道路

2019 年与 2020 年交汇之际，新版《健康保险管理办法》发布，要求非专业健康保险公司经营健康险业务必须成立专门的健康险事业部，预示着在监管层面，健康保险必须进行专业化经营。

从市场层面来看，竞争性市场上“百家争鸣”导致了一些乱象和风险。要规避这些风险，以适应不断变化的消费者需求以及医疗环境，健康保险必须走专业化道路，在战略、人才、风控、健康管理、医疗服务网络等方面发挥健康保险的专业化优势。

与此同时，2020 年突如其来的疫情亦使得民众健康保险意识陡然上升。因此，健康保险在 2020 年走出了独立行情，实现了两位数的增长，达到 15.67%。

从 2020 年开始，城市定制型商业医疗保险“惠民保”进入大众视野，并很快“井喷”，短期内投保量巨大，成为“现象级”产品。统计数据显示，截至 2021 年 5 月，全国共上线 135 款惠民保产品。截至 2021 年 6 月，惠民保上线一年半合计参保额超过 9300 万元，保费规模超 100 亿元。众多商业保险机构参与了惠民保业务，多数业内人士分析认为，惠民保门槛更低，短期内会对百万医疗险产生一定挤出效应。但从长期来看，可进一步增强民众保险意识，最终有利于健康险行业的总体发展。

展望未来，健康险保费要在“十四五”期末达到 2 万亿元的目标，《中共中央　国务院关于深化医疗保障制度改革的意见》又进一步明确了商业健康保险在中国多层次保障体系占据重要地位，健康保险业务由此获得了史无前例的发展机遇。

三、十年健康保险快速增长动力因素

回顾十年来健康保险业的发展，可以看出健康保险的高速增长是由国家改革、行业创新、个人健康保险意识增强等多方因素共同推动的结果。

1. 国家政策利好

事实上，中国的商业健康保险是在国家新一轮推动医改、完善社会多层次保障体系、推动商业保险的改革中发展起来的。除了得益于医保顶层设计、税收优惠政策、长期护理险试点外，也得益于政府支持指导下的惠民保等一系列利好政策。针对健康保险的各种乱象，相关部门出台了一系列规范文件，引导行业走向规范化、专业化。毋庸置疑，国家政策趋向是中国健康保险快速发展的首要动因。

2. 居民健康意识提高

国际保险业发展历史资料显示，人均 GDP 在 2000~10000 美元，保费增长率可达到 15%~20%。2008 年，我国人均 GDP 已达 3000 美元以上（3471 美元）；2011 年，人均 GDP 突破 5000 美元（5633 美元）；2019 年，突破 10000 美元大关。保险行业的发展随着人均 GDP 的增长呈现明显的阶段性特征。

第一阶段（人均 GDP 达 3000~5000 美元）。

个人家庭有一定积蓄后，首先会购买车，同时继续积累财富，因此车险会快速增长，储蓄替代性理财险产品较快增长。

第二阶段（人均 GDP 达 5000~10000 美元）。

随着家庭财富的进一步积累，消费者开始关注自身健康，看病难成为突出问题，因此健康保险快速增长。中国健康保险保费收入自 2011 年以后进入爆发性增长阶段。最高年份 2016 年实现 67.71% 的增长。

第三阶段（人均 GDP 达 10000~15000 美元）。

看病问题解决后，养老财富传承的需求凸显，保险业将迎来寿险浪潮，以养老和纯粹寿险为代表的保险产品，将获得快速发展。基于我国加速老龄化的特殊国情，虽然人均 GDP 进入第三阶段，但相当长的一段历史时期，仍呈现健康险和寿险双峰并举的局面。

从人均个人现金卫生支出来看，中国社会基本医疗保险经过多年发展，已基本实现 95% 的广覆盖，但对重大疾病的保障力度相对有限。虽然个人现金卫生支出在卫生总费用中的占比在过去一段时间呈现持续下降态势，但患者个人支付压力依然存在。从人均个人现金卫生支出来看，呈持续上升态势，从 2011 年的 672 元 / 人上升到 2020 年的 1420.57 元 / 人。

基本医保市场广而不显，医保基金支付压力以及个人卫生支出负担决定了商业健康保险发展的必要性。从消费端来看，随着人均可支配收入增加、老龄化进一步加剧以及疫情等公共卫生事件的发生，居民的健康保险意识普遍增强。随着网络渠道的兴起，居民的保险消费理念正发生着积极的变化。

从健康险保险密度（人保费支出）和保险深度（健康险消费收入占比）来

看，近年来中国健康险保险深度和保险密度均上涨，如2020年578.91元/人的健康险保险密度已超过2011年10倍。

但我国整体仍处于较低水平，与美国、德国、英国等发达国家相比差距较大，如2015年美国、德国、英国商业健康保险密度分别达3131元/人、3472元/人、1007元/人。同时，这也意味着我国商业健康保险还有巨大的发展空间。

3. 行业供给侧创新

在健康险发展过程中，无论是重疾险还是医疗险都历经了多轮创新才走到今天。在重疾险方面，从过去的一次重疾赔付，发展到中疾、轻疾赔付，再到重疾多次赔付，保障内容大大丰富。在医疗险方面，也有一条清晰的创新脉络，从最初的低端医疗险，到高端医疗险，再到成为“爆款”的百万医疗险和惠民保业务，医疗险在健康险中的占比随着现象级产品的诞生而增长。

在创新产品的同时，行业各参与方开始在健康管理服务上下功夫。从一开始的产品附加就医绿色通道等服务，到运动达标增保额，再到全方位建设医疗网络，从过去的“为疾病保险”发展到“为健康服务”。

4. 科技与保险深度融合

科技与保险的深度融合，推动了保险产品创新和运营效率的提高。现代科技对保险行业的影响是全方位的、深远的，大到细化结构、公司形态乃至产业链，小到产品研发、设计、营销、核保、理赔等运营细节。其中区块链、人工智能、基因检测和可穿戴设备等先进科技对健康保险产品创新产生了深远影响。

区块链（Block Chain）是一种全新的、分布式基础架构和计算范式，保证了数据安全。区块链技术通过永久性储存所有参与者的交易记录，能提升保险行业信息数据的透明度。在健康险的商业生命周期，中间有许多环节需要第三方参与者协助，信息先在各个协助者间交换，再到达交易双方的手中。过去，信息传递导致健康险的交易效率低下，区块链技术可以很好地解决这个问题。

人工智能（Artificial Intelligence，AI），通过模拟人的意识和思维的信息过程，以拓展人类智能。例如，好医生集团正式上线人工智能健康保险系统“健保云”，标志着保险行业史上第一次有了基于人工智能技术的健康保险系统。

基因检测（Dene test）是通过血液、其他体液或细胞对DNA进行检测的技术。众安保险推出国内首款预防肠癌保险——“肠命百岁”，该保险产品由众安保险与诺辉健康合作提供，由诺辉健康提供肠癌早期筛查。针对阳性检测结果，众安保险提供3000元的肠镜诊疗费用，包括与肠镜检查相关的挂号费、诊疗费、讲解费、病理检查费、药品费，患者可通过肠镜手术摘除腺瘤，清除癌前病变或原位癌隐患；针对阴性结果，众安保险将提供十万元保额的肠癌保险，一旦被保险人在一年内发生肠癌则获得充足治疗费用；最终形成一条“早筛检测+专业诊疗+保险保障”的完整闭环式疾病防护链。

可穿戴设备（Variable Device）是利用软件支付进行信息交流的便捷式设备，如眼镜、手环、服装等，是物联网应用的重要组成部分。目前，多家保险公司借助健康追踪等设备来和用户进行互动，并为佩戴这些设备的用户提供保费优惠。健康保险公司既能借助数据来提供更精准的定位和个性化服务，也能从数据中预测风险走向，从而防范潜在风险。

第三节　直击健康保险发展痛点

尽管健康保险在过去十多年间得到了长足发展，但仍存在不少痛点，包括当前医疗体系下健康险支撑作用不足、细分险种不平衡、行业陷入“峡谷式”竞争、忽视健康险运营规律等。

一、健康险支撑作用不足

尽管中国商业健康险赔付支出占卫生总费用的比例从 2011 年的 1.48% 上升近两倍至 2020 年的 4.04%，但与成熟市场相比仍然处于较低水平。德国、加拿大、法国等发达国家的平均水平在 10% 以上，美国则高达 32%。截至 2020 年，商业健康保险赔付支出在个人现金卫生支出中的占比仅为 14.56%，作为国家医保体系补充角色，商业健康保险的支撑作用仍然有限；同时，大多数商业健康保险产品及其背后的公司与医疗、医药关联度低，数据基础亦薄弱，导致在中国现有医疗体系下，现有产品核保大多数以健康告知为主，对医疗行为（过度医疗、理赔欺诈）等管控力弱，并未达到控费和增效的目的。

二、细分险种不平衡

从健康险的细分品种来看，疾病险（85% 以上为重疾险）、医疗险分别占据了健康险 64% 和 35% 的份额，这一结构在过去几年并没有太大的变化。相对于上述两大险种，长护险和失能险尚处于起步阶段，几乎被忽略，健康险结构呈现不平衡的状态。

从目前健康险的两大险种——重疾险及医疗险来看，许多涵盖死亡风险的重疾险掺杂了大量储蓄特征，使重疾险总体呈现产品杠杆较低、保额低的特点。在医疗险方面，短期医疗险停售风险较大，长期医疗险则由于经营风险较为复杂，市场上产品供给不多。同时，这两个主动险种对被保险人的初始健康要求均较高，基本将老年人和带病体排除在外，无法满足消费者尤其是老年人群及亚健康人群对于高杠杆、高保额的需求。2020 年进入“井喷期”的惠民保业务虽然直切痛点，起保门槛较低、承接带病体，但也有保障内容较为局限、免赔额高、可持续性发展有疑的问题。

三、行业陷入“峡谷式”竞争

健康险市场基数小、增速快，一度被行业认为是“蓝海市场”。但随着百万医疗险、惠民保等产品的诞生，健康险市场目前已成一片“血海”，健康险从业主体犹如身处“春秋战国”时期，市场处于“峡谷式”竞争。

目前，几乎所有的保险公司、头部互联网平台，以及 90% 的保险中介机构均加入健康险“战场”，专业健康险公司也被裹挟其中。除去计划要换成寿险牌照的和谐健康，目前，市场上共有 6 家专业健康保险公司。2020 年，它们共实现保险业务收入 623 亿元，较 2019 年同比增长近五成，但在 2020 年整个健康保险 8172.7 亿元的保费规模中仅占比 7.6%。

在全行业皆健康险的竞争格局下，一些恶性竞争由此产生。如百万医疗险市场中，部分险企采用“锚定产品”的策略，即定价不跟着风险和精算来定，而是根据竞争对手的价格来定，这种定价模式存在很大的风险隐患，不仅可能让保险公司产生承保损失，而且让整个市场充斥着同质化产品。同时，在销售导向的思维下，夸大宣传、误导销售等保险行业的顽疾再次“抬头”，显然不利于健康保险行业的稳定发展。

对于乱象频发的短期百万医疗险、惠民保等健康险产品，监管部门屡次发文规范，引导行业走上健康发展道路。

四、忽视健康险运营规律

根据各保险公司官方披露的 2020 年短期健康险综合赔付率情况，19 家险企的赔付率超过了 36.5%，其中 6 家的赔付率甚至超过 100%。高企的赔付率，加上不低的费用，这些公司在健康险上大概率会出现承保亏损。

传统寿险在风险定价时，主要参考死亡率、费用率、利率等因素，而医疗险则复杂得多，需要考虑疾病发生率，疾病检出率，社保政策和新药、新疗法等带来的医疗通胀，医疗服务网络，医疗滥用，客户行为等方方面面的因素；对于长期医疗险，更会陷入“死亡螺旋”中（死亡螺旋通常是指因为逆向选择，部分健康体因保费等原因离开；保险公司因运营所迫提高保费，从而使得标准体和健康体不断离开，而次标准体留下；最终劣币驱除良币导致保险计划破产的过程）。

同时，目前我们面临着新的发展环境，既有低利率对投资端的影响、老龄化造成的健康需求和人力成本的上升、医疗技术日新月异带来的医疗成本上升，从而导致理赔支出上升，也有科技变革带来的客户接触方式和消费方式等全方位的改变，意味着健康险的长期经营门槛进一步提高。

第四节　健康保险未来发展趋势

健康保险是国家多层次医疗保险体系的重要组成部分，其作用随着健康保险市场的发展和外部改革环境的变化而演进。可以预测，随着中国健康保险市场发育越来越成熟、医疗改革环境越来越开放，商业健康保险的重要支柱作用将越来越显著，并展现广阔的发展前景。

一、充分发挥参与基本医保的功能价值

从国际经验来看，商业健康保险参与医疗保障体系建设可以有效实现基本医保“管办分离”，在发挥商业保险公司风险管理优势的同时，大大节约政府管理部门的行政成本，从而推动全民医疗保障水平的提高，促进医疗健康领域服务能力、运营能力和管理能力的提升，是我国健康服务产业发展的大方向。

保险具有保险保障、资金融通、社会管理三大功能。商业保险公司经办社会基本医保，其出发点是发挥保险的市场机制作用，提高社会医疗保险运营管理效率，降低政府管理社会基本医保的成本。商业健康保险参与基本医保，可以发挥以下六大功能。

一是降低行政成本。我国医保主管机构大部分是事业单位，在保证经费稳定的同时也带来了诸如行政化、官僚化等负面问题，活力不足、机构运行效率较低。从国际实践来看，多数发达国家将医保项目的管理和赔付工作委托商业保险公司承担，如美国的蓝十字、蓝盾（Blue Gross & Blue Shield）。

二是引入竞争压力。竞争是市场机制发挥作用的有效工具，商业保险公司参与基本医保经办，可以在多家有资质的市场主体间形成竞争，通过有效的监督和激励机制，把竞争压力传导至市场，通过市场的动态调节和优胜劣汰提高基本医疗的运营管理效率。

三是遏制过度医疗。医疗服务过程中过度诊断、过度用药较为普遍，医保领域浪费严重。随着经济增速放缓和人口老龄化问题的日益严重，医保支出与经济发展增速的倒挂现象越来越突出，商业保险公司较为专业的风险控制技术和管理能力可以有效地加强医保基金的风险区别和理赔管控，减少基本医保的不合理支出。

四是改善服务质量。商业保险公司普遍具有广泛铺设的机构网点和人数众多的承保、理赔、客服团队，可以快速响应参保人多样的服务偏好和保障需求；同时能对参保公众的不满情绪及时进行处理和疏导。为了向广大民众展现其公司口碑，延伸推广其他商业类保险产品，保险公司应积极调动其服务资源，为客户提供更为周到的优质服务。

五是提高保障水平。商业保险公司利用其信息技术系统和风险管控手段，以

及提高运营管理过程中的效率，可以降低基本医保的运行成本，在不增加参保人员费用负担的前提下，提高医疗保障水平，提高起付线或增加赔付比例。同时，经办基本医保使得保险公司获得大量潜在客户数据，为商业健康保险产品的推广销售提供了广阔的业务空间，从另一个侧面提高了民众的保险保障水平。

六是提升创新活力。商业保险公司参与经办基本医保可以将健康保险信息与基本医保信息进行整合加工，形成健康大数据，建立健康服务数据库，实现基于大数据管控的精算定价和个性化产品研发。同时，通过医疗服务机构的深度合作，商业保险公司从保险赔付向前端延伸，开展疾病预防、健康咨询、慢病管理等健康服务项目，从源头上起到预防保健作用，实现从医疗保障到健康管理、从财务补偿到健康服务的扩张。

二、走“保险＋管理式医疗”专业化道路

遵循生命科学与健康险发展的“底层逻辑”与“专业规律”，坚定走专业化道路是行业可持续发展的必然选择。

国际成熟市场的健康险发展经验可证明专业化道路的必要性。欧美健康险市场在监管体系、市场体系、医疗网络、医疗管理上均坚持专业化，实现对疾病风险、医疗风险以及费用的精准管控，持续降低死亡“螺旋风险”。

在监管体系和市场体系方面，美国实行分业经营，前十大寿险和前十大健康险公司无一重合；德国、澳大利亚等国则秉持健康险专业化经营，在部分地区健康险拥有独立监管体系，并禁止财险、寿险公司进入。

在医疗网络方面，美国联合健康等著名健康险巨头选择自建医疗，用强掌控、窄网络的方式来控制医疗支出，目前美国联合健康已有超过五万名医师。

2019 年颁布实施的新版《健康保险管理办法》中，健康管理已被提升为重要内容。采用“保险＋健康管理”模式，进而发展为“保险 + 管理式医疗”，成了众多险企的战略选择。

在美国，管理式医疗已是商业健康保险的主流经营模式，市场占比超过90%。管理式医疗的实质是保险组织与医疗服务提供者在共享利益、共担风险的机制下，共同参与医疗服务的管理，通过对医疗资源的合理使用来控制医疗费用，从而实现医疗服务成本效果最优化。

HMO、PPO 和 POS 为美国管理式医疗的主要形式，不同方式的区别体现在医疗管理的约束力和保费上，刚性管理的费用低，柔性管理的费用高。

以 HMO 运行模式为例，在该模式下，保险机构通过与经过挑选的医疗服务提供者达成协议，制定改善医疗服务质量的严格医疗审核计划，向加入该系统的成员提供预防和治疗疾病等一系列的医疗保健服务。有数据显示，在管理式医疗下，死亡理赔明显改善。在“保险 + 管理式医疗”的趋势下，保险公司需要与医

保、医院、医药等几方建立更加紧密的联系，加强数据连接，建立一张健康生态网，从保疾病向保健康转变，变被动赔付为主动的事前管理。

三、把握细分市场和重点发展产品

一方面，随着中高等收入人群快速扩大，集健康保险、健康管理于一体的高品质健康保障需求潜力巨大；另一方面，目前中国个人医疗保障缺口仍然较大，高保额、低保费、保大病的普惠型健康保险发展空间巨大。

面对不同客户的不同需求，健康保险公司需借助科技细分客户群，进一步细化客户画像；根据客户细分提供定制化健康管理服务并重点关注慢病人群、老年人群等特殊人群的特殊需求，针对特定疗法人群开发特色健康险产品。

多类人群基本医疗保险的保障程度不同、健康状况不同、收入水平不同、生活质量要求不同，其对健康险的需求就不同，这对健康保险产品的多样性提出了更高要求。目前，以解决基本医疗保险保障不足为目标的医疗费用保险、以解决因意外伤害和疾病所致劳动收入降低为目的的残疾收入补偿保险、以解决非医疗性护理费用为目的的长期护理保险、以解决日益复杂的医患纠纷的医疗意外保险和医疗责任保险都有很大的潜在市场。

健康保险产品的研发，首先要根据不同地区经济发展水平开发设计出不同费率的险种，满足不同地区差异性需要；其次要根据客户年龄、职业特点、生存环境、生活特征的差异，将客户细分并有针对性地为其提供保险产品服务；最后，要结合人口老龄化、城镇化建设、留学人员出国、妇女儿童权益保护等社会趋势，为特定人群开发适合其特定医疗保障需要的个性化产品。

今后一段时间，要特别关注长期医疗险和模块化产品。中国重疾险新单保费从2014年到2018年持续上升，并突破1000亿元，达到1062亿元，同比增长2.99%；2019年，首次出现负增长，中国重疾险市场新单保费收入为999亿元，同比下降5.93%；2020年，长期重疾险新单保费收入持续萎缩；2021年，新旧重疾险切换时，旧版重疾险呈现火爆之姿，新版重疾险相对而言增长乏力。

事实上，在欧美等国家的健康险中，医疗险占据主要地位，而亚洲国家倾向于销售重疾险。不过在改革的推动、居民医疗险保障意识加深等因素的作用下，预计长期医疗险未来将得到重点发展。2021年一季度，长期医疗保险新单保费迅速上升16.06%，表明长期费率可调。医疗险出台后，健康险市场迈出了朝保障长期化方向发展的第一步。

在重疾险方面，和现在“大而全”的保单相对比，市场上也有部分保险公司开始进行模块化产品的探索和研究。未来，重疾险产品可能被细分成各个身体系统或住院、失能、护理等多种保障功能，将选择权交还给客户，真正做到定制化。

第十五章

跨界融合引领健康保险发展

健康保险要成为多层次医疗保障体系的第三支柱，就必须跳出就保险论保险，要跨界发展、融合发展。国际经验表明，健康保险和医疗服务一体化是未来的发展方向，跨界融合将引领健康保险的未来发展。

第一节　积极推动跨界融合发展

推动健康保险与医疗服务跨界深度融合，包括产业链融合、价值链延伸、新技术支撑和专业化道路四个方面。

一、产业链融合

国际经验证明，"医疗 + 保险"的融合发展根本在于健康管理服务与健康保险相结合，这种模式运行最优的当推美国的凯撒模式，保险、客户、医院、医生成为一个利益共同体。这个共同体秉承"预防为主、防治结合"的健康管理理念对客户进行早期的预防干预和健康管理，满足了客户不得病、少得病、缓得病的健康要求。客户身体健康，保险公司的理赔率下降，医疗成本降低，集团利润上升，医院和医生的收入也随之提高。据哈佛公共卫生学院疾病预防中心研究，通过健康管理改善生活方式，80% 的心脏病和糖尿病，70% 的中风以及 50% 的癌症可以避免。另据美国专家统计，每花 1 元用于健康管理，可以节省 8.59 元的医疗费以及 100 元的抢救费。研究还发现，在健康管理方面，投入 1 元则可以减少 3~6 元的医疗费用。

健康管理不是"病中干预"，而是"病前预防、病中治疗、病后康复"生活方式的全面管理。健康管理在美国已有 60 多年的发展历史，已经形成以健康保险为主体相对成熟的商业模式和政策体系，中国健康管理只有 10 来年历史，尚处于起步阶段。但以 2016 年出台的《"健康中国 2030"规划纲要》为标志，通过一系列重要改革，健康管理与健康保险融合发展进入加速时期。

2017 年，《国务院关于支持社会力量提供多层次、多样化医疗服务的意见》

明确提出，鼓励商业保险机构和健康管理机构联合开发健康管理保险产品，加强健康风险评估和干预，支持商业保险机构和医疗机构共同开发针对特需医疗、创新疗法、先进检查检验服务、利用高值医疗器械等保险产品……探索健康管理组织等新型健康服务形式。

2017 年，中国保监会发布的《健康保险管理办法》（征求意见稿）新增了健康管理服务与医保合作板块，要求保险公司将健康保险产品与健康管理服务相结合，提供健康风险评估和干预，提供疾病预防、健康体检、健康咨询、健康维护、慢性病管理、养生保健等服务，降低健康风险，减少疾病损失。2019 年，新版《健康保险管理办法》首次将健康管理以专章写入。

2020 年 1 月，银保监会等 13 部门联合发布《关于促进社会服务领域商业保险发展的意见》，明确提出推动健康保险与健康管理融合发展。2020 年 12 月，中国保险行业协会发布《保险机构健康管理服务指引》，提出四项健康管理领域标准，对保险行业健康管理服务体系建设、服务方案设置、服务实施等内容进行了规定。2021 年 9 月，中国保险行业协会、中国健康管理协会联合发布《保险业健康管理标准体系建设指南》，对保险行业健康管理体系进行了总体规划，分为五个部分，总计 138 个标准化小项。

国家的一系列利好政策加快了健康保险与健康管理融合发展，推动国内健康保险进入一个新的发展阶段。

二、价值链延伸

现代医疗保障的一个重要理念，是在注意事后治疗的基础上更加注重预防，为社会成员提供良好的健康指导和健康管理。从客户体验的角度出发，管理式医疗较传统报销型医疗更具优势，将健康管理和健康指导纳入健康保险服务，建立以创造价值为核心的商业模式，为客户提供全面价值链的医疗健康管理服务，丰富了健康保险的服务内涵，推动了医疗健康产业的快速发展。作为专业的风险管理机构，保险公司掌握了庞大的医疗风险和诊疗数据，具有精准定价、核保核赔等方面的专业技术优势。以此为支撑，保险公司能够为社会提供相应的健康管理服务，并在此基础上延伸出健康保险和健康管理相结合的综合保障服务模式，即将与健康保险相关的健康管理引入保险和服务计划中，提供预防保健、病中合理诊疗、病后康复管理服务。

三、新技术支撑

科技发展是医疗与保险相结合的重要支撑力量。近年来，随着互联网、大数据、人工智能等新科技成果的不断涌现，原先困扰行业多年的客户需求发现、行业信息合作、海量单证处理等问题迎刃而解。在推进“医疗 + 保险”中不断加大科技投入，加强科技成果运用，有助于该项工作的顺利推进。

一是共享信息平台建设。保险行业、医药行业规范化运行是“医疗+保险”得以顺畅开展的基础。政府部门和保险公司制定政策、设计产品、厘定费率、控制风险都离不开相关统计数据和行业信息的共享，建立跨部门、跨行业的信息共享平台势在必行。

二是互联网平台搭建和线上线下融合。建立线上健康管理平台，实现和线下实体诊所及综合性医院的互联互通，依托互联网，整合医生、医院资源，打通转诊就医，探索合理控费，促进健康服务产业的可持续发展。

三是大数据和人工智能等科技应用。通过消费者行为等多维数据，挖掘客户风险保障需求，通过深度学习实现精准化营销和服务，通过移动互联完成与客户的实时无打扰互动，通过人工智能技术为客户提供个性化风险解决方案，是未来互联网经济发展的必然趋势。

四、专业化道路

坚持走专业化道路是健康保险可持续发展的必然选择。走专业化道路必须打造七大专业能力，包括专业人才、专业分群、专业定价、专业产品、专业医疗、专业理赔、专业服务。

一是专业人才。走专业化道路，就需要专业化人才，和国外专业健康公司有医疗、营养、护理、康复、心理、精算、技术等方面人才储备不同，国内的专业健康险公司人员结构仍以传统保险人员为主，2019年颁布的新版《健康保险管理办法》也对健康险专业人才提出了配备要求，未来需要打造“保险+医疗+科技”的“334”专业队伍：① 30%医疗、医药健康管理的专业人才；② 30%人工智能、大数据、互联网人才；③其余40%为保险精算、产品营销人才。

二是专业分群。应基于客户特征、价值需求等多维度应用大数据构建动态分群，挖掘客户需求和偏好，智能输出产品及策略匹配立体全面的多层次需求。

三是专业定价。把定价的底层逻辑、定价的成本、颗粒度、定价的风险真正打透打细。运用大数据机器学习构建精准定价模型，实现不同地位、不同人群差异定价，并采用终身限额、药品清单正面管理等多种风控手段管控长期医疗滥用。

四是专业产品。构建产品工厂形成灵活的、自动化的、智能化的产品体系，在客户分群和洞察需求的基础上开发真正解决全民健康保障需求的产品，同时与健康计划、运动激励、会员体系等奖励服务匹配。

五是专业医疗。要将医疗机构、检验机构、健康管理机构、服务机构的资源整合成一套方案提供给客户，需要建立完整的社商医疗大数据平台，包括疾病库、药品库、医生库、个人健康库等医疗数据库，在此基础上构建AI医疗知识图谱，实现更加精准高效的医疗诊断。

六是专业理赔。要聚合多类风控数据，打造智能理赔风控模型，助力打击社商保险欺诈，缓解社会“医疗通胀”。

七是专业服务。要打造智慧运营体系，用科技支撑实现有深度的、便捷的、简单的健康服务。

第二节 跨界融合发展的国际典范

无论是拥有悠久历史的美国凯撒（80 多年）、德国 DKV（90 多年）、英国 BOPA 和美国联合健康（60 多年），还是仅有 10 年历史的后起之秀美国奥斯卡，都在“保险 + 医院”跨界融合方面积累了极为丰富的实践经验。

这些机构将商业健康险产品开发纳入“健康保险 + 医疗 + 健康管理”产业链之中。推进保险公司与医疗机构、医师团体等签订服务协议的管理方式、医疗方式，与医疗服务提供者结成利益共同体，直接参与医疗服务体系管理和医疗费用监控。保险公司可以将健康管理与医院融入健康保险产品中，开发出丰富的产品内容，创新产品形态，加强健康险产品的针对性、持续性、稳定性，从而提升客户黏性，避免过度医疗和医疗欺诈等情况，提高风险控制水平。

在美国商业健康保险的发展初期，传统费用报销型保险产品占主导，保险与健康服务处于相对割裂的状态，双方缺乏深度融合。1973 年，美国通过《健康维护法组织法》，健康管理组织兴起，健康管理服务逐步融入健康险，成为健康险管理风险的重要手段。美国医疗健康产业因为美国商业健康险与健康风险管理的共同参与，有效抑制了费用过快增长。经过 30 多年的发展，美国健康险的经营模式在 20 世纪 90 年代由传统费用报销型向管理式医疗转型，开启健康险跨界融合发展的商业模式。

在客户消费体验方面，管理式医疗较传统费用报销型更有优势，将健康管理和健康维护纳入健康保健服务，丰富了健康保险的服务内涵；在成本控制、医疗控费方面，管理式医疗加强了“医”“保”合作，强化了对医疗行为的管控，使医疗资源得到合理使用。

一、整合医疗模式的典范“凯撒”

美国凯撒医疗集团（Kaiser Permanente）起源于第二次世界大战时期，船王亨利·约翰·凯撒（Harry Join Kaiser）与医疗预付费制的开创者德尼·R. 加菲尔德（Sidney R. GanfieId）于 1938 年签订合作协议，德尼·R. 加菲尔德医生采用医疗预付制及健康干预管理，成功扭转了船王位于华盛顿州某水坝工程工地医院的困局，解决了 6500 名建设者及其家属的医疗健康问题。

第二次世界大战后，船王亨利·约翰·凯撒成立医疗保险公司，并与德尼·R. 加菲尔德医生带领的医师集团继续合作，美国健康维护组织（HMOs）雏形初显，并逐步发展成覆盖美国17个州和地区的凯撒医疗集团。截至2015年12月31日，凯撒医疗集团在美国拥有1020万名会员、186497名员工、18652名医生、51010名护士、38家医院、662个诊所，2015年度营业收入达607亿美元、净利润19亿美元。

凯撒医疗集团是运营整合医疗模式的典范，在美国整体医疗费用飞速上涨的大背景下，凯撒医疗集团实现了成本比其他医院低20%~30%，向客户提供高质量的医疗服务，占有美国医疗保险市场近五成的市场份额。美国前总统奥巴马在推行美国医改过程中多次提及包括凯撒医疗集团在内的多个高质、高效的医疗机构，指出该类医疗服务机构的成功经验应该成为美国医改的方向。凯撒医疗集团能够成为医疗服务的典范，基础是其保险公司、医院集团及医师集团“三位一体”的组织架构。其中保险公司负责销售保险计划，以筹集资金并管控多种风险；医院集团负责医疗服务场所及支持团队等多种软硬件资源；医师集团则定期与凯撒医疗保险公司签订医疗服务合同，明确不同服务项目的支付方式、风险分担方式及医疗管控机制。

凯撒以HMO（Health Maintenance Organization）形式运营。HMO是管理式医疗（Managd Care）的一种形式，搭建了一个支付方和服务方的“闭环”。在HMO网络里，支付方和服务方有一定的折扣，可以为会员打包提供较为实惠且质量可控的医疗服务。由于HMO网络内的就医价格比较低，故用户自费部分也较低。

凯撒的特点是旗下既拥有保险公司，又拥有医院。在整个服务流程中，从基础医疗到更复杂的医疗，凯撒医疗网络内的机构都能以同一个核心理念去治疗病人，即合理化医疗成本。

分段诊疗，高效利用资源。HMO网络中的专家通常会要求会员选择初级保健医生作为守门人，如果需要由守门人转诊到专科医生则可以通过凯撒的内部信息平台进行推介，75%的转诊推荐在两周内完成。守门人通常是全科医生，作为凯撒HMO计划的重要人物，他们能有效地控制医疗资源滥用。

数据平台互通，有效管控费用。凯撒的医疗数据平台与保险公司互通，从而易通过数据互通技术手段管控费用。另外，远程医疗及虚拟就诊端的应用，使得医疗和保险数据的内部互通操作更为有效。

通过奖励机制提高医师积极性。凯撒保险公司按人数定额预付费模式向医生集团付费，并与医生集团共担盈亏。医生集团不会因为多接受病人而盈利。会员健康状况越好，医院支出就越低，集团利润就越多，医生收入就会越高。基于“预防为主、防治结合”的理念，根据医疗指标的完成度医生可以拿到平均5%

的额外奖励。

二、德国 DKV 的“健康险 + 健康服务 + 健康预防”模式

德国健康保险股份公司（DKV）成立于 1927 年，是欧洲最大的商业健康保险公司。1997 年，DKV 与维多利亚公司、汉堡·曼海姆公司、D. A. S 公司联合成立了 ERGO 保险集团公司，成为德国第二大私人保险公司。DKV 公司加盟 ERGO 后走上了快速发展的轨道，进行了一系列扩张和并购，并于 2005 年参与中国人民健康保险股份有限公司的设立。

DKV 在发展过程中，始终坚守以下路线。

一是通过投资和收购构建健康服务产业生态。德国允许商业健康险公司经营医疗服务机构和健康管理公司。DKV 基于“关注健康”的经营理念，为实现健康保障、健康服务和医疗护理服务三者互相促进的战略目标，大量投资健康服务产业链，包括投资连锁综合门诊和牙科诊所、护理和养老机构、健康管理机构、参股医院集团等，形成“三位一体”模式。

二是拓展价值链，深耕健康产业。德国商业健康保险的良好发展离不开商业健康保险公司对价值链的充分拓展。DKV 对健康保险的价值链进行细分与拓展，设立相互独立的六大商业健康保险子公司，从各个环节实现保险价值的创造。如 DKV 设立了 Mad well，专门致力于发展预防性健康保险产品。Mad well 推出的 OPIMED 产品是第一个由 DKV 承保的商业健康保险服务产品，在病人与医生之间构建了健康预防的新型平台。再如 goMedus，在门诊领域提供高质量的医疗救治；miCare 提供以人为本的护理服务；DKV-seniorenresidenzen 提供可居住的深度护理，向老年人提供温馨的家庭式服务；APA 专门进行慢性疾病的管理与控制等。对健康产业的深度开发，使 DKV 赢得了消费者的信赖，业务收入稳健增长。

三是走国际化发展道路。DKV 始终坚持走国际化路线的策略。1965 年，DKV 的第一家分部在比利时设立，其后 DKV 在卢森堡、西班牙、挪威、瑞典等国家相继设立了分部。如今，DKV 的分支机构遍布全球，成为国际大公司。

三、美国联合健康的健康保险和健康服务协同模式

美国最大的健康保险公司联合健康集团（United Health Group）是一家多元化的健康和福利公司，成立于 1974 年，总部位于美国明尼苏达州的 Minnetonka，共有 75000 名员工，公司致力于提高所服务人民和他们社区的总体健康和福利，增强卫生系统的效能。2018 年 7 月 19 日发布的《财富》世界 500 强排行榜，联合健康集团居第 15 位。

联合健康主要有 United Healthcare 和 Optum 两个业务板块。Optum 作为保

险的延伸，由健康管理公司（Optum Health）、健康信息技术服务公司（Optum Insight）及药品福利管理公司（Optum RX）3 家子公司组成。该业务体系共服务 1.15 亿多人，覆盖了全美 80% 的医院及 34 个州政府机构。

联合健康的健康保险和健康服务两大业务板块的协同作用明显。联合健康在健康管理产业链布局方面的突出特点是协同效应。一方面，联合健康旗下的保险公司为健康管理品牌 Optum 三家公司提供了稳定的业务来源；另一方面，健康管理品牌 Optum 在健康管理、系统建设和药品服务领域的专业化发展对联合健康旗下保险公司的发展起到了巨大的推动作用。健康管理品牌 Optum 提升了保险公司的服务能力，协助保险公司加强医疗行为管控，有效降低赔付成本，成为保险主业的业务助推器和风险防范的控制器。

联合健康集团通过自建和收购方式完成了信息化技术整合，健康信息技术公司 Optum Insight 的客户已经延至包括政府、医院、保险公司、药品福利公司在内的产业链各环节，联合健康集团强大的系统串联内部各板块，有效促进了协同发展。

联合健康还通过邮寄药品向客户提供经济实用的最终治疗方案，从而降低保险公司的赔付成本，不仅为客户提供了便捷实惠的药品购买渠道，而且将自己打造成药品生产商、医院和患者之间的中介机构进而分享医药行业利润、获取更多利益。

四、英国保柏的险企与健康产业结合模式

英国保柏（British United Provident Association，BUPA）是一家国际领先的健康保险和医疗保健集团，在 190 多个国家拥有超过 2200 万名客户。保柏的前身是 1947 年由 17 家英国互助协会联合起来为顾客提供高质量私营健康保险服务的机构，后期发展成为英国互助联合会（British United Provident Association）。

保柏通过收购医疗服务机构或达成合作协议等方式，在世界各地建立起了包括医院诊所、牙科诊所、康复机构、养老机构、退休社区等在内的综合医疗服务平台。

保柏的业务触角十分复杂且灵敏，在英国、西班牙等地运营了近千家牙科诊所；它还并购了波兰最大的民营医疗集团 LUX MED，参与了西班牙三家大型公立医院的运营合作。保柏在英国为养老院社区的专业护理提供服务，并开设了养老咨询电话热线，还在伦敦运营了健康体检中心。

从保柏的业务分布可以看出，它希望为客户提供一种一站式健康设计和咨询服务，引导客户以健康的方式生活；再根据客户的具体需求，设计和提供定制的医疗保险产品。

与健康产业的联合布局，使得保柏在健康险业务设计上更加有的放矢。基于

整体数据和风险分析的健康险业务，使得保柏在风险定价、理赔支付等方面得到了更多的数据支撑，随时间改革、调整险种，从而降低了整体医疗支出。

从保柏的业务框架设计中能看到，许多中国险企与大健康产业融合的逻辑和未来发展的雏形。虽然具体项目有所差异，但融合的目标是相似的。

第三节　跨界融合发展的国内实践

虽然中国健康险公司探索跨界融合的实践不过十几年，但2017年之后，在国家政策大力支持下，呈现明显的加速发展势头，积累了不少跨界融合的经验和模式，常见的有战略合作、自建体系、资本运作和服务采购四种。

从目前保险公司与服务方融合模式来看，医院、大型保险集团多选择重金投入自建体系或利用资本运作，以掌控高端医疗资源；中小保险公司多选择与医院在差异化细分领域（如国际部）进行战略合作；药企则多采用与第三方药品分销商合作，或在细分、稀缺、高端药品（如糖尿病）领域抢占资源控制权。在健康服务方面，多为自建平台，或与第三方平台对接。

国内在健康保险跨界融合实践中进行了富有特色的探索。

一、中国版联合健康：平安

平安保险的最大特色，是瞄准HMO构建中国平安跨界融合新模式。HMO是健康维护组织（Health Maintenance Organization）管理式医疗的一种形式，HMO通过与特定医生、医院和诊所协商，为本地区自愿参保者提供成套的综合医疗服务。HMO计划通常只对医疗网络内的医疗供应商提供的服务进行赔付，参保者选择医疗服务供应商的灵活性低，但赔付简单。美国联合健康（UNH）是典型的HMO模式。

平安健康险是中国平安集团旗下的专业健康保险公司，于2005年设立。2010年，平安集团的平安健康保险引进战略投资者——南非的健康保险公司Discovery。Discovery的入驻，为平安健康保险带来了活力（Vitnlity）健康促进计划，公司针对客户的健康行为和健康饮食进行干预，从而降低产品赔付率。为实现“做疾病的全周期管理、真正为患者的结果负责、实现医疗的长期价值”的目标，平安大力发展“综合金融+HMO管理式医疗”，成为中国健康保险的知名品牌。

从企业基因来看，平安健康通过自建和轻资产扩张，在国内率先实现HMO模式。数据显示，截至2021年9月30日，平安健康已与18.9万家药店、超4000家医院、约1700家体检机构、超1800家健康机构建立合作关系，并通过整合线下优质医疗服务资源，打造线上线下一体化的医疗服务平台。根据其最新财报，平安健康注册用户达 4 亿人。

平安通过自建健康生态，构筑了独有的“护城河”，其逻辑是平安生态设施以自建为主，如高端医疗网络、移动健康医疗平台等，需要前期巨额的资本投入。但由于拥有各个环节的掌控权，核心数据与资源留在集团当中，产业协同更加有效。由此，平安走出了一条有别于其他互联网医疗的路，即生态共建、集团作战的跨界融合之路，其独特优势在于建设高端医疗网络。

平安健康险一直以高端医疗产品为主，为了更加有效便捷地为高端人群服务，促进产品的销售，自建了以国内公立医院特需医疗部、国际医疗部以及私立医院和海外医院为主的高端医疗资源网络。2015 年，平安健康险高端产品线保费收入占总收入的 92% 以上，产品主要来自平安智胜全球团体医疗保险、尊优人生全球医疗保险。

目前，平安健康险已建立中国乃至全球领先的合作医疗网络，覆盖全球 200 多个国家及地区、80 万名医生，合作医院和诊所超 10 万家，其中有 1100 多家海外顶尖的医疗机构。在国内，平安健康险已与 61 家全国排名前 100 位的综合医院建立合作关系，其中，排名前 10 的综合医院覆盖率已达 90%，4 个省市实现 100% 全覆盖。

在公共健康领域，平安为深圳、重庆等多个城市建立疾病防控、预测及预防体系，利用平安全球先进的医疗健康大数据，建立了传染病、多发病、慢性病预测和防范管理模型。

在健康管理服务方面，平安打造了“数字化、智能化、全流程”运营体系，打造了专注移动健康保障服务的 App，为客户提供健康保险、就医服务及健康管理解决方案，搭建“多层次、海内外、O2O”医疗网络体系，为客户提供一站式、全流程医疗服务。

二、泰康的中国“凯撒式”探索

自 2015 年以来，泰康集团着力打造健康产业闭环，重资产布局医疗、养老、健康管理。通过“活力养老、高端医疗、卓越理财、终极关怀”四位一体模式，跨界融入大健康产业发展。

2018 年 6 月，泰康宣布对拜博口腔医院进行战略投资，整合拜博口腔医院可以看作是泰康保险在我国应用“凯撒模式”的开端。泰康拜博口腔医院与国内大部分口腔医疗服务按项目收费，实行按人数按年付费的模式，同时发布了五款口腔保险产品。

泰康保险推出了两种定制化的健康险产品：一种是将健康管理和健康保险深度融合的慢病管理产品，如糖尿病保险产品；另一种是按人数付费和分级诊疗的儿童医疗保险产品。

糖尿病保险产品，是将罹患糖尿病的人群作为保障人群，为参保人提供“脑卒中后遗症”“终末期肾病”“截肢”及“双目失明”四种糖尿病严重并发症的保险保障。该产品具有通过健康管理减少赔付支出的特征，通过为参保人提供糖尿病健康管理服务，如使用医疗级血糖仪检测设备、手机移动端血糖管理软件等随时监测病人血糖波动，进行药物干预、饮食干预，并提供全天 24 小时糖尿病电话服务，以及糖尿病患者并发症专家快速就诊通道，协助病人做好慢病管理，提高病人健康水平，从而有效延缓病程，降低严重并发症的发生率，降低保险产品的赔付概率。

在目前优质儿童医疗资源短缺的情况下，参保人希望通过保险为孩子提供长期的、综合的家庭医生式医疗服务。泰康儿童医疗保险产品恰逢其时，应运而生，是泰康与线下具有诊所资源的第三方机构合作开发的一种保险产品。

该款产品全额保障儿童在约定诊所产生的医疗费用，若儿童确实需要到医院就诊，经约定诊所同意转诊，可继续保障在转诊医院产生的门诊和住院费用。泰康保险按人数与约定诊所结算费用，以共同分担风险。

泰康保险高度重视提升健康管理服务能力，从 2008 年起，泰康保险开始拓展健康管理服务。2015 年 8 月，成立了自己的专业健康管理子公司，专注于为客户提供健康管理服务，并与保险子公司合作开发保险保障和健康管理深度融合的保险产品。泰康保险的健康管理服务范围涵盖健康体检定制、基因检测、健康咨询、个人健康档案管理、健康教育、就诊绿色通道、齿科服务和海外就医、国际救援、国际转诊等。

泰康保险最大的优势在于通过自建或参股医养结合产业园区，在多个城市布局建设医院服务、养老社区、健康管理等板块，形成了强大的产业链闭环。

三、太保的“大健康 + 大数据 + 大区域”融合发展模式

随着“健康中国”战略的深入推进，医疗健康服务已经成为保险业转型升级的关键发力点之一。太平洋保险公司是我国三大人寿保险公司之一，中国太保作为大健康产业的生力军，聚焦“大健康 + 大数据 + 大区域”融合发展模式，明确定位为“国内领先的健康保障综合服务提供商”，全面提升客户医疗健康服务获得感。

2022 年，中国太保健康险保费收入近 770 亿元，较 2019 年末增长近 25%，增速连续三年优于同业平均水平，健康服务使用人数较上年增长 150%，客户体验行业领先，大健康领域可持续发展韧性持续显现。2023 年上半年，中国太保健康险发布“352”大健康施工蓝图，这一战略旨在构建一个相互促进、相互滋养、相互支撑的发展闭环。“352”大健康施工蓝图，围绕保险支付、服务赋能和生态建设三大能力圈层，形成覆盖未病、已病、康复、养老全场景健康养老服务

体系，完善“保险保障 + 健康管理”服务体系，为客户提供全生命周期的高品质、一体化服务。

一是保险支付：聚焦保障入口和理赔出口，以承保、理赔及数据为核心，以高质效健康大数据为支撑，升级产品服务体系，提升保险支付能力。

二是服务赋能：应对客户需求多元化，构建“保险 + 健康 + 养老”立体式综合解决方案，以服务优势赋能主业。中国太保积极布局，针对全病程管理，着力推进专业与科技相结合的数字化医疗、一体式管理的高品质医疗以及面向专病专症的康复医疗；针对“一老一少”客户群，打造医养结合的机构养老和青少年健康促进服务。

目前，太保家园已基本完成东南西北中的全国重资产框架性布局，在 11 个城市落地 13 个太保家园养老社区；青少年健康促进中心上海体验馆揭幕，创建“青青成长”青少年健康促进服务品牌；与上海交通大学医学院合作的源深康复研究院正式启动运营，着力推动全国的源深康复的布局；“太医管家”以“家庭医生 + 管理式医疗”为基点，持续创新服务内容、提升服务品质，深化与集团业务的协同发展，成为大健康战略不可或缺的板块，服务人数快速攀升。

三是生态建设：通过产业投资基金和公益基金，建立健康生态，推动金融向实、保险向善。其中，大健康产业基金投资生物技术、生命科学、医疗器材等实体企业，实现公司资产负债匹配的经济价值，助力医疗服务、数字健康发展；太保蓝公益基金聚焦“一老一少”脑健康公益行动，践行社会价值，助航保险主业。

2023 年 12 月，太保与科大讯飞建立战略合作联盟，推动“大健康 + 大数据 + 大区域”融合发展，跃上一个新台阶（见图 15-1）。

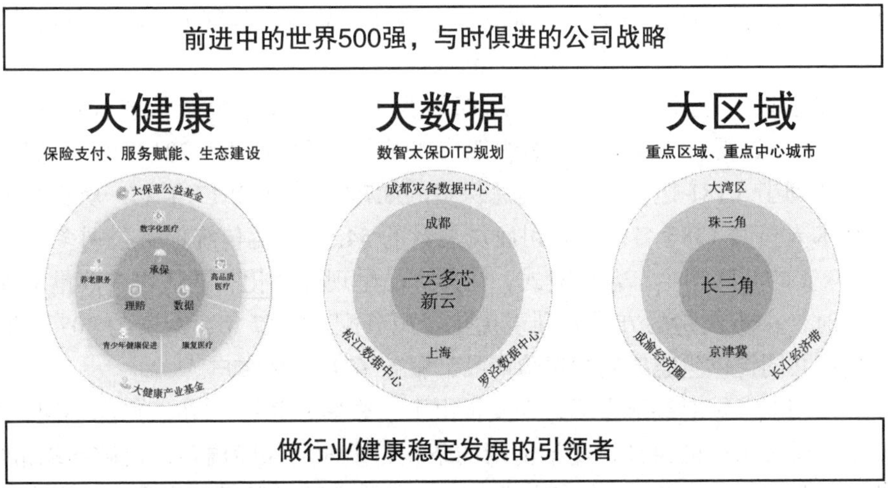

图 15-1　“大健康 + 大数据 + 大区域”融合发展

四、众安保险的全球首个“互联网+保险+健康管理”模式

众安保险是全球首家互联网保险公司，2013年由蚂蚁金服、腾讯、中国平安等知名企业发起成立，总部位于上海。

众安保险不设任何分支机构，通过互联网进行在线承保和理赔服务。企业于2015年获得摩根士丹利、中金、鼎峰等知名金融机构近60亿元的A轮融资，于2017年9月在香港联交所IPO，市值近千亿元。众安健康是众安保险旗下重要的产品事业部。其联合多家公司和机构构建健康医疗生态，依托大数据分析用户特点和需求，为家庭及企业定制个性、便捷、智能的健康保障方案。众安健康致力于为我国居民打造新健康险，以保险连接健康医疗生态，以科技（如生命科学、人工智能等）引领健康医疗服务，打造从疾病医疗到预防的全闭环式健康管理链。

无论个人还是团体业务，众安健康险的购买和理赔等流程均可线上完成。团体业务主要来自互联网，生态客户包括腾讯、携程、三洋码头、顺丰等知名企业，企业HR可实现在线管理企业员工保险及福利；员工也可通过微信企业号等移动互联网平台，便捷享用其他健康保障及相关员工福利。

众安健康险跨界融合发展的关键点在业务创新、科技创新、研发创新和产品创新。

业务创新。2017年3月，众安和微医集团联合推出首款互联网医院门诊险，创新性地采用了“商保直付”模式。用户在购买门诊险后，只需自付40%，剩下的60%由商保账户直接支付，药品则快递到家。同时，参保人还将得到来自微医的家庭医生服务。

科技创新。众安结合自身科技优势，在强化将科技能力应用于业务的同时，开始对外输出科技解决方案，已成立五条科技产品线，分别为保险、科技数据、智能区块链、金融科技、健康医疗产品系列。

研发创新。众安的产品开发周期约为15天，远远短于传统保险公司的40～60天。这得益于其扁平的组织架构和强大的开发能力。2017年，众安的研发投入达到了5.181亿元，占公司总保费的8.7%；截至2017年末，众安的工程师及技术人员共1385名，占公司雇员总数的54.5%，比传统保险公司多了至少5倍；众安的互联网生态合作模式，让其产品呈现碎片化、迭代快、数量多等特点。同时，小步快跑的方式有利于优化资源分配。2017年，众安与307个生态合作伙伴共同提供生态导向的保险产品，服务了4.32亿客户。

产品创新。针对终端市场，众安推出了“尊享e生”。与传统产品不同，“尊享e生”通过亲民的设计、简洁清晰的条款、全面的保障内容，突破终端市场，上线4个月吸引超过20万个家庭投保。该产品通过互联网运营手法，快速赢得

了口碑，并进行了多次快速迭代升级，以适应市场需求，宣传效应与先发优势显著。其推出的“步步保”产品通过与多家智能手环、智能手机企业合作，实现大数据下步数与保费的动态转化，从而影响用户习惯，从健康服务的前端进行有效控费。此外，有基于慢性病常见的“糖小贝”、提供基因检测服务的“肠命百岁”等。

未来，众安将基于个人健康大数据（如饮食、行为习惯、身体特征）结合前沿的互联网模式、智能科技，开拓更多场景下的创新产品。

五、阳光的保险与医疗深度融合

2014 年，面对国家医改新形势，经由保监会批准，阳光保险公司与潍坊市政府合作成立阳光融合医院，这是国内首家由保险机构与地方政府合作兴办的股份制医院。阳光融合医院由险资主导管理，阳光保险集团旗下的阳光人寿目前持股 51%，潍坊人民医院持股 49%。阳光融合医院采取双轨制，患者使用医保或任何保险公司的商业保险，均不影响就医。

阳光融合医院于 2016 年 5 月开诊，一年后，潍坊人民医院便在山东产权交易中心发布公告，将其所持的 29% 股权作价 7.3 亿元挂牌转让。挂牌信息显示，2017 年前两个月，阳光融合医院实现营收 3591.72 万元，营业利润与净利润均为 –2904.16 万元。

如今，阳光融合医院开诊已经多年，不仅成为国内最快速度通过三大认证评审的医疗机构之一，还为抗击新型冠状病毒感染疫情做出了突出贡献。2021 年，该医院被评为全国文明单位，成为山东省民营医疗机构第一名，也是唯一一家中选单位。

阳光健康险以医院为核心资源，建立医疗健康产业链，形成独具特色的医疗健康产业模式，协同推进社保、商保和个人缴费统筹创新，开发场景化的医疗保险产品，构建风险共担、利益共享的“医院 + 保险”一体化竞争模式。阳光保险与政府合作研发与医疗紧密配合的健康保险专属产品，符合保险责任范围内的医疗费用，客户在基本医疗范围内可以报销 100%；医保范围外，报销比例最高也可达 100%。通过“直赔式”服务，患者和医院进行实时报销结算，从而大幅度降低患者的医疗费用，让客户享受到便捷服务。

阳光保险通过参股医院，既可以控制医院的医疗费用，防止过度医疗，又可以通过医院平台积累足够的医疗数据，改善公司的保险精算。

阳光保险依托自有的阳光融合医院，对接保险核心业务系统与医院管理系统，强化运营和风险管理，建设理赔支付体系，实现医疗数据共享和医疗行为监控。研究开发基于医院不同服务特点的场景化保险产品，如体检、眼科、骨科、心脏病分层住院、母婴 VIP 等，并根据团体和个人高端、中端及低端等客群实现区别划分、精准定位，个性化医疗需求，细化场景保险，在细分市场的基础上增加医疗和护理险产品的供给。借鉴美国长期护理保险、我国台湾地区住院医疗保险的经验，并结合我国老龄化程度加重、重症和慢性病发生率上升的趋势，对需求市场进行准确定位，创新推出长期住院医疗、长期护理保险等产品。

在实践“健康保险 + 健康管理”模式时，阳光保险与多家大型互联网医疗企业、30 多家健康管理供应商建立合作关系，把健康险同健康管理紧密结合起来。如其推出的包含健康管理服务的创新型个人税收优惠型健康险，为客户提供基因检测、疾病早筛、危险因素评估、远程医疗、就医协助、慢病管理、海外就诊等产品，在改善客户体验、提高健康水平的同时，提升赔付控制能力。

综上所述，从跨界融合发展的国际经典案例和我国的实践来看，借鉴国际经验，可以发展得更好更快。但是必需与中国的国情相结合，才是正确的道路。如中国保险界高度关注的凯撒模式，在中国就遇到很多困难。

凯撒模式是重资产封闭式一体化医疗模式，这种模式对规模效应要求较高，特别在拓展新市场时压力较大，凯撒集团在进入新的市场时，就曾几次因达不到盈亏平衡点而宣告退出。以北卡罗来纳州项目为例，1984 年 5 月凯撒医疗进入北卡罗来纳州，成立了分公司 KP–Caroline。1985 年 1 月，KP–Caroline 正式运营。1997 年，最高峰参保人数达到近 14 万人，但之后不断下降。1999 年 12 月，KP–Caroline，退出北卡罗来纳州。这 14 年中只有四年（1992—1995 年）盈利，总计亏损 2.8 亿美元。在做出进入北卡罗来纳州的决定前，凯撒医疗曾估算：4 万参保人是盈亏平衡点，进入后才发现，参保人数至少达到 10 万人才能实现凯撒医疗模式所需的规模效应。

与此同时，凯撒医疗体系所提供的医疗服务质量也存在争议。为了降低医疗费用，凯撒医疗通过由医生和药剂师撰写的临床指南，鼓励其医生使用非品牌药而不是品牌药。由于凯撒医疗采取的是封闭式医疗体系，难以满足希望到更高水平医疗机构就诊的客户。

除此之外，商业保险的逐利性使得保险公司或者医院往往会挑选风险最小、收入最高的患者，只为他们提供服务，而把收入低、风险大的患者留给公立医疗体系。结果优质的专家、优质的医疗资源围绕少数人服务，致使大多数中低收入者的受益水平下降，导致公平性下降；同时少数私立医院会大幅度抬高医疗费，这就是卫生经济学所称的“撇奶油”现象。

我国公立医院的医疗服务质量占绝对优势，医疗人才、技术力量、医保报销覆盖高度集中于公立医院系统，且医疗行业经营门槛较高。投资方在接手医疗机构后，首先面临的是经营问题，包括如何在当地市场招聘医生、吸引医疗资源、获取市场份额等。尤其对大型综合性医院而言，这通常需要 8 ~ 10 年的周期，且需要大量资金之外的资源投入。从泰康保险和阳光融合医院的实践来看，中国的凯撒模式尚处于探索阶段。

探索仍在继续，2021 年 7 月 7 日，在宁夏召开的互助保险服务健康研讨会上，提出了“中国版凯撒模式：以健康养老为中心的互助保险一体化组织HMO”，核心在于互助保险作为支付方赋能医疗养老机构，具体的模式是企业及个人会员作为缴纳保费方、保险方作为支付方、医疗作为服务方。通过健康养老管理使会员不得病、少得病、治好病，避免过度医疗节约的资金可用于医疗健康养老服务方的收益分配，以及老龄化社会的健康养老服务产业化发展，实现绿色生态“共赢”。

中国现行的基本医保和社保工伤制度只涵盖疾病治疗及康复，不涵盖预防和健康管理，这使得占主导地位的公立医院很难把关口前移，实现预防和治疗并举的目标。另外，大力发展健康管理与健康保险相结合的补充医疗保险成为供给侧改革创新的关键。借鉴凯撒模式，将健康保险和健康管理深度融合，跨界发展成为医疗保险与医疗服务一体化的发展方向。概而言之，让跨界融合引领健康保险的未来发展，这是历史的选择。

参考文献

图书

[1] 保罗·皮尔泽．财富第五波［M］．路为军，庄乐坤，译．北京：中国社会科学出版社，2018.

[2] 约瑟夫·库格林．更好的老年：关于老年经济，你必须知道的新理念［M］．杜鹏，等译．北京：北京大学出版社，2022.

[3] 吴军．智能时代：2 版［M］．北京：中信出版集团，2020.

[4] 田元祥．图解黄帝内经养生手册［M］．长春：吉林出版集团，2010.

[5] 赵霖．民以食为天［M］．上海：上海文艺出版社，2009.

[6] 孙久文，等．区域经济学［M］．北京：首都经济贸易大学出版社，2014.

[7] 纳西姆·尼古拉斯·塔勒布．反脆弱［M］．雨珂，译．北京：中信出版社，2018.

[8] 闵栋，等．AI+医疗保健［M］．北京：机械工业出版社，2018.

[9] 戴广宇．医疗投资［M］．北京：机械工业出版社，2018.

[10] 王志刚，等．医疗+保险［M］．北京：机械工业出版社，2018.

[11] 姜天桥，等．重构大健康［M］．北京：机械工业出版社，2018.

[12] 吴兴海，等．互联网+大健康［M］．北京：人民邮电出版社，2017.

[13] 秦丽娜，等．慢性病：饮食调养是关键［M］．长春：吉林科技出版社，2017.

期刊

[1] 凌馨．冬奥效应延续，运动医学逆势吸金［J］．财经，2022（4）：40–42.

[2] 李欢，张城彬．国际大健康产业路径研究［J］．卫生经济研究，2021，38（3）：9–13.

[3] 辛晓彤，杨立赟，王颖．冬奥经济账［J］．财经，2022（4）：28–30.

[4] 信娜．到底什么是一款好药？［J］．财经，2021（23）：22–23.

[5] 牛正乾．如何筑牢 14 亿国人用药的基本盘［J］．财经，2021（23）：18–21.

[6] 吴洋洋．崛起的苏州药谷［J］．第一财经，2021（3）：9–11.

[7] 贾康．“后疫情 + 新经济”时代的健康产业发展与需求侧改革［J］．全球化，2021（3）：27–34.

[8] 黄明安．我国健康产业发展现状与发展趋势研究［J］．当代经济，2020（9）：36–41.

[9] 吴洋洋，机器人革命［J］．第一财经，2021（11）：1–3.

[10] 陶紫东，肖文杰，当机器人“走上”手术台［J］．第一财经，2021（11）：4–5.

[11] Jeff（沙丘研究所）．从科幻到现实，人类对机器人的期待［J］．第一财经，2021（11）：11–13.

[12] 袁满．对话未富先老：应对养老焦虑，国策与个人绸缪［J］．财经，2022（11）：52–58.

[13] 董克用．打通个人养老金“最后一公里”［J］．财经，2022（16）：46–47.

致 谢

非常感谢保罗·皮泽尔、约瑟夫·库林、吴军、赵霖、田源祥、闵栋、戴广宇、王志刚、姜天桥、吴兴海、秦丽娜等国内外著名学者的专著，给予我极大的启迪，及给本书注入了丰富营养。

非常感谢丁群先生、张德明先生在本书出版过程中给予的大力支持和帮助；马立群先生在本书撰写过程中给予的建议，以及杨昱先生为本书收集了很有价值的文献资料。

非常感谢亲朋好友的鼓励、鞭策和支持，特别是张学平先生、牛和桂女士、蒋正萌先生、胡友来先生、杨先龙先生、陈昌清先生等。要感谢的人很多，要感谢的话很多，难以穷尽，谨把最美好的祝福献给他们。

非常感谢我的家人，母亲的勉励、兄弟姐妹的支持都给了我极大的动力。妻子任娅用几个月时间敲打出数十万字书稿，女儿杨凡收集了很多珍贵资料，她们的生日都在 12 月份，谨以此书作为献给她们的生日礼物。

作者

2023.12